Jakob Segal
AIDS — Zellphysiologie, Pathologie und Therapie

D1735784

Jakob Segal

AIDS

Zellphysiologie
Pathologie
und
Therapie

Verlag Neuer Weg

Die Deutsche Bibliothek — CIP-Einheitsaufnahme
Segal, Jakob:
AIDS: Zellphysiologie, Pathologie und Therapie
/ Jakob Segal. — 1. Aufl. — Essen: Verl. Neuer Weg, 1992
ISBN 3-88021-211-2

Jakob Segal
AIDS — Zellphysiologie, Pathologie und Therapie
1. Auflage April 1992
Neuer Weg Verlag und Druck GmbH
Kaninenberghöhe 2, 4300 Essen 1
Gesamtherstellung:
Neuer Weg Verlag und Druck GmbH
Kaninenberghöhe 2, 4300 Essen 1
ISBN 3-88021-211-2

Inhalt

Zur Einleitung

Bei einer Podiumsdiskussion über die Herkunft von HIV traf ich zum ersten Mal Jakob Segal. In Gesprächen, die dieser Begegnung folgten, haben wir vereinbart, über dieses Thema nicht mehr miteinander zu streiten; zu festgefügt waren unsere diametralen Standpunkte. An diese Absprache haben wir uns seitdem gehalten.

Ich durfte dann miterleben, wie sich Jakob Segal mit ungeheurem Fleiß — ja Fleiß, wenn das auch heute ein unmodernes Wort geworden ist — mit der HIV-Infektion beschäftigte. Sein Interesse galt vor allem dem Verständnis der Pathogenese. Bewundert habe ich seine stete Bereitschaft, zu staunen und zu lernen. Dabei blieb er kritisch und bereit zum Widerspruch. Beneidet habe ich ihn um die Möglichkeit, unbehindert durch eine Einbindung in Alltagsgeschäfte sich ganz einem Thema widmen zu können.

Das weltweite Auftreten und die rasche Ausbreitung eines »neuen« Erregers, die hohe Morbidität und Mortalität dieser Infektionskrankheit und der lange Zeitraum zwischen Infektion und terminaler Erkrankung waren alles Elemente einer Krankheit, auf die die Infektiologie nicht vorbereitet war. Erfahrungen, wie man in solchen Situationen reagiert, lagen nicht vor. Viele wurden in die Rolle eines »instant expert« gedrängt, und nicht immer und nicht allen war diese Rolle behaglich. Einmal in Ruhe über die vielen neuen Probleme nachdenken zu können, wurde ein unerfüllbarer Traum.

Herr Segal konnte dies tun, hat es getan und legt hier seine Überlegungen und Vorstellungen vor. Ich betrachte dieses Buch als ein Angebot zur Entdeckung von Zusammenhängen, die vielleicht bisher nicht so gedacht wurden. Bemerkenswert und wohltuend ist, daß immer auch Wege zur experimentellen Prüfung der Thesen aufgezeigt werden. Dieses Buch will und kann dazu anregen, sich noch gezielter mit den weitgehend offenen Fragen der Pathogenese zu beschäftigen.

Prof. Dr. Meinrad Koch
Berlin

Notwendige Vorbemerkungen

Das Jahr 1990 brachte uns viele Stellungnahmen in Fachzeitschriften und auf wissenschaftlichen Tagungen, wonach wir in den nächsten Jahren weder einen Impfstoff noch eine wirksame Therapie gegen das AIDS erwarten dürfen. Zentrale Gesundheitsbehörden empfahlen, die von ihnen bereitgestellten Mittel vorzugsweise zur Bekämpfung der opportunistischen Infektionen einzusetzen.

Diese Bankrotterklärung kam für viele nicht unerwartet. Schon seit Jahren bemühen sich Baltimore und Feinberg, die AIDS-Forschung aus einer engen molekulargenetischen Betrachtungsweise hinauszuführen und sie auf eine breite pathophysiologische Basis zu stellen. In einem kürzlich erschienenen Artikel (Baltimore und Feinberg, 1989) stellen sie fest:

»... Wir erfahren ständig Neues über die Rolle eines jeden einzelnen der etwa 10 000 Nukleotide des HIV, unser Unwissen bleibt aber nahezu vollständig in bezug auf die grundlegenden Prozesse, auf denen die Entwicklung des AIDS im Menschen beruht.«

Aus den gleichen Überlegungen heraus unternahm auch ich meine Arbeit. Ich suchte nach einer Theorie, die es erlauben würde, die molekulargenetischen, zellphysiologischen und organpathologischen Erscheinungen zu einem gemeinsamen, in sich widerspruchsfreien Modell zu vereinen. Meine Grundorientierung auf die Biophysik, die Forschungsarbeit über elementare Zellfunktionen und die Lehrtätigkeit auf dem Gebiet der Allgemeinen Biologie schufen hierfür einige Voraussetzungen. Unvermeidliche Wissenslücken, insbesondere auf medizinischem Gebiet, konnte der Emeritus, der über viel Zeit zum Lesen verfügte, zum Teil durch Selbststudium schließen. Auch zur Verarbeitung der ständig wachsenden Flut an laufenden Veröffentlichungen blieb mir, im Vergleich zu meinen Fachkollegen, relativ viel Zeit.

Das aus diesen Bemühungen erwachsene Modell erwies sich notwendigerweise als sehr komplex, mußte es doch gesetzmäßige Abläufe auf vier verschiedenen Ebenen, der des Moleküls, der Zelle, des Organs und des Gesamtorganismus, miteinander verknüpfen. Daraus ergab sich ein Netz von Wechselwirkungen, die für den Außenstehenden bald unübersichtlich wurden. Versuche, auf einige dieser Beziehungen zu verzichten, um das System zu vereinfachen, erwiesen sich als bedenklich, weil dadurch das Modell an Wirklichkeitsnähe verlor.

Um die unabdingbare Komplexität zu wahren und dennoch eine Übersicht zu ermöglichen, sah ich mich daher gezwungen, bei der Darstellung den logischen Weg der Erkenntnis umzukehren. Ich präsentiere daher im 1. Kapitel zunächst apodiktisch ein Modell, das Resultat meiner Überlegungen, in seinen wesentlichen Grundzügen. Die einzelnen hierzu aufgestellten Behauptungen und Schlußfolgerungen werden dabei nur knapp durch einen oder höchstens zwei experimentelle Befunde belegt. Auf die Darstellung komplexer Zusammenhänge wird zunächst verzichtet.

Dieses Rahmenmodell gestattet mir, nunmehr in den folgenden Kapiteln die einzelnen am Zustandekommen des pathologischen Bildes beteiligten Systeme einer sehr gründlichen Betrachtung zu unterziehen, die zum Teil bis ins Detail geht.

Das gilt insbesondere für die Darstellung des AIDS-Erregers HIV-1 im Kapitel 2. Der größere Teil der prophylaktischen und therapeutischen Bemühungen geht dahin, den Infektionszyklus dieses Virus an irgendeinem Punkt zu stören. Dies gilt für die Bindung des Virions an die Wirtszelle, für seine Integrierung in das Zellplasma, für die Freisetzung und die reverse Transkription des Genoms, aber auch für die Expression und die Reifung der folgenden Virusgeneration. Im Kapitel 2 werden daher diese Aspekte in allen uns zugänglichen Details besprochen und analysiert.

Genauso gründlich behandelt das Kapitel 3 den Mechanismus der Erregung und der Regulation von Zellfunktionen. Die gesamte Immunbiologie ist durchsetzt mit Begriffen wie Aktivierung, Inhibition, Reizübermittlung durch Signalsubstanzen, Interleukine oder die Proliferationsfaktoren; wir kennen auch über Membranrezeptoren vermittelte Membranreize. Die diesen Termini zugrundeliegenden zellulären Mechanismen mußten genau dargestellt werden.

Andererseits erleidet eine Virus-infizierte Zelle Störungen ihres Regulationsverhaltens, die von der einfachen Erregung über eine Entzündung bis zur Nekrose führen können. Und bei einem System, in dem immunkompetente Zellen direkt von Viren befallen werden, wäre es vollends unmöglich, die gegenseitigen Wirkungen dieser funktionellen Veränderungen einzuschätzen, verfügte man nicht über eine klare Vorstellung vom Mechanismus der Erregung.

Damit sind auch die Voraussetzungen geschaffen, im darauffolgenden Kapitel 4 die verschiedenen immunkompetenten Zellen in ihrer normalen Funktion und auch in ihrer Beziehung zum HIV darzustellen.

Nunmehr wird es möglich, das pathologische Gesamtgeschehen des AIDS einer Betrachtung zu unterziehen, wobei ich der besseren Übersicht wegen zunächst zwei Komplexe getrennt behandeln will. Im Kapitel 5 spreche ich über die Auswirkungen der Infektion von Makrophagen durch das

HIV-1, im Kapitel 6 über die Beeinflussung der T4-Zellen. Am Ende des 6. Kapitels versuche ich zu zeigen, wie die Wechselwirkung dieser beiden Syndrome sich in dem gesamten Erscheinungsbild der AIDS-Erkrankung manifestiert.

Der Eintritt des Vollbild-AIDS entspricht einer qualitativ neuen Stufe im Krankheitsgeschehen. Ich behandle diesen Aspekt getrennt im Kapitel 7. Erst danach wird es möglich, die Abwehrmaßnahmen gegen das AIDS zu analysieren.

Im Kapitel 8 betrachte ich die verschiedenen Versuche zur Schaffung von Impfstoffen, im Kapitel 9 die verschiedenen Wege einer therapeutischen Beeinflussung des Krankheitsverlaufes. Im abschließenden Kapitel 10 werden schließlich die Möglichkeiten diskutiert, am Tiermodell diese prophylaktischen und therapeutischen Möglichkeiten zu überprüfen und rascher voranzubringen.

Bei einer derart vielseitigen Betrachtungsweise mußte ich mir strenge Begrenzungen auferlegen, damit der Text nicht grenzenlos ausufert. So verzichtete ich vollständig auf die Behandlung epidemiologischer Probleme und ließ auch alle soziologischen, juristischen und psychologischen Aspekte beiseite. Eine kritische Auseinandersetzung mit den verschiedenen Methoden der Diagnose einer AIDS-Infektion trüge ebenfalls nichts zum besseren Verständnis des Krankheitsprozesses bei; ich habe also auch auf die Darstellung dieser Aspekte verzichten können.

Auch auf zellulärer und molekularer Ebene habe ich mir manche Einsparung erlauben können. So stellte es sich heraus, daß eine Diskussion der Rolle der Immunkompatibilitäts-Antigene nur wenig zum Verständnis des Krankheitsprozesses beitrug. Ich habe daher diesen höchst interessanten und modernen Aspekt der Immunologie zum großen Teil ausklammern können.

Das Gleiche gilt auch auf dem Gebiet der Molekulargenetik für den Mechanismus der Expression des Virusgenoms bei der Reproduktion der Viren. Ich habe nur einmal, bei der Zelltoxizität, auf einige Besonderheiten des *tat*-Komplexes hinweisen müssen, sonst aber trugen die molekulargenetischen Aspekte wenig zum Verständnis des Krankheitsbildes bei, und ich konnte auf ihre eingehende Beschreibung verzichten.

Höchste Sparsamkeit ließ ich auch bei der Auswahl der Literaturzitate walten. Bei allgemein bekannten oder von niemand bestrittenen Befunden verzichtete ich zumeist auf den Literaturhinweis. Wo bei mehreren Autoren gleichsinnige Befunde vorlagen, begnügte ich mich mit einem oder zwei Hinweisen auf Arbeiten, die ich, zum Teil willkürlich, als repräsentativ empfand. Sofern in der Literatur widersprüchliche Befunde vorlagen, habe ich mich bemüht, die entsprechenden Schriften möglichst vollständig zu zitieren.

Die in diesem Buch dargelegten Vorstellungen haben sich im Laufe der Vorbereitungszeit mehrfach gewandelt. In ihrer jetzigen Form entsprechen sie unserem Wissensstand vom Ende des Jahres 1990, wobei einige wichtige Arbeiten aus den ersten Monaten 1991 berücksichtigt werden konnten. In dieser Form stelle ich sie heute zur Diskussion in dem vollen Bewußtsein, daß wir vielleicht schon in nächster Zeit in der Lage sein werden, einzelne Punkte zu präzisieren oder auch wichtige Änderungen vorzunehmen, weil die Flut neuer Informationen, die uns erreichen, niemals abreißt.

Ich ergreife diese Gelegenheit, um Herrn Prof. Dr. Meinrad Koch, dem Leiter des AIDS-Zentrums beim Bundesgesundheitsamt, meinen aufrichtigen Dank auszusprechen. Er bot mir die Gelegenheit, die im Entstehen begriffene Theorie im Kreise seiner Mitarbeiter zu diskutieren, er stellte mir die reichen Dokumentationsmöglichkeiten seines Instituts zur Verfügung, er war mir stets ein kritischer und freimütiger Diskussionspartner. Insbesondere überprüfte er die klinischen Aspekte der neuen Theorie, die mir als Biologen naturgemäß weniger vertraut waren, so daß ich selbst zu diesem Teil meiner Arbeit Vertrauen gewonnen habe.

Große Hilfe erwies mir auch Prof. Dr. Hans Gelderblom vom Robert-Koch-Institut zu Berlin, der mir großzügigerweise sein umfangreiches Archiv von elektronenmikroskopischen Bildern von Retroviren zur Auswertung zur Verfügung stellte. So manche, zunächst nur theoretisch fundierte Vorstellung erhielt dadurch eine experimentell begründete Form.

Besonderen Dank schulde ich meiner Frau, Dr. Lilli Segal. Als Dokumentalistin versorgte sie mich mit Denkmaterial, als Forscher mit Erfahrung in physiologischer Genetik und Immunologie war sie mir ein Diskussionspartner, der oft genug die Führung bei der Formulierung eines neuen Gedanken übernahm. Als Ehefrau und Lebensgefährtin half sie mir über manchen Schwächepunkt hinweg. Ihr ist dieses Buch gewidmet.

Berlin, Februar 1992
Jakob Segal

Kapitel 1
Kurze Darstellung des neuen AIDS-Modells

Eine auch heute noch allgemein akzeptierte Darstellung des AIDS verdanken wir Fauci (1988). Darin heißt es: »Die Infektion mit dem humanen Immunodefizit-Virus (HIV) bewirkt eine tiefe Depression der Immunfunktionen, die im Wesentlichen auf einer selektiven Reduzierung der Helfer-T4-Lymphozyten beruht, welche den Rezeptor für das Virus (das Molekül CD4) exprimieren ... Der (infizierte) Monozyt dient als ein Reservoir für das HIV und ist gegen dessen zytopathische Wirkung relativ unempfänglich.«

Auch Hehlmann (1987) teilt diese Ansicht und betont: »Zellen mit wenigen CD4-Rezeptoren, wie Monozyten, Makrophagen oder Glia-Zellen, werden latent infiziert ...«

Da die Makrophagen vom HIV nicht abgetötet werden, wird vielfach angenommen, daß sie als Reservoir für die Viren dienen. Zum eigentlichen Krankheitsprozeß sollen sie aber keinen eigenen Beitrag leisten. Noch auf dem Kongreß von Montreal, 1989, wurde dieser Standpunkt in nicht weniger als vier Beiträgen ausdrücklich vertreten.

Dabei war schon spätestens seit 1986 bekannt, daß bei den mit dem AIDS verbundenen Schädigungen des Zentralnervensystems (ZNS) die Viren in infizierten Makrophagen durch die Blut-Liquor-Schranke transportiert werden und daß die Infektion der T4-Zellen daran nicht beteiligt ist. Schon 1983 zeigten Narayan et al., daß bei Schafen und Ziegen die Retroviren VMV (Visna-Maedi-Virus) und CAEV (Caprine-Arthritis-Encephalitis-Virus) sich nur in den Makrophagen der befallenen Organe, nicht aber in den Lymphozyten des zirkulierenden Blutes vermehren. Setzt man einer Mischkultur von weißen Blutkörperchen Glaswolle zu, die mit Antiglobulinen beschichtet ist, so werden diese ausschließlich von den reifen Makrophagen gefressen, die anschließend sterben. Zugleich hört auch jede Expression von Viren auf.

Auch Peluso et al. (1985) stellen fest, daß bei der Einführung von Visna-Viren in die Blutbahn von Lämmern lediglich Makrophagen befallen werden. Als Folge verzeichnen sie eine typische Entzündungsreaktion mit zahlreichen *inflammatory cells*. Die infizierten Makrophagen sind also nicht nur passive Virusreservoirs, sondern vermögen sehr wohl pathologische Prozesse auszulösen.

Andererseits betonen Asher *et al.* (1986), daß zwar von den 36 bis dahin mit HIV infizierten Schimpansen 29 Antikörper gegen dieses Virus produzierten, daß aber in keinem Fall eine Immunschwäche oder eine Enzephalopathie zu verzeichnen war. Auch andere Autoren melden, daß HIV-infizierte Schimpansen zumeist seropositiv werden und nach einiger Zeit spontan zur Norm zurückkehren. Ausnahmsweise entwickeln sie eine Lymphadenopathie, niemals aber Symptome, die dem ARC *(AIDS related complex)* oder dem Vollbild-AIDS vergleichbar wären. Da seit den ersten Infektionen von Schimpansen inzwischen schon sieben Jahre vergangen sind, kann man kaum damit rechnen, daß dieses nur dem langsamen Verlauf der Krankheit zuzuschreiben ist. Da wir außerdem wissen, daß bei Schimpansen lediglich die T4-Zellen, nicht aber die Makrophagen vom HIV befallen werden, liegt die Vermutung nahe, daß die lebensbedrohenden Symptome des AIDS nicht so sehr der Zerstörung der T4-Zellen als vielmehr der Infektion der Makrophagen zuzuschreiben sind.

Diese Meinung wird zum Beispiel von Falk (1989) vertreten, der vermutet, Schädigungen von Organen würden durch infizierte Makrophagen direkt und ohne Umweg über das Immunsystem bewirkt. Logischerweise stellt er die Frage, ob die Bezeichnung »Erworbenes Immundefizienz-Syndrom« nicht völlig abwegig sei.

Die zur Zeit herrschende allgemeine Desorientierung charakterisiert ein Bericht der »AIDS-Nachrichten« (1989), in dem es heißt: »Ein noch nicht durchschaubares Puzzle, das noch weit von einem schlüssigen Gesamtkonzept entfernt ist.« Damit kehren wir zur eingangs zitierten Forderung Baltimores nach einer globalen Theorie des AIDS zurück.

1.1 Die Inkubationsperiode und die Primärinfektion

Wie bei jeder bakteriellen oder viralen Erkrankung folgt auf die Infektion zunächst einmal eine Inkubationsperiode, während derer die Erreger sich so weit vermehren, daß sie pathologische Veränderungen bewirken können. In den nicht sehr zahlreichen Fällen, in denen der Infektionszeitpunkt genau bestimmt werden konnte, beobachtet man beim HIV-1 Inkubationszeiten von etwa zwei bis vier Wochen. Im Falle schwerer Infektionen, wie sie etwa durch Bluttransfusionen verursacht werden, scheinen die Inkubationszeiten wesentlich kürzer zu sein als im Falle einer Infektion durch

Sexualkontakt, bei der nur wenige Virus-exprimierende Lymphozyten in die Blutbahn des Empfängers übertragen werden.

Weber (1987) wies darauf hin, daß nur diese Periode von der Infektion bis zu den ersten klinischen Symptomen die Bezeichnung Inkubationsperiode verdient. Während der als symptomlos bezeichneten, oft mehrjährigen Periode bis zum Ausbruch des klinischen AIDS laufen im Körper des Patienten vielfältige pathologische Prozesse ab, die sich in der Depletion der T4-Zellen, in der Ausbildung einer Anergie, einer Lymphadenopathie oder den verschiedenen Krankheitserscheinungen des ARC manifestieren. Das Vollbild-AIDS ist nicht der Beginn der Krankheit, dem eine Inkubationsperiode voranging, sondern das Endstadium eines komplexen pathologischen Prozesses, der mit der akuten Primärinfektion beginnt. Die lange, scheinbar symptomlose Periode beginnt mit der Primärinfektion und stellt eine integrierende Phase des gesamten Krankheitsprozesses dar. Die Bezeichnung »Inkubationsperiode« ist daher irreführend und erschwert die Erkennung der tatsächlichen pathologischen Abläufe. Im Anschluß an Weber werde ich daher nur die Zeit bis zur Primärinfektion als Inkubationsperiode des AIDS bezeichnen und für den langen symptom*armen* Abschnitt der Krankheit den Ausdruck »Latenzzeit« verwenden.

Aus dem gleichen Grunde habe ich auch Bedenken gegen die Bezeichnung *»persons at risk of AIDS«* für Patienten im symptomarmen Stadium. Das AIDS beginnt nicht mit dem Auftreten der ersten opportunistischen Infektionen. Diese manifestieren sich im fatalen Endstadium der Krankheit, das AIDS beginnt aber mit der Primärinfektion. Ihr folgt eine Reihe von Entwicklungsstufen, deren letzte die opportunistischen Infektionen ermöglicht. Eine sprachliche Ausgrenzung des AIDS aus dem gesamten Krankheitsprozeß erschwert nur das Verständnis der kausalen Zusammenhänge.

Bei der Anzucht von HIV in Zellkulturen dauert es gewöhnlich Wochen, bis die verstärkte Virusvermehrung sich als erhöhte Aktivität der reversen Transkriptase (RT) manifestiert. Etwa die gleiche Zeit vergeht zwischen der Infektion und dem Auftreten der ersten klinischen Symptome *in vivo.* Außerdem wissen wir, daß die Infektion zunächst über die Makrophagen verläuft. Diese haben aber relativ wenige CD4-Rezeptoren. Obgleich im Makrophagen der Viruszyklus, genauso wie in der T4-Zelle, ein bis zwei Tage erfordert, breitet sich die Infektion langsamer aus, wenn die Virusvermehrung in Makrophagen und nicht in T4-Zellen stattfindet.

In einer Kultur von T4-Zellen dauert es etwa 11 Tage, bis eine erhöhte RT-Aktivität nachzuweisen ist. Eine Makrophagenkultur braucht dazu etwa 21 Tage (Fowler, Redfield und Gendelman, 1989). Die gegenüber den meisten Virusinfektionen lange Inkubationszeit findet hierdurch ihre Erklärung.

Die Phase der Primärinfektion wird von vielen Patienten nicht als solche erkannt, weil sie in vielem einem leichten grippalen Infekt sehr ähnlich ist. Sie manifestiert sich durch mäßiges Fieber, durch Kopfschmerzen, Durchfälle, Hautjucken und allgemeine Müdigkeit. Es sind die gleichen Symptome, denen wir in verstärkter Form beim ARC wieder begegnen. Klinisch wird die Primärinfektion als eine Mononukleose beschrieben, und auch pathophysiologisch läßt sie sich leicht auf Zellen vom Typ Monozyten/ Makrophagen zurückführen. Bekanntlich infiltrieren Makrophagen in die verschiedensten Gewebe, wo sie anscheinend vorwiegend regulatorische Funktionen ausüben (Abschnitt 4.1.4). In manchen Geweben entwickeln sie sich zu einem besonderen Zelltyp, wie die Langerhans'schen Zellen der Haut oder die Kupffer'schen Zellen der Leber, ohne dabei ihren Makrophagencharakter zu verlieren. Sie exprimieren weiterhin CD4-Rezeptoren und lassen sich vom HIV infizieren. Gesunde Makrophagen scheiden kleine Mengen des *tumor necrosis factor* α (TNF-α) aus, der den Stoffwechsel des infiltrierten Gewebes anregt. HIV-infizierte Makrophagen scheiden ein Vielfaches an TNF-α aus, wodurch der Stoffwechsel übersteuert wird und um jede infizierte Zelle ein Entzündungsherd entsteht (Abschnitt 3.3). Je nach der Natur des betroffenen Organs treten dann entsprechende funktionelle Störungen auf. Bezeichnend ist, daß nach dem Abklingen der Primärinfektion diese Symptome restlos zurückgehen. Dieses trifft auch für die ZNS-Symptome zu, die bereits während der Primärinfektion als Störungen der Aufmerksamkeit und der Orientierung nachweisbar sind. Da die Nekrose von Neuronen irreversible Schäden hinterläßt, müssen wir annehmen, daß bei der Primärinfektion lediglich Entzündungszustände erreicht werden, die noch nicht zur Zellnekrose führen, wie das bei den ZNS-Schäden im ARC gewöhnlich der Fall ist.

Alle diese Erscheinungen erklären sich durch eine direkte Schädigung der Gewebe durch infizierte Makrophagen, ohne daß hierfür eine Schwächung des Immunsystems erforderlich wäre. Daraus läßt sich schließen, daß die pathologischen Erscheinungen der Primärinfektion allein durch die Infektion der Makrophagen verursacht werden und daß eine HIV-Schädigung der T4-Zellen in diesem Stadium noch keine Rolle spielt.

Außerdem muß man bedenken, daß eine T4-Zelle im Ruhezustand vom HIV nicht infiziert wird. Dafür muß sie entweder physiologisch durch das Interleukin-1 (IL-1) oder durch ein beliebiges langwirkendes Mitogen aktiviert werden. Der reife Makrophage stellt aber eine permanent aktivierte

Zelle dar (Abschnitt 4.1.1), ist also direkt durch HIV infizierbar. Bei einer Erstinfektion ist daher die Vermehrung des Virus durch Makrophagen wesentlich wahrscheinlicher als durch T4-Zellen.

Bestätigt wird diese Auffassung durch Fauci (1988), der die Integration des HIV-Genoms schon in den frühesten Phasen der Infektion durch die *polymerase chain reaction* (PCR) erfaßt. Als infiziert erweisen sich hierbei nur die Makrophagen.

Etwa zugleich mit den klinischen Symptomen treten auch HIV-Antigene, und zwar vorwiegend p24 und gp120, in immunologisch nachweisbaren Mengen in Erscheinung. Ihr Titer steigt zunächst noch an, beginnt aber plötzlich zu sinken, etwa zu dem gleichen Zeitpunkt, zu dem Antikörper gegen diese beiden Antigene, insbesondere gegen das Antigen p24, im Serum nachweisbar werden. Der virozide Mechanismus des anti-p24-Antikörpers wird im Abschnitt 5.4 eingehend behandelt werden.[1]

Bei Patienten mit starker anti-p24-Bildung pflegen die Antigen-Titer rasch bis auf einen nicht mehr nachweisbaren Wert abzufallen. Zugleich schwächen sich die klinischen Symptome ab und verschwinden völlig, spätestens bis zur 6. Woche nach der Infektion.

Bei den relativ wenigen Patienten, die kein oder sehr wenig anti-p24 exprimieren, ist diese Reduktion der pathologischen Erscheinungen wenig ausgeprägt, und der Übergang zum klinischen AIDS vollzieht sich meistens schnell. Die auch in diesem Fall häufig beobachtete starke Expression von anti-gp120-Antikörpern scheint diesen Prozeß nicht wesentlich zu hemmen.

Die Figur 1 auf Seite 20 versucht, die verschiedenen Erscheinungen der Krankheitsentwicklung beim AIDS synoptisch darzustellen. Sie entspricht etwa dem Mittelwert der Darstellung anderer Autoren; ich habe hierzu nur geringfügige Korrekturen beisteuern müssen. Die zeitlichen Beziehungen zwischen der Antigen- und der Antikörper-Expression sind in diesem Schaubild deutlich dargestellt. Die Schlußfolgerung liegt nahe, daß der Antikörper anti-p24 die Vermehrung des HIV unterdrückt. Der virostatische Charakter des anti-p24 wurde inzwischen mehrfach experimentell belegt (zum Beispiel Jackson *et al.*, 1988).

---

[1] Im Prinzip ist der Patient imstande, gegen alle Proteine des HIV Antikörper zu bilden. Hier sollen nur die beiden wichtigsten, das anti-p24 und das anti-gp120, behandelt werden, deren Rolle im pathologischen Prozeß experimentell eindeutig belegt werden konnte.

Figur 1:

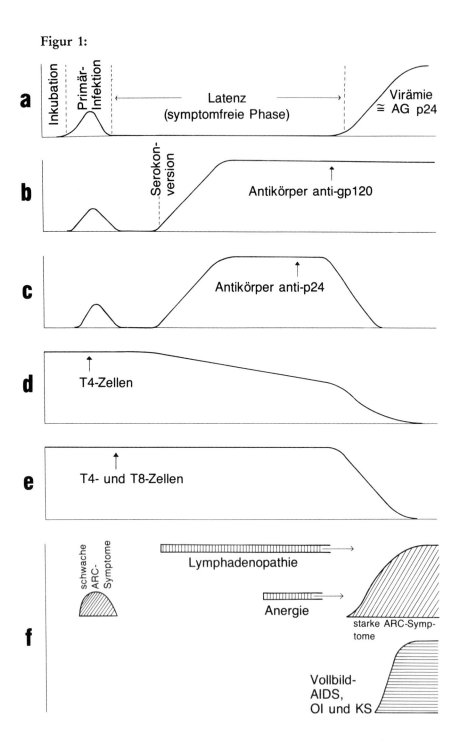

1.2 Die symptomlose Periode und ihre Symptome

Nach dem Abklingen der Primärinfektion verbleibt der Patient zunächst oft für Jahre in einem symptomlosen Zustand, was aber nur bedeutet, daß keine klinischen Symptome vorliegen, das heißt, daß er subjektiv keine Krankheit empfindet und seine Leistungsfähigkeit nicht beeinträchtigt ist. Die labormäßige Untersuchung zeigt jedoch eindeutig, daß die Krankheitsprozesse in diesem Stadium sich weiterentwickeln, daß das Virus also keinesfalls »eingeschlafen« ist, um zu einem späteren Zeitpunkt durch unbekannte Ursachen wieder zum Leben erweckt zu werden (Baltimore und Feinberg, 1989).

1.2.1 Die Depletion der T4-Zellen

Die wohl am meisten untersuchte, laboratoriumsmäßig erfaßbare Veränderung im Organismus des AIDS-infizierten Patienten ist die zumeist in den ersten Monaten der Infektion deutlich ausgeprägte Abnahme der T4-Helfer-Zellen. Im Abschnitt 6.1 werden wir die Frage diskutieren, ob es sich dabei um eine echte Zerstörung dieser Zellen handelt oder ob ihre Membranrezeptoren nicht lediglich maskiert oder verändert worden sind, so daß sie die monoklonalen Anti-CD4-Antikörper nicht mehr zu binden vermögen und sie daher als T4-Zellen nicht mehr erkannt werden. In beiden Fällen müssen sie ihre Helferfunktion einbüßen, das heißt, sie können in den B-Lymphozyten keine Proliferation auslösen, die zur Bildung von kleinen Lymphoblasten führt, welche allein zirkulierende Antikörper zu bilden vermögen (Abschnitt 6.1.4.1). Eine bereits vorhandene Immunität wird dadurch natürlich nicht gestört, denn die vor der Infektion gebildeten Gedächtniszellen bedürfen zu ihrer Aktivierung nicht der Mitwirkung von T4-Zellen. Eine einmal erworbene Dauerimmunität wird nicht wieder

Synoptische Darstellung des zeitlichen Ablaufs der pathologischen Veränderungen bei der Entwicklung des AIDS
a. Virämie
b. Auftreten des Antikörpers anti-gp120
c. Auftreten und Abklingen des Antikörpers anti-p24
d. Entwicklung der Zahl der T4-Helferzellen
e. Entwicklung der Gesamtzahl der T-Zellen (T4 und T8)
f. Auftreten der wichtigsten klinischen Symptome

aufgehoben. Daher ist auch noch kein AIDS-Patient an Scharlach oder an Masern gestorben (Wallace, M. *et al.*, 1991.

Anders verhält es sich bei Erkrankungen, bei denen keine Dauerimmunität ausgebildet wird. Das sind in erster Linie Infektionen, auf die unser Körper mit der Bildung von IgM-Antikörpern reagiert. Es gilt als gesichert, daß hierbei keine Gedächtniszellen gebildet werden, weshalb wir auch mehrmals hintereinander eine Darminfektion bekommen können, denn die einmal gebildeten Antikörper der Klasse IgM werden nach höchstens zwei Monaten aus dem Blut des Patienten ausgeschieden. So ist es nicht erstaunlich, daß zahlreiche Arbeiten darauf hinweisen, daß Salmonella-, Pneumococcus- und Influenza-Virus-Infektionen bei AIDS-Patienten in der symptomlosen Phase viel häufiger auftreten als bei Kontrollpersonen (Abschnitt 6.2.2.2).

Mehrere Autoren weisen darauf hin, daß in diesem Stadium der Krankheit, ebenso wie in den späteren klinischen Stadien, kein spezifisches IgM gebildet wird (zum Beispiel Rachmanova *et al.*, 1989). Ähnliche Befunde lassen sich auch experimentell realisieren, indem man einem Patienten im symptomlosen Stadium ein Antigen injiziert, mit dem er mit Sicherheit noch nie zusammengekommen ist. Sehr beliebt ist hierfür das Haemocyanin, der Blutfarbstoff vieler Mollusken, dessen Riesenmolekül eine stark antigene Wirkung hat. Parallel zur Depletion der T4-Zellen verschwindet auch die Fähigkeit, gegen ein solches Neoantigen zirkulierende Antikörper zu bilden. Dem entspricht auch die Tatsache, daß die Expression des Signalstoffes Interleukin-2 durch die T4-Zellen mit dem Fortschreiten der Krankheit immer kleiner wird; in den Endstadien des AIDS pflegt es vollkommen zu fehlen.

1.2.2 Die Anergie

Die Helferfunktion der T4-Zellen beschränkt sich nicht auf die Aktivierung von B-Lymphozyten. Das von ihr exprimierte IL-2 bewirkt auch die Proliferation der Killerzellen, die unter anderem auch für die Hautreaktion vom verzögerten Typ verantwortlich sind.

Der progressiven Depletion der T4-Zellen entspricht eine Abschwächung oder ein völliges Verschwinden dieser Reaktion, das man als partielle oder totale Anergie bezeichnet. Die gleichen Killerzellen sind auch für die Abstoßung von Transplantaten verantwortlich. Es ist verständlich, daß bei AIDS-Kranken in der symptomlosen Phase die Transplantate besser angehen oder zumindest später abgestoßen werden als bei Kontrollpersonen.

1.2.3 Die Lymphadenopathie

Die Lymphadenopathie ist ein klinisch wenig bedeutsames Symptom. Überall im Organismus bilden sich kleine Lymphknoten, etwa bis zur Größe eines Mandelkerns. Sofern sie unter der Haut liegen, lassen sie sich ohne operativen Eingriff ertasten, aber sie haben nur einen geringen prognostischen Wert, und das Symptom belästigt auch den Patienten in keiner Weise.

Im histologischen Bild weisen die Zellen dieser Lymphknoten keinen Tumor-Charakter auf. Die älteren Lymphknoten erscheinen »ausgebrannt«, und von dem ursprünglichen Zellsystem bleibt nur noch ein bindegewebiges Stroma übrig.

Wir wissen, daß infizierte Zellen, also auch T4-Lymphozyten, zur Proliferation neigen. Wenn eine solche Zellteilung gerade bei der Passage durch eine Kapillare erfolgt, bleibt die Doppelzelle in ihr stecken, und durch weitere Mitosen bildet sich ein Zellhaufen, der sich bald abkapselt. Da es sich nicht um Tumorzellen, also nicht um »unsterbliche« Zellen handelt, ist dieser Proliferation ein natürliches Ende gesetzt. Das Volumen der Lymphknoten von etwa 1 ml läßt auf eine Zahl von 30 sukzessiven Zellteilungen schließen, was eine vernünftige Größenordnung darstellt, denn Lymphozyten sind ja bereits das Produkt zahlreicher Zellteilungen, und die Gesamtzahl von Zellteilungen einer Säugetierzelle scheint auf etwa 50 begrenzt zu sein. Wenn die Zellen des Lymphknotens diese Grenze erreicht haben, degenerieren sie und sterben ab; übrig bleibt das leergebrannte Stroma.

In den letzten Stadien der Krankheit geht die Zahl der neugebildeten Lymphknoten zumeist stark zurück. Wir werden gleich sehen, daß in den Endstadien eine sehr starke Depletion aller T-Zellen, also auch der T4-Zellen erfolgt, so daß die Wahrscheinlichkeit zur Bildung neuer Lymphknoten stark verringert sein dürfte.

1.2.4 Die Expression von Antikörpern in der symptomfreien Phase

Die ersten zirkulierenden Antikörper treten in der Regel etwa in der Hochphase der Primärinfektion in Erscheinung. Es ist zu vermuten, daß der Antikörper anti-p24 eine stark virostatische Wirkung ausübt, die im Abschnitt 5.4 ausführlich behandelt werden soll. Ihr wäre in erster Linie das Abklingen der Symptome der Primärinfektion und auch das Absinken des Antigenspiegels zu verdanken.

Danach fällt der Antikörperspiegel zumeist auf Null oder auf einen nicht meßbaren niedrigen Wert ab, und erst nach Wochen oder Monaten treten wieder meßbare Antikörpertiter auf. Dieses sekundäre Auftreten der Antikörper bezeichnen wir als Serokonversion. Das braucht aber nicht unbedingt zu bedeuten, daß es sich hierbei um eine neuerliche Induktion der Antikörperbildung handelt. Möglich ist, daß in der Phase vor der Serokonversion die Expression von Antikörpern lediglich so schwach ist, daß immunologisch nachweisbare Konzentrationen erst nach Wochen erreicht werden. Dem entspricht auch die Beobachtung, daß bei Einführung empfindlicher Nachweismethoden die Serokonversion scheinbar vorgeschoben wird.

Von größter prognostischer und klinischer Bedeutung ist der Umstand, daß der Spiegel des Antikörpers anti-p24 oft erst nach Jahren ziemlich rasch abzusinken beginnt und dann bald den Nullwert erreicht. Fast gleichzeitig beobachtet man einen Anstieg des Antigenspiegels, was eine verstärkte Virusvermehrung andeutet. Bald danach pflegen auch Symptome des ARC einzusetzen, denen bald das Vollbild-AIDS folgt.

In der Literatur ist zumeist nur von einer Gleichzeitigkeit dieser beiden Ereignisse die Rede. Wir haben aber bereits Belege für die virostatische Wirkung des anti-p24-Antikörpers erwähnt. Zwischen dem Absinken des Antikörperspiegels und dem Anstieg des Antigenspiegels muß also eine Kausalbeziehung bestehen.

Diesen Standpunkt vertreten ganz ausdrücklich Forster *et al.* (1987). Sie beobachteten fünf Jahre lang die Entwicklung der Krankheit bei 84 Homosexuellen und stellten in allen Fällen fest, daß das Absinken des anti-p24-Antikörperspiegels der Zunahme des p24-Antigenspiegels vorausgeht. Die Beziehung von Ursache und Wirkung zwischen den beiden Erscheinungen ist dadurch eindeutig belegt.

1.3 Der ARC — *AIDS-Related Complex*

Über die Ursache des zumeist plötzlichen Absinkens des anti-p24-Spiegels werden wir im Abschnitt 5.4 ausführlich zu sprechen haben. Auch der Mechanismus, durch den dieser Antikörper unter Komplementbildung die HIV-exprimierenden Zellen zerstört, wird an dieser Stelle behandelt. Begnügen wir uns hier mit der Feststellung, daß bei der Primärinfektion die klinischen Symptome rasch abklangen, nachdem der Antikörper anti-p24 in Erscheinung getreten war, und daß jetzt, nachdem das anti-p24 wieder aus dem Blut verschwindet, die gleichen Symptome in verstärktem Ausmaße in Erscheinung treten. Es handelt sich hier ganz offensichtlich um die gleiche direkte Schädigung verschiedener Gewebe durch infizierte Makrophagen. Nur kann jetzt die Vermehrung der Viren ungestört vonstatten gehen, und die von den AIDS-infizierten Makrophagen verursachten Schäden können sich entsprechend über längere Zeit entwickeln. Befallen werden, genauso wie bei der Primärinfektion, Lunge, Leber, Nieren, Magen-Darm-Trakt. Diese Schäden führen normalerweise nicht zum Tode, wahrscheinlich aber nur deshalb, weil sich in der Zwischenzeit die opportunistischen Infektionen des Vollbild-AIDS manifestieren und zum Tode des Patienten führen, bevor diese Schäden ihren vollen Umfang erreicht haben. Eine Ausnahme bilden nur die durch infizierte Makrophagen im Zentralnervensystem hervorgerufenen Entzündungsherde. Im Gegensatz zu allen anderen Geweben unseres Körpers vermögen die Neuronen des ZNS sich nicht zu teilen. So können nekrotische Herde, in denen notwendigerweise auch Neuronen zerstört werden, nicht wieder voll ausgefüllt werden, wobei die Neuronen nicht unbedingt selbst infiziert sein müssen. Während in allen anderen Organen die ARC-Schäden laufend wieder repariert werden, akkumulieren sich im ZNS derartige Ausfälle und führen zu schwersten irreversiblen Funktionsstörungen. Setzen die opportunistischen Infektionen, an denen der AIDS-Patient normalerweise stirbt, etwas verspätet ein, so kann es durchaus geschehen, daß der Patient schon vorher einer Enzephalopathie in Form einer tödlichen Dementia erliegt.

Beim visnakranken Schaf treten letale Enzephalopathien viel häufiger auf, da sich bei ihm das Vollbild-AIDS mit opportunistischen Infektionen nicht zu entwickeln pflegt. Diesen Verlauf bezeichnet man als die eigentliche *Visna*-Krankheit (Visna, isländisch = Müdigkeit). Eine andere häufige Todesursache beim VMV-infizierten Schaf ist die *lymphoidale interstitielle* Pneumonitis, eine Krankheit, die auf einer Zellinfiltration beruht und die nicht mit der opportunistischen Infektionskrankheit *interstitielle Pneumonie* verwechselt werden darf. Diese Krankheit bezeichnet man auf isländisch als *Maedi* (Atemnot). Andere zum ARC gehörende Symptome führen beim Schaf seltener zum letalen Ausgang.

Die Entscheidung darüber, welches der Symptome des ARC das Leben des Patienten am meisten gefährdet, hängt zuweilen von den äußeren Bedingungen ab. In Uganda zum Beispiel stirbt ein großer Teil der AIDS-Patienten am *slim disease,* einer extremen Abmagerung. Nun ist eine starke Kachexie für den ARC und auch für die Visna-Krankheit allgemein typisch, aber nur in einem Land mit extremer Unterernährung, insbesondere mit hohem Defizit an Eiweißen, wird sie zum lebensbedrohenden

Tabelle I
46 Patienten in verschiedenen Stadien des AIDS, geordnet nach der Klassifikation CDC II

Pt Nr.	Allg. Sympt	LAP	$T4^+$	$T4^+ + T8^+$	LP/ThrP	CA	Cand	OI
1	–	(+)	1344	2051	–/–	N	–	–
2	–	–	1234	1707	–/–	N	–	–
3	–	–	1133	1673	–/–	N	–	–
4	–	(+)	840	1400	–/+	N	–	–
5	–	–	746	1574	–/–	N	–	–
6	–	–	712	1729	–/+	N	–	–
7	–	–	702	1404	–/–	N	–	–
8	–	+	665	1108	–/–	N	–	–
9	–	–	651	1085	–/–	N	–	–
10	–	(+)	601	935	–/–	N	–	–
11	–	–	596	1022	–/–	N	–	–
12	+	+	551	1574	–/–	N	–	–
13	–	–	522	895	–/–	N	–	–
14	–	+	514	1632	–/–	N	–	–
15	–	–	490	1307	–/–	N	–	–
16	–	+	409	1169	–/–	N	–	–
17	–	+	386	594	–/–	N	–	–
18	–	+	409	990	–/–	N	–	–
19	–	–	322	1395	–/–	N	–	–
20	–	+	300	1550	–/+	C	–	–
21	–	(+)	298	1291	–/–	P	–	–
22	–	+	293	870	+/–	N	–	–
23	–	+	271	1174	–/+	N	–	–
24	–	+	264	801	–/–	N	–	–
25	+	+	249	747	–/+	C	–	–
26	–	+	230	613	+/–	P	–	–
27	+	+	230	613	–/–	P	–	–
28	–	+	198	990	–/–	N	–	–
29	+	+	198	594	–/+	C	+	–
30	–	+	192	466	–/–	N	–	–

Pt Nr.	Allg. Sympt	LAP	T4$^+$	T4$^+$+T8$^+$	LP/ThrP	CA	Cand	OI
31	−	+	198	480	−/−	N	−	−
32	+	+	157	606	+/−	C	+	−
33	−	+	116	530	+/+	C	+	−
34	−	+	106	182	+/−	P	−	−
35	−	+	79	479	−/+	C	−	−
36	+	+	42	95	−/−	C	+	Pc
37	+	−	30	124	+/+	C	+	N-Hd
38	+	−	25	204	+/+	C	+	Pc
39	+	−	20	270	−/−	C	+	Pc
40	+	−	16	260	+/+	C	+	Pc
41?	+	−	7	1 407	−/−	C	−	−
42	+	−	7	147	+/+	C	−	KS/Pc
43	+	−	6	200	+/+	C	+	KS/Pc
44	+	−	5	83	+/−	C	+	KS/Tb
45	+	−	5	29	+/+	C	+	−
46	+	−	0	?	+/+	C	+	KS/Pc

Nach Krögel et al., 1988, leicht abgeändert

Pt = Patient   Sympt = Symptome vom Typ ARC   LAP = Lymphadenopathie
T4$^+$ = Zahl der auf anti-CD4 reagierenden Zellen
T4$^+$+T8$^+$ = Gesamtzahl der T4-Zellen/mm^3
LP/ThrP = Leukopenie/Thrombozytopenie
CA = cutane Anergie (N = normal; P = partiell; C = komplett)
Cand = Candidiasis
OI = opportunistische Infektionen (Pc = Pneumocystis carinii; Tb = Tuberkulosis; KS = Kaposi-Sarkom; N-Hd = Nicht-Hodgkin-Lymphom)

Faktor. Bezeichnend ist, daß in Südafrika, wo die Schafzüchter mit Visna-Symptomen vertraut sind, vielfach vom Visna-Typ des AIDS gesprochen wird (Spracklen und Becker, 1986).

1.4 Die Depletion des Thymus

Zu den Organen, die mit am stärksten von den Makrophagen infiltriert werden und die daher auch im Falle des AIDS die schwersten Schädigungen erleiden, gehört der Thymus. Etwa drei Prozent des Gesamtgewichts des Organs kommt beim gesunden Thymus auf die Makrophagen. Aber in dem Bereich, in dem sie besonders konzentriert sind, an der Grenze zwischen dem Mark- und dem Rindengewebe, machen sie mehr als zehn Prozent der Gesamtzellmasse aus. Es ist bekannt, daß die Makrophagen bei der Reifung von T-Zellen im Thymus eine spezifische Rolle spielen (Abschnitt 4.2.3).

Es ist selbstverständlich, daß unter diesen Umständen die Gewebe des Thymus und dementsprechend auch seine Fähigkeit, die T-Zellen zur Reife zu bringen, Schaden leiden. Schon 1984 wiesen Naylor *et al.* darauf hin: *»Acquired immunodeficiency syndrome is associated with a progressive crippling of the thymic-dependent immune system.«* Danach blieb diese Erscheinung so gut wie unbeachtet, und erst 1988 beschreiben Dagleish und Malkowsky schwere Schädigungen des Thymus, die bei der Autopsie von AIDS-Toten festgestellt werden. Als charakteristisch bezeichnen sie die Depletion von Thymozyten, das Fehlen eines deutlichen Rinden- und Markgewebes und das Fehlen von Hassallschen Körperchen. Ihre Schlußfolgerung: »Der diesen Thymusanomalien zugrundeliegende Mechanismus ist noch nicht geklärt« zeugt davon, wie wenig Verständnis man bis in die jüngste Zeit hinein der Rolle der HIV-infizierten Makrophagen entgegenbringt.

Mit Hilfe der Computertomographie verfolgten Mulhall *et al.* (1988) die progressive Zerstörung des Thymus im Verlauf der Krankheit. Eine geringfügige Abnahme der optischen Dichte wurde schon bei einigen symptomlosen Kranken beobachtet, die wahrscheinlich kurz vor dem Einsetzen der ARC-Symptome standen.

Stark ausgeprägt war die Abnahme der Dichte bei Patienten mit ARC und sehr stark bei Patienten mit Kaposi-Sarkom oder mit opportunistischen Infektionen. Die Abnahme der Dichte korreliert signifikant mit der Abnahme der Gesamtzahl der T-Zellen. Ein weitgehender Zusammenbruch der Immunfunktionen, wie er für das Vollbild-AIDS charakteristisch ist, ist unter diesen Umständen unvermeidlich, da die T-Lymphozyten bei allen Immunfunktionen eine tragende Rolle spielen.

1.5 Das Vollbild-AIDS

Die in der Figur 1 dargestellte und auch in der Tabelle I erkennbare Depletion der T-Zellen aller Kategorien setzt bereits im ARC-Stadium deutlich ein, verstärkt sich aber weiterhin bis zum tödlichen Ausgang der Krankheit. Als erste opportunistische Infektion manifestiert sich zumeist die *Candida albicans.* Auch das Kaposi-Sarkom, sofern es überhaupt auftritt, macht sich in der Regel noch lange vor der häufigsten Todesursache, der Infektion durch *Pneumocystis carinii,* bemerkbar. Das Vollbild-AIDS ist kein scharf abgegrenzter Abschnitt des Krankheitsverlaufs, sondern resultiert aus einer progressiven Zerstörung des Thymus.

1.5.1 Die opportunistischen Infektionen

Zu den T-Lymphozyten, deren Ausbildung durch die Zerstörung des Thymus verhindert wird, gehören auch die Killerzellen. Ihre biologische Hauptaufgabe besteht in der Bekämpfung von körperfremden Eukaryonten-Zellen. Bekanntlich erfolgt die immunologische Bekämpfung der Bakterien-Infektionen durch zirkulierende Antikörper, die das Komplement aus dem Serum binden und mit dessen Hilfe in die Membran des Bakteriums Löcher von etwa 10 nm Durchmesser schneiden. Eine derartige Verletzung genügt, um ein Bakterium abzutöten; bei Eukaryonten-Zellen wäre das wirkungslos, denn diese Zellen verfügen über ein System, das in Minuten Membranverletzungen schließt und kurz danach eine neue Membran an der verletzten Stelle bildet. Es wird geschätzt, daß zum Abtöten einer eukaryonten Zelle mindestens 20 Antikörper-Moleküle unter Komplementbindung gleichzeitig die Zellmembran angreifen müßten. Diese wären also ein recht unzuverlässiges Mittel, den Eindringling unschädlich zu machen.

Viel wirkungsvoller sind in dieser Hinsicht die Killerzellen. Mit einem speziellen membranlösenden Eiweiß, dem Perforin, reißen sie breite Löcher in die Membran der Zielzelle und überschwemmen außerdem diese Wunde mit einem bisher noch nicht genau definierten zytolytischen Ferment, das ihre Schließung verhindert. Die Killerzellen sind somit unsere wichtigste Waffe in der Abwehr von Eukaryonten-Infektionen.

Als erste treten die »natürlichen Killerzellen« in Aktion, da sie keinerlei Aktivierung bedürfen. Verspätet, jedoch spezifischer, greifen die »Lymphokin-aktivierten Killerzellen« (LAK, *lymphokine activated killer cells)* ein. Beide gehören zur Lymphozytengruppe T-CD8$^+$, beide reifen im Thymus und verschwinden aus dem Blut, wenn der Thymus weitgehend zerstört wird. Dadurch wird die Immunabwehr gegen eukaryonte Zellen völlig gehemmt.

Bei der Betrachtung der opportunistischen Infektionen müssen wir in der Tat feststellen, daß die meisten, wenn nicht alle von ihnen, durch Eukaryonten verursacht werden. Wir geben in der Tabelle II eine Zusammenstellung der wichtigsten im Vollbild-AIDS auftretenden Erkrankungen (Hehlmann, 1988).

Tabelle II
Die häufigsten Erreger opportunistischer Infektionen (nach Hehlmann, 1988, erweitert)

Protozoen	Pilze	Viren	Bakterien
Pneumocystis	Cryptococcus	Zytomegalie-Virus	Mycobakterium
Toxoplasma	Candida		(tuberculosis bzw.
Kryptosporidium	Aspergillus		tub. avium)

Bei den ersten sechs handelt es sich um Protozoen oder Pilze, also um Eukaryonten. Diese Erkrankungen treten bei Patienten ohne Immunschwäche nur extrem selten auf und sind daher als echte opportunistische Infektionen zu werten. Gegen Viren sind die Killerzellen unwirksam, jedoch zerstören sie selektiv Virus-exprimierende Wirtszellen, also ebenfalls Eukaryonten-Zellen. Zytomegalie-Infektionen sind weit verbreitet, jedoch bei Erwachsenen pathogen nicht wirksam. Durch das Versagen der Killerzellen im Vollbild-AIDS können sie sich zu einer echten opportunistischen Infektion entwickeln. Bakterien-Infektionen treten dagegen häufig auch ohne Immunstörungen auf. Natürlich ist bei einem durch das vorangegangene ARC geschwächten Patienten die Infektionswahrscheinlichkeit durch diese Erreger gesteigert, aber um echte opportunistische Infektionen handelt es sich offensichtlich nicht.

In der Figur 1 erkennt man, daß etwa gleichzeitig mit dem Auftreten der ARC-Symptome die Zahl der T-Zellen aller Klassen stark abnimmt. Da aber nur die T4-, nicht aber die T8-Zellen vom HIV befallen werden, muß die Depletion der T-Zellen auf einer anderen Ursache beruhen. Als Erklärung bietet sich die zu gleicher Zeit einsetzende Zerstörung des Thymus durch die infizierten Makrophagen an.

Das Auftreten echter opportunistischer Infektionen im Endstadium des AIDS spiegelt also sehr gut die Depletion der Killerzellen durch die Zerstörung des Thymus wider.[1]

1.5.2 Die Neoplasmen

Nach einer von Burnett entwickelten und heute allgemein akzeptierten Vorstellung entstehen Tumorzellen in unserem Organismus nicht allzu selten, sei es durch eine Fehlleistung bei der Mitose, sei es nach Kontakt mit Kanzerogenen oder durch Strahleneinwirkung. Auch durch die Infektion mit einem onkogenen Virus kann eine Zelle neoplastisch transformiert werden. Die natürlichen Killerzellen haben für sie eine Affinität, die ihnen das Auffinden und Bekämpfen derartig transformierter Zellen gestattet (Abschnitt 4.2.2.2).

In den allermeisten Fällen werden diese vernichtet, noch bevor sie sich in ein von der Killerzelle nicht mehr angreifbares Zellpaket verwandelt haben. Im normalen Organismus wäre daher die Bildung eines Tumors ein statistisch höchst unwahrscheinliches und daher seltenes Ereignis. Die Wahrscheinlichkeit und damit auch die Häufigkeit der Tumoren muß natürlich steigen, und zwar in dem Maße, in dem das zelluläre Immun-Abwehrsystem geschwächt wird. Eine derartige Schwächung des zellulären Abwehrsystems erfolgt zum Beispiel bei der Vorbereitung eines Patienten auf eine Organtransplantation. Daher ist es nicht erstaunlich, daß im Durchschnitt etwa jeder 100. Empfänger einer Transplantatniere ein Kaposi-Sarkom entwickelt.

1.5.2.1 Das Kaposi-Sarkom

Das Kaposi-Sarkom ist das häufigste im Zusammenhang mit AIDS auftretende Neoplasma. Aber auch bei künstlichen Immunsuppressionen tritt es gegenüber allen anderen Tumoren bei weitem am häufigsten auf. Es beruht auf der Transformation von Endothel-Zellen, die ja die Innenseite aller unserer Blutgefäße einschließlich der Kapillaren auskleiden und daher wohl die in unserem Körper am meisten vertretene Zellart darstellen. Außerdem

---

[1] Es steht heute fest, daß die T-Lymphozyten nicht nur im Thymus, sondern auch in anderen, »thymusäquivalenten« Geweben zu reifen vermögen. Diese Gewebe wurden bis heute noch nicht eindeutig definiert und liegen im Organismus wahrscheinlich in diffuser Form vor. Da auch in ihnen die Reifung der T-Zellen ohne Zweifel unter Mitwirkung der Makrophagen erfolgt, müßte die HIV-Infektion der Makrophagen ähnlich zerstörende Wirkungen wie im Thymus bewirken.
Wenn im nachstehenden Text vereinfacht vom Thymus die Rede ist, so gilt dieser Ausdruck »pars pro toto« auch für die Gesamtheit der thymusäquivalenten Gewebe.

unterliegen sie einem dauernden mechanischen Streß, werden also ständig durch neue aus Mitosen stammende Zellen ersetzt, was die Wahrscheinlichkeit einer mitotischen Fehlleistung relativ vergrößert.

Zahlreiche Versuche wurden unternommen, einen für die Ausbildung des Kaposi-Sarkoms verantwortlichen Erreger nachzuweisen. Diese Versuche verliefen negativ, was nicht weiter erstaunlich ist, da bei der künstlichen Immunsuppression dieser Tumor mit Sicherheit ohne Mithilfe eines Erregers zustandekommt. Dagegen häufen sich in letzter Zeit die Befunde, wonach das Kaposi-Sarkom bei Homo- und Bisexuellen sowie bei deren weiblichen Partnern wesentlich häufiger vorkommt als bei reinen Heterosexuellen. Hier muß ein bisher noch nicht erfaßter Cofaktor mitwirken, über dessen Natur es zur Zeit noch schwierig ist, auch nur eine Arbeitshypothese zu formulieren. Ich werde dieses Problem im Abschnitt 7.2.2 nochmals aufgreifen.

In seiner typischen, noch vor dem Auftreten des AIDS bekannten Form weist das Kaposi-Sarkom einen relativ benignen Charakter auf. Metastasen sind dabei höchst selten, und die Lebenserwartung des Patienten beträgt mehrere Jahre. Das AIDS-abhängige Kaposi-Sarkom zeichnet sich dagegen durch eine aggressive metastasenreiche Entwicklung aus und tötet den Patienten zumeist in weniger als einem Jahr. Metastasen werden bekanntlich durch Einzelzellen bewirkt, die sich vom soliden Tumor ablösen und von den natürlichen Killerzellen relativ leicht abgefangen werden. Da im Vollbild-AIDS die natürlichen Killerzellen stark dezimiert sind, ist die große Zahl der Metastasen leicht verständlich.

1.5.2.2 Andere Neoplasmen

Das gleiche gilt natürlich auch für die anderen Neoplasmen, die im Abschnitt 7.4.2 eingehend behandelt werden sollen. Nur so viel sei hier gesagt, daß sie bei AIDS-Patienten im Vergleich zur gesunden Bevölkerung gleichen Alters um etwa 1 000mal häufiger auftreten, daß ihr Verlauf wesentlich aggressiver und die Lebenserwartung entsprechend viel kleiner ist als bei einem nicht AIDS-gebundenen Tumor des gleichen Typs.

1.6 Folgerungen für die Therapie

Die letalen Manifestationen des Vollbild-AIDS lassen sich also sämtlich mühelos auf eine Depletion der T-Lymphozyten zurückführen, die auf einer Zerstörung des Thymus beruht. Ist dieses Organ einmal durch die Wirkung infizierter Makrophagen bis auf ein biologisch inaktives Stroma reduziert, nehmen die fatalen Ereignisse spontan ihren Lauf. An ihnen nimmt das HIV keinen Anteil mehr, und eine noch so erfolgreiche Bekämpfung des Virus in diesem Stadium kann am Ausgang der Krankheit nichts mehr ändern.

Natürlich laufen parallel dazu die Symptome des ARC weiter; sie werden durch HIV-infizierte Makrophagen aufrechterhalten, und auf dieser Ebene vermag eine Behandlung mit Virostatika dem Patienten eine gewisse Erleichterung zu schaffen. Auf den letalen Ausgang der Krankheit hat diese Therapie im Spätstadium jedoch keinen Einfluß mehr.

Als charakteristisches Beispiel hierfür kann die bereits oben zitierte Arbeit von Jackson et al. (1988) dienen. Der Antikörper anti-p24 übt bekanntlich eine stark virostatische Wirkung aus, weil er sich an die HIV-exprimierenden Zellen bindet und durch Komplementbindung ihre Membran zerstört. Die Autoren benutzten Seren von Patienten im frühen Stadium mit hohem anti-p24-Titer, das 30 Minuten lang auf 60°C erhitzt wurde, um die eventuell vorhandenen Viren zu inaktivieren, und infundierten sie in das Blut von zehn Patienten mit AIDS oder mit fortgeschrittenem ARC. Bereits zwei Stunden danach war bei allen Patienten das p24-Antigen aus dem Serum verschwunden, das heißt, es war durch die Antikörper gebunden und neues durch infizierte Zellen nicht mehr gebildet worden. Die Symptome des ARC wurden deutlich abgeschwächt, das subjektive Wohlbefinden besserte sich, und das Körpergewicht zeigte zumeist eine Zunahme. Am letalen Verlauf der Krankheit änderte diese Behandlung jedoch nichts, da keine Killerzellen gebildet wurden und die opportunistischen Infektionen und Tumoren nicht mehr bekämpft werden konnten.

Mit dem Einsetzen der Depletion des Thymus macht sich die Krankheit in steigendem Maße von der Vermehrung des HIV unabhängig. Je später eine virostatische Behandlung des AIDS einsetzt, um so geringer ist der Erfolg. Logischerweise wird dann die im klinischen Versuch die Dosis des Therapeutikums verstärkt und die Applikation verlängert, bis schließlich die Grenze der Toxizität erreicht ist und die toxischen Effekte untragbar stark werden, woraufhin das Medikament wegen unzulässig hoher Toxizität als zu gefährlich von der Liste gestrichen wird. Bei rechtzeitiger Applikation im Frühstadium könnte es sich jedoch bei sparsamer Dosierung als durchaus wirksam erweisen. Eine erfolgreiche virostatische Therapie muß also einsetzen, bevor die Depletion des Thymus beginnt. Wahrscheinlich setzt diese aber schon einige Zeit vor dem Auftreten der ARC-Symptome ein, möglicherweise in dem Stadium, in dem der Titer des anti-p24-Antikörpers zu sinken und der Titer des p24-Antigens zu steigen beginnt, was oft Monate oder Jahre vor dem Einsetzen der ARC-Symptome der Fall ist. Für die Anwendung einer virostatischen Therapie stünde dann die ganze Zeit zwischen der Serokonversion und dem Beginn des Abfalls des anti-p24-Antikörpers zur Verfügung. Soweit wir es übersehen können, erfolgt in diesem ganzen Zeitraum keine irreversible Schädigung des Immunsystems.

Am zweckmäßigsten sollte man mit der Behandlung beginnen, wenn der Titer des Antikörpers anti-p24 seinen Höchstwert erreicht, der ja nachher über lange Zeit hinweg gehalten wird. Da dieser Antikörper wahrscheinlich das stärkste natürliche virostatische Agens darstellt, würde die Therapie zu diesem Zeitpunkt vom Organismus die stärkste Unterstützung erfahren.

Die gleiche Therapie hätte im Stadium des ARC nur wenig Aussicht auf Erfolg, und im Stadium des Vollbild-AIDS könnte sie vielleicht dazu beitragen, die Leiden des Patienten zu lindern und sein Überleben um ein Geringes zu verlängern. Da wir, zumindest in den Industriestaaten, die meisten Patienten bereits im symptomlosen Stadium unter unserer Kontrolle haben, bestünden keine prinzipiellen Schwierigkeiten, mit der antiviralen Therapie rechtzeitig zu beginnen.

Über die Anwendung der verschiedenen Therapeutika im Frühstadium des AIDS liegen zur Zeit noch kaum Erfahrungen vor. Einige theoretische Betrachtungen zu diesem Thema bringt das Kapitel 9.

1.7 T4-Syndrom und Makrophagen-Syndrom

Im Laufe dieser Betrachtung brachte ich in Erinnerung, daß das HIV auf zwei verschiedenen Wegen den Wirtsorganismus befallen kann. Einmal ist es die viel untersuchte Infektion der T4-Zellen, die zu ihrer partiellen Zerstörung oder möglicherweise auch nur zu ihrer partiellen Inaktivierung führt. Auf jeden Fall wird ihre Helferfunktion gestört und die Bildung neuer zirkulierender Antikörper erschwert. Daraus resultiert die Häufung von zumeist harmlosen Infektionskrankheiten, welche die symptomlose Phase des AIDS charakterisiert. Ist die Helferfunktion soweit gestört, daß die Bildung des Antikörpers anti-p24, unserer stärksten immunologischen Waffe gegen das HIV, unmöglich wird, erfolgt eine rasche Vermehrung des Virus in den Makrophagen und der Übergang in die Phase des ARC und des Vollbild-AIDS, woran die Infektion der T4-Zellen jedoch nicht mehr beteiligt ist.

Die Schwächung der Helferfunktion wirkt sich auch auf die Aktivität der Killerzellen aus. Man erkennt sie an einer zunächst partiellen und später totalen Anergie, aber diese Schwächung geht nicht so weit, daß sie die

Bekämpfung eukaryonter Fremdzellen durch die Killerzellen unmöglich machen würde. Opportunistische Infektionen treten daher in diesem Stadium noch nicht auf.

Den Ablauf einer reinen T4-Zellen-Infektion ohne Beteiligung der Makrophagen will ich als »T4-Syndrom« bezeichnen. In reiner Form läßt er sich an HIV-infizierten Schimpansen beobachten, die leicht anti-HIV-Antikörper bilden, manchmal auch eine Lymphadenopathie aufweisen, bei denen es aber nicht zu Symptomen der Primärinfektion und erst recht nicht des ARC oder des AIDS kommt.

Nara *et al.* (1988) untersuchten verschiedene Zell-Subtypen aus dem Blut von Schimpansen auf ihre Infizierbarkeit mit dem HIV. Benutzt wurden die klassische *in-situ*-Hybridisierung, die hochempfindliche Polymerase-Kettenreaktion (PCR), die es gestattet, auch ein einziges Protovirus in einer Zelle nachzuweisen, sowie Methoden der virusspezifischen Immunohistochemie (VSIH). Bei Lymphozyten ließ sich mit diesen Methoden leicht eine HIV-Infektion nachweisen. Bei den aus den gleichen Tieren isolierten Makrophagen wurde jedoch in keinem einzigen Fall ein Protovirus des HIV gefunden. Die Autoren halten es für wahrscheinlich, daß das Fehlen von ARC und AIDS beim Schimpansen darauf zurückzuführen ist, daß seine Makrophagen vom HIV nicht infiziert werden.

Der zweite Infektionsweg des AIDS führt über die Makrophagen. Die Gesamtheit der Symptome, die durch HIV-infizierte Makrophagen bewirkt werden, fasse ich unter der Bezeichnung »Makrophagen-Syndrom« zusammen. Es läßt sich in seinen wesentlichen Zügen gut an der Maedi-Visna-Krankheit des Schafs studieren, da deren Erreger VMV nur die Makrophagen, nicht jedoch die T4-Zellen angreift.

Der Befall einer geringen Zahl von Makrophagen, wahrscheinlich weniger als eines auf tausend[1], beeinflußt nicht die Immunfunktionen. Der pathogene Effekt beruht aller Wahrscheinlichkeit nach lediglich auf einer Infiltration infizierter Makrophagen in verschiedene Gewebe, wobei sich um jeden infizierten Makrophagen ein Entzündungsherd bildet. Alle Symptome der Primärinfektion und der nach einer größeren Latenzzeit folgenden Phase des ARC lassen sich mühelos durch diese Annahme erklären. Der für das AIDS charakteristische Zusammenbruch des Immunsystems hat einen sekundären Charakter, denn er wird nicht durch die infizierten

---

[1] Nach neuen Befunden von Ho *et al.* (1989) ist der Anteil infizierter Makrophagen im Vollbild-AIDS, wo er den höchsten Wert erreicht, nicht höher als 1/400.

Makrophagen oder T4-Zellen hervorgerufen, sondern resultiert daraus, daß die Makrophagen primär das der Reifung von T-Zellen dienende Thymusgewebe zerstören. Übrigens ist diese letzte Phase der Erkrankung beim Schaf nur wenig oder überhaupt nicht ausgeprägt, worauf ich im Abschnitt 1.8 nochmals zurückkommen werde. Die Symptomatik der Primärinfektion deutet darauf hin, daß die während der Inkubation erfolgende erste Vermehrung des HIV in den Makrophagen erfolgt. Da die Makrophagen relativ wenige CD4-Rezeptoren tragen, weisen die Viren auch einen geringen Proliferationskoeffizienten auf, woraus sich die relativ lange Inkubationszeit erklärt.

Wir wissen, daß T4-Zellen vom HIV nur infiziert werden, wenn sie vorher entweder funktionell im Rahmen einer Immuninduktion, oder aber künstlich durch ein chemisches Stimulans aktiviert werden. Makrophagen sind dagegen dauerangeregte Zellen (Abschnitt 4.1.1) und können daher auch ohne Aktivierung infiziert werden. In einem vorher gesunden Organismus erfolgt daher die Infektion mit großer Wahrscheinlichkeit über die Makrophagen.

Auch das Gegenteil ist denkbar. Wenn der Patient zum Zeitpunkt seiner Infektion durch das HIV gerade dabei ist, eine andere infektiöse Krankheit durch Antikörperbildung zu bekämpfen, dann befindet sich ein Teil seiner Helferzellen in einem aktivierten Zustand, und die Infektion kann in diesem Falle von den T4-Zellen ausgehen. Da nicht selten ein Patient serokonvertiert, ohne daß eine klinisch manifeste Primärinfektion voranging, könnte es sich in diesen Fällen um eine direkte Infektion der T4-Zellen handeln. Durch die hierbei freigesetzten Viren werden selbstverständlich auch die langsamer reagierenden Makrophagen infiziert. Da es aber schon vorher durch die Proliferation des HIV in T4-Zellen zur Bildung von Antikörpern gekommen ist, werden in diesem Falle die makrophagenbedingten Krankheitserscheinungen der Primärinfektion unterdrückt.

Häufiger jedoch scheint der umgekehrte Weg zu sein. Makrophagen werden infiziert und vermehren das Virus so lange, bis eine immunogene Konzentration erreicht ist. Zugleich treten auch klinische Symptome erstmalig auf. Es erfolgt hierbei eine Ausschüttung von IL-1 durch die infizierten Makrophagen, sodann eine Aktivierung der T4-Zellen und schließlich die Bildung von Antikörpern, welche die klinischen Symptome wieder unterdrücken. Die aktivierten T4-Zellen werden dabei infektionsempfindlich, und das T4-Syndrom nimmt seinen Lauf. Die Ausschüttung der Antikörper erfolgt hierbei verspätet, und die Symptome der Primärinfektion haben Zeit, sich zu entwickeln.

Das T4- und das Makrophagen-Syndrom verlaufen im Organismus parallel zueinander, stehen aber durchaus miteinander in Wechselwirkung. Die gegenseitige Infektion der beiden Systeme im Anfangsstadium der Krankheit ist ein Beispiel dafür. Von großer klinischer Bedeutung ist das zum T4-Syndrom gehörende Verschwinden der Antikörper anti-p24, das eine verstärkte Virusproliferation ermöglicht und den ARC einleitet. Bestimmt sehr wichtig, wenn auch heute noch schwer durchschaubar, ist das Zusammenwirken der beiden Syndrome bei der Ausbildung des dynamischen Gleichgewichts zwischen Virusproliferation und Viruszerstörung, das die lange Latenzperiode oder Symptomlosigkeit charakterisiert. Eine Analyse dieser Gleichgewichtsbedingungen würde gestatten, dieses Gleichgewicht gezielt zu stören und so mit geringstem Aufwand an Therapeutika ein Maximum an Heileffekt zu erzielen.

1.8 Das Endstadium der Krankheit beim Schaf und beim Menschen

Der Ablauf des ARC ist prinzipiell der gleiche beim Menschen und beim visnakranken Schaf. Bevor die ARC-Symptome jedoch ein letales Ausmaß erreichen, pflegen beim Menschen opportunistische Infektionen aufzutreten, die den Tod des Patienten bewirken. Nur selten gewinnt das ARC den Wettlauf, und der Patient stirbt an einer Enzephalopathie oder am *slim disease*. Beim Schaf dagegen verhält sich alles so, als würde der letzte Zusammenbruch des Immunsystems mit den daraus resultierenden opportunistischen Krankheiten hinausgezögert, so daß die ARC-Symptome sich bis zu letalen Dimensionen entwickeln können.

Eine mögliche Ursache für dieses abweichende Krankheitsbild wäre die altersbedingte Involution der Thymusdrüse. Bis zur Pubertät hat dieses Organ beim Menschen etwa ein Gewicht von 35 Gramm und übt eine doppelte Funktion aus. Einerseits ist es ein Organ, in dem die T-Lymphozyten ihre Reifung durchmachen, andererseits ist es eine Drüse mit innerer Sekretion. In diesem Stadium ist die Bezeichnung Thymus*drüse* durchaus berechtigt, aber dann erfolgt eine Involution des Organs, die etwa im Alter von 18 bis 20 Jahren abgeschlossen ist und in deren Verlauf die der Sekretion dienenden subkapsulären Epithel-Zellen der Rinde zu einem großen Teil verschwinden (Kendall, 1990). Die der T-Zellen-Reifung dienenden Gewebe bleiben dabei natürlich voll erhalten.

Bei Schafen wird die Geschlechtsreife mit etwa 18 Monaten erreicht. Da die anschließende Involution des Thymus ähnlich wie beim Menschen mehrere Jahre dauert, ist sie zumeist vor Erreichung der Schlachtreife gar nicht abgeschlossen. Es liegen Beobachtungen vor (Kornuszewski *et al.*, 1989; Maurer, 1990), wonach bei erwachsenen AIDS-Patienten mit stark reduzierter T-Zellen-Zahl diese nach einer Behandlung mit Thymus-Hormonen junger Tiere vorübergehend ansteigt und die weitere Entwicklung der Krankheit verzögert wird. Die Vermutung liegt daher nahe, daß bei Jungtieren mit partiell erhaltenem Drüsengewebe die Zerstörung durch HIV-infizierte Makrophagen langsamer oder unvollständig verläuft. Der Zusammenbruch der Immunfunktionen würde daher beim Schaf später erfolgen als beim erwachsenen Menschen, und die Symptome des ARC hätten Zeit, letale Ausmaße zu erreichen, bevor die opportunistischen Infektionen einsetzen.

Diese Vermutung läßt sich durch eine Betrachtung des juvenilen AIDS leicht überprüfen. Es ist bekannt, daß das AIDS bei Säuglingen, Kindern und Jugendlichen einen anderen Verlauf nimmt als bei Erwachsenen. In der Literatur ist daher oft von P-ARC (pädiatrischem ARC) bzw. von P-AIDS (pädiatrischem AIDS) die Rede. Die Mortalität wird hier beherrscht von schwerer progressiver Enzephalopathie, was der Visna-Erkrankung des Schafes entsprechen würde, und von einer *lymphoidalen interstitiellen Pneumonitis,* einer nichtinfektiösen Lungenentzündung, die nicht mit der opportunistischen Infektion *interstitielle Pneumonie* verwechselt werden darf, die durch das *Pneumocystis carinii* hervorgerufen wird. Scott *et al.* (1986) betonen ausdrücklich, daß es sich im Fall des P-AIDS um die gleiche lymphatische Infiltration der Lunge handelt, wie sie bei Schafen beobachtet wird, die von Lentiviren infiziert sind. Wir hätten es hier also mit einem Äquivalent der Maedi-Krankheit zu tun.

Auch Laubenstein *et al.* (1986) bestätigen diesen Befund. Außerdem untersuchten sie 440 erwachsene AIDS-Kranke und fanden bei ihnen insgesamt nur drei Fälle von dieser *Pneumonitis.*

Auch die für den Visna-Tod des Schafs verantwortliche Enzephalopathie steht beim pädiatrischen AIDS mit an vorderster Stelle unter den Todesursachen (Griselli, 1986; Connor *et al.*, 1986). Eine Zusammenstellung von häufig und von selten auftretenden Symptomen beim pädiatrischen AIDS verdanken wir Wiznie und Rubinstein (1988). Unter den häufig zitierten Merkmalen sind: schlechte Gewichtszunahme (was der Kachexie beim Schaf und Menschen entsprechen würde), Enzephalopathie, Mikrozephalie sowie nichtinfektiöse Pneumonitis. Bis auf die Mikrozephalie entspricht dies dem Krankheitsbild bei der VMV-Infektion des Schafs. Unter den selten vorkommenden Symptomen finden wir opportunistische Infektionen, das Kaposi-Sarkom und B-Zell-Lymphome, die für das AIDS bei Erwachsenen charakteristisch sind. Alles verhält sich, als sei beim Schaf wie beim Kind die Phase der totalen Immunosuppression retardiert, so daß die Symptome des ARC stärker zum Tragen kommen.

Wir dürfen daher annehmen, daß der Verlauf der Maedi-Visna-Krankheit beim Schaf das Makrophagen-Syndrom des pädiatrischen AIDS korrekt und das adulte AIDS mit einigen Einschränkungen richtig widerspiegelt. Da beim Schaf eine Infektion der T4-Zellen nicht in Frage kommt, ist der Schluß berechtigt, daß auch beim erwachsenen Menschen die entscheidenden Phasen der Entwicklung des AIDS auf die Infektion der Makrophagen durch das HIV-1 zurückzuführen sind. Von dieser Erkenntnis will ich mich bei der nun folgenden detaillierten Analyse der Pathologie des AIDS leiten lassen.

Kapitel 2
Der Erreger des AIDS — HIV-1

Die Struktur des HIV ist typisch für die meisten tierischen Viren. Nach außen wird es von einer in diesem Falle sphärischen Hülle eingeschlossen, die aus Proteinen und Phospholipiden besteht. Im Inneren, von der Membran deutlich abgetrennt, befindet sich ein Nukleocapsid oder *core*. Es besteht aus einer einschichtigen Hülle aus Proteinmolekülen, dem eigentlichen Capsid, das den genetischen Apparat, einen Komplex aus Ribonukleinsäure und Proteinen, umhüllt. Eine solche Assoziation ist auch für eukaryonte Zellen charakteristisch, während die Prokaryonten ein eiweißloses Nukleoid tragen.

Im Eukaryontenkern erkennen wir vier solcher Eiweiße, Histone, von denen zwei stark und zwei schwach basisch sind. Beide binden sich leicht an die sauren Nukleotidketten. Im Genom des HIV kennen wir ein stark und ein schwach basisches Protein, die den Histonen des Eukaryontenkerns entsprechen dürften.

Bekanntlich sind die Histone genetisch extrem konservativ. Zwischen ihren Aminosäuresequenzen bei Pflanzen und bei höheren Tieren bestehen Differenzen von nur wenigen Aminosäureresten. Eine große Ähnlichkeit besteht aber auch zwischen den *gag*-Proteinen, also den Histonäquivalenten des HIV, und den Proteinen in den Kernen verschiedener normaler Humanzellen. Parravicini *et al.* (1988) stellten vier monoklonale Antikörper für verschiedene Bereiche des *gag*-Proteins p17 her (die Autoren sprechen von p18; auf diese Ungenauigkeiten in der Nomenklatur komme ich in den folgenden Abschnitten zurück). In stark proliferierenden Systemen, zum Beispiel bei Keratozyten, gibt es in einigen wenigen Zellen stets deutliche Kreuzreaktionen mit dem *gag*-Protein des Virus. In der Ruhezelle sind die Histone fest ins Chromosom eingelagert und daher immunologisch nicht reaktionsfähig. Bei der Vorbereitung der Mitose, in der S-Phase des Zellzyklus, werden sie vorübergehend freigesetzt und können mit dem Antikörper reagieren. Da auch in stark proliferierenden Geweben sich in jedem Augenblick nur wenige Zellen in dieser Phase befinden, ist es verständlich, daß die Kreuzreaktion sich auch nur in einzelnen Zellen manifestiert. Es ist jedenfalls sicher, daß die Strukturen von Histonen in Zellkernen des Menschen und den *gag*-Proteinen des HIV wenigstens teilweise übereinstimmen.

Das Vorhandensein histonähnlicher Proteine im *core* von tierischen Viren läßt darauf schließen, daß diese Viren nicht, wie vielfach behauptet wird, eine primitive Vorstufe der Bakterien darstellen, sondern daß sie ein Degenerationsprodukt hochentwickelter Eukaryonten sind. Für die Medizin bedeutet das, daß die tierischen und humanen Viren nicht einmalig vor etwa 4 Milliarden Jahren auf die Welt gekommen sind und seitdem nur von anderen Viren abstammen, sondern daß ein neues Virus jederzeit als Degenerationsprodukt einer Eukaryontenzelle entstehen kann.

Für die Abstammung der tierischen Viren von Eukaryonten spricht auch der Umstand, daß ihr Genom, genauso wie die Genome aller höheren Zellen, aus »Exonen« und aus »Intronen« besteht. Exone sind Abschnitte, die nach der Transkription in RNA vom Kern in Form der *messenger*-RNA ins Zytoplasma ausgeschieden werden und dort die Synthese von Proteinen steuern. Introne werden beim *processing* der RNA herausgeschnitten und nehmen an der Synthese der Proteine nicht teil. Diese Teilung ist für alle Eukaryontenzellen charakteristisch und kommt in keiner Prokaryontenzelle vor. Auch dieser Umstand spricht eindeutig dafür, daß die tierischen Viren nicht primitive Vorfahren der Bakterien sind, sondern von hochentwickelten Eukaryontenzellen als Degenerationsprodukt abstammen.

Dieses Wissen gestattet es, unsere Erfahrungen auf dem Gebiet des physikochemischen Verhaltens des Kerns bei Eukaryonten auch auf das Geschehen im Virus anzuwenden, wovon ich in den kommenden Abschnitten 2.2.1 und 2.2.2 Gebrauch machen werde.

2.1 Die Struktur des HIV

2.1.1 Die Proteine des HIV-1

An dieser Stelle will ich nur die Virusproteine besprechen, die in beträchtlicher Menge im Virus vorliegen und an seiner Architektur einen großen Anteil haben. Andere Proteine, die nur in geringen Mengen vorkommen, wie die reverse Transkriptase und die Proteasen, werde ich zusammen mit ihrer Funktion an entsprechender Stelle einer Betrachtung unterziehen.

2.1.1.1 Allgemeine Gesetzmäßigkeiten der Struktur von Sphäroproteinen

Die Sphäroproteine stellen die eigentlichen biologisch aktiven Eiweiße dar. Zu ihnen gehören alle Fermente, alle Transmembranpumpen sowie alle kontraktilen Proteine, die in Zellen die mechanische Arbeitsleistung bewirken. Sie haben eine prinzipiell einheitliche Grundstruktur insofern, als ihre Grundeinheiten aus etwa 100 bis 120 Aminosäureresten bestehen, was ihnen ein Molekulargewicht zwischen 12000 und 15000 D verleiht. Die Sphäroproteine mit höherem Molekulargewicht bestehen aus zwei, vier oder mehr derartiger Monomere. (In der Immunologie wird statt Monomer zumeist das Synonym »Domäne« benutzt.) Höhere Molekulargewichte ergeben sich auch aus der Angliederung prosthetischer Gruppen oder α-Helix-Elemente an die Monomere, die vorwiegend die Struktur von linearen β-Peptidketten aufweisen, die parallel angeordnet sind und, wie sich in letzter Zeit immer mehr herausstellt, häufig eine an beiden Seiten offene Trommel bilden (Chlothia, 1988).

Prosthetische Gruppen oder Helix-Abschnitte dienen der Erfüllung besonderer Aufgaben des betreffenden Albumins. Die Figur 2 zeigt zum

Figur 2:

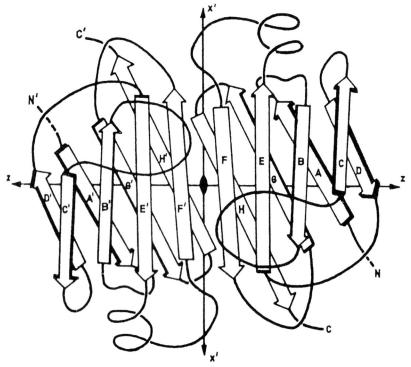

Struktur von zwei Monomeren des Serum-Präalbumins auf Grund einer Fourier-Synthese hoher Auflösung (Blake *et al.*, 1974). Das Gesamtmolekül besteht aus vier identischen Monomeren. Man beachte ihre antiparallele Anordnung.

Figur 3:

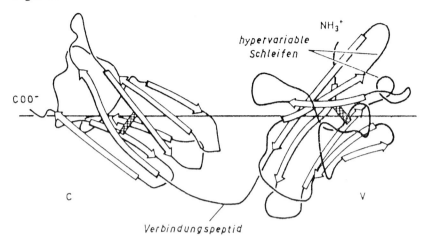

Die beiden terminalen Monomere eines Immunoglobulins (Capra und Edmundson, 1977). Das vorletzte Monomer mit konstanter Konformation (C) bewahrt die Trommelstruktur; das letzte, variable Monomer (V) paßt sich der Struktur des Antigens an und erleidet Verzerrungen, behält aber, topologisch gesehen, die Trommelstruktur.

Beispiel zwei der vier Monomere des Serum-Präalbumins, das dem Transport hydrophober Hormone durch die Blutbahn dient. Die überwiegend hydrophile Trommel dient als der eigentliche Vektor, an den sich die hydrophoben Hormonmoleküle vermittels der ebenfalls hydrophoben Helix-Abschnitte anlagern.

Entsprechend den funktionellen Anforderungen erleidet die Trommelstruktur häufig Abänderungen, bei denen jedoch das topologische Trommelprinzip noch erkennbar bleibt. Die Figur 3 zeigt die beiden terminalen Monomere eines γ-Immunoglobulins. Der mit C bezeichnete konstante Teil der Struktur zeigt eine lediglich schwach abgeflachte Trommel, der mit V bezeichnete variable terminale Abschnitt ist durch die Anpassung an die Geometrie des Antigens stark verzerrt, wobei die Grundstruktur der Trommel noch erkennbar ist.

Die parallelen Peptidketten weisen in allen Fällen einen spiraligen Drall auf. Ursache hierfür ist, daß alle Eiweiße aus L-Aminosäuren bestehen, so daß in jedem Peptidglied eine sich ständig wiederholende asymmetrische Ladungsverteilung besteht, wodurch die Peptidkette um etwa 3,5° pro Peptidglied verdreht wird.

Viele Sphäroproteine treten als Monomere auf, so das Myoglobin, die Ribonuklease oder das Lysozym. Das in Richtung der Monomerenachse induzierte Dipolmoment bewirkt, daß derartige Moleküle sich leicht an bereits bestehende Strukturen anlagern.

Wesentlich stärker ist das Dipolmoment bei dimeren Strukturen (Figur 4). Dazu gehören das Aktin, das Tubulin und die Basiseiweiße der Zellmembranen. Infolge des hohen Dipolmoments haben sie die Tendenz, sich Kopf-zu-End aneinanderzulagern und Faserstrukturen zu bilden, wie wir sie in den mitotischen Spindelfasern oder im Zytoskelett kennen. In elektrischen Gradienten, wie sie etwa an einer Zelloberfläche auftreten, organisieren sie sich zu streng orientierten Membranen.

Trimere Moleküle sind recht selten. Infolge ihres sehr hohen Dipolmoments treten sie kaum jemals in freier Form auf. Ein Beispiel für ein trimeres Molekül ist das Protein gp41, das die Membran des HIV-1 durchdringt und sich in ihm fest verankert.

Figur 4:

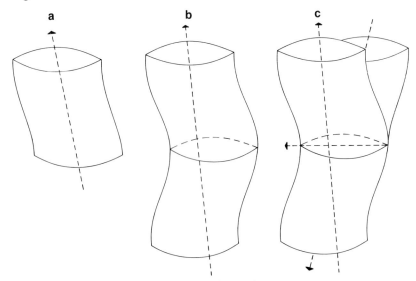

Die häufigsten Monomeranordnungen in Eiweißmolekülen.
a. Monomer — schwaches axiales Dipolmoment.
b. Dimer — starkes axiales Dipolmoment.
c. Tetramer — infolge der antiparallelen Struktur kompensieren sich die beiden axialen Dipolmomente. Die Neigung der Achsen bedingt ein sehr schwaches transversales Dipolmoment.

Figur 5:

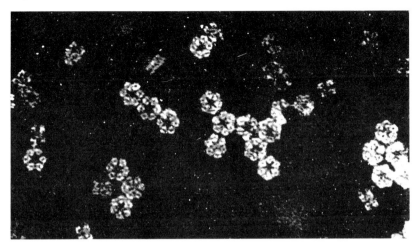

Moleküle des Erythrocruorins in Negativkontrast-Färbung. Jedes Molekül besteht aus sechs dimeren Submolekülen, die sich hexagonal aneinanderlegen. In seitlicher Sicht erscheinen sie als zwei Scheiben.

Tetramere Moleküle bestehen in den allermeisten Fällen aus zwei identischen, antiparallel angeordneten Dimeren. Dadurch gleichen sich die Dipolmomente der beiden Halbmoleküle weitgehend aus, und das Molekül hat keine Tendenz zum Ausflocken. Als Beispiel für eine solche Struktur nenne ich das Hämoglobin, das Serum-Präalbumin sowie das Serumalbumin. Die Kompensation der Dipolmomente ist hierbei nicht vollständig. Wir haben gesehen, daß alle Monomere einen spiraligen Drall aufweisen, und Dimere haben daher die Tendenz, sich paarweise leicht verschränkt aneinanderzulegen, wie das in der Figur 4 dargestellt ist. Daraus resultiert ein sehr schwaches transversales Dipolmoment, das jedoch für eine Ausflockung des Eiweißes nicht ausreicht.

Bei Molekülen noch höheren Dipolmoments legen sich die Monomere sternförmig (IgM) oder kranzförmig (Erythrocruorin, Figur 5) aneinander. Derart schwere Proteinmoleküle kommen im HIV jedoch nicht vor.

In der Virologie fallen die Proteine zumeist in viel zu geringen Mengen an, als daß man ihr Molekulargewicht mit physikalischen Methoden korrekt bestimmen könnte. In der Praxis werden sie durch Elektrophorese in einem eng vermaschten Gel nach Größe und Ladung getrennt und dann immunologisch identifiziert. Auf einer Bahn der Elektrophorese läßt man dabei einige Proteine bekannten Molekulargewichts mitlaufen, und aus deren

Position gewinnt man Angaben über das annähernde Molekulargewicht der Viruseiweiße. Diese Werte sind aber zwangsläufig ungenau. Ein stäbchenförmiges Dimer wird sich dank seines Dipolmoments in der Laufrichtung orientieren und so mit seiner schmalen Front leicht die Poren des Gels durchdringen. Ein Molekül mit tetramerer Struktur wird sich mit seiner Längsachse quer zur Laufrichtung stellen und wird durch die Poren des Gels weit mehr behindert werden; das erste wird zu leicht, das zweite dagegen zu schwer eingestuft werden.

Ferner wird bei einer gewöhnlich in sauren Medien durchgeführten Elektrophorese ein saures Protein langsamer wandern als ein basisches, was ebenfalls die Einschätzung des Molekulargewichtes verfälscht. Wenn also in der Literatur das Hüllprotein gp120 manchmal als gp110 bezeichnet wird, so liegt das nur an der jeweiligen Meßmethode. Daher ist es verständlich, daß das *core*-Protein p17 gelegentlich als p18 ausgewiesen wird. Wenn wir eine genauere Einschätzung des Molekulargewichts benötigen, müssen wir diese physikalischen Bedingungen berücksichtigen.

2.1.1.2 Die wichtigsten HIV-1-Proteine

Das massenmäßig bedeutendste Protein des HIV ist das Hüllprotein gp120. Im Genom entspricht es den Aminosäuren 104 bis 388, also 285 Aminosäureresten. Da aber in den Eiweißen ein Aminosäurerest im Durchschnitt ein Molekulargewicht von 120 kD hat, bekämen wir hier ein Molekül von zirka 34 200 D. Weil das gp120 angesichts seines hohen Molekulargewichts eine antiparallele Struktur haben muß, das heißt, aus zwei identischen Halbmolekülen besteht, kämen wir auf ein Gesamtgewicht der Eiweißmasse von 68 000 D. Das paßt gut zu der Angabe, daß etwa die Hälfte der Masse von gp120 auf Polysaccharide entfällt. Nach diesen Näherungswerten enthielte das gp120-Molekül zirka 43 Prozent Polysaccharide. Ich betone jedoch, daß diese Angaben bestenfalls Näherungswerte darstellen, bei denen nur die erste Dezimale mit einiger Wahrscheinlichkeit stimmt.

Das Membran-penetrierende gp41 entspricht den Aminosäureresten 389 bis 753, insgesamt also 365, was gut drei Monomeren von 121 oder 122 Aminosäureresten entsprechen könnte. Das Gewicht eines Monomers wäre 14 600 D und das des Gesamtmoleküls 43 800 D, was mit den gemessenen 41 000 D gut übereinstimmen würde. Außerdem darf man nicht vergessen, daß es sich um ein stäbchenförmiges Molekül handelt, das im Gel relativ schnell wandern muß, so daß sein Molekulargewicht etwas zu niedrig eingeschätzt würde. Die Gesamtlänge eines solchen trimeren Moleküls dürfte

Figur 6:

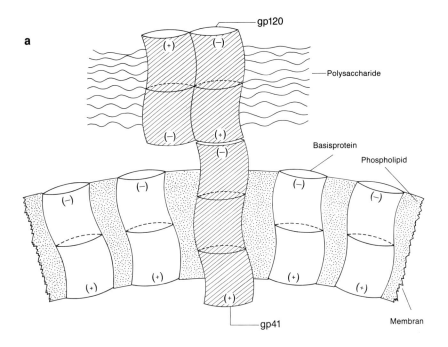

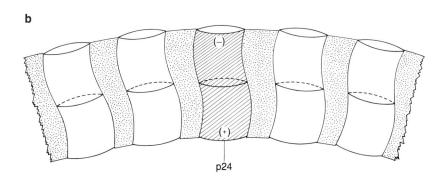

Die Einlagerung von HIV-Proteinen in die Membran einer infizierten Zelle.
a. gp41 durchdringt die Membran; gp120 wird durch dessen Dipolmoment außerhalb der Zelle festgehalten.
b. p24 dringt vollständig in die Membran ein. Sein N-Pol ist von außen zugänglich.

etwa 3 x 3,5 = 10,5 nm betragen. Daher durchdringt es die 7 nm starke Virusmembran und ragt nach beiden Seiten über sie hinaus (Figur 6a).

Zu bemerken ist hierbei, daß das Molekül gp41 seinen Namen zu Unrecht trägt, denn es ist offensichtlich kein Glykoproteid. Sein Gesamtmolekulargewicht entspricht der Zahl der Aminosäurereste, und für einen nennenswerten Anteil an Polysacchariden bleibt nichts übrig. Für ein Membran-penetrierendes Protein wäre eine Polysaccharidhülle ja auch recht erstaunlich.

Der Irrtum kommt daher, daß beide Proteine zunächst gemeinsam als Glykoproteid gp160 angelegt werden, wonach ein drei Monomere großes Stück proteolytisch abgespalten wird und nunmehr, als Spaltprodukt des gp160, den Namen gp41 trägt. In der Tat konnte Coffin (1986) das gp41 in drei kleinere Peptide spalten, was die trimere Struktur dieses Proteins beweist.

Die *gag*-Proteine werden zunächst als ein globales Molekül p55 angelegt. Sie entsprechen den Aminosäuren 1 bis 481, was ein Gesamtgewicht von 57 840 D ergibt und gut zu den auf Grund seiner Beweglichkeit in Gel geschätzten 55 000 D paßt. Bei seinem Gewicht und angesichts der Tatsache, daß es in der Wirtszelle frei beweglich sein muß und daher kein hohes Dipolmoment besitzen darf, ist eine tetramere antiparallele Struktur höchst wahrscheinlich. Bei der proteolytischen Abspaltung wird ein Dimer abgetrennt. Es hat ein Molekulargewicht von etwa 29 000 D, wegen seiner Stäbchenform wandert es aber leicht im Gel, und da es außerdem leicht basisch ist, ist auch seine elektrophoretische Beweglichkeit relativ hoch, so daß sein wirkliches Gewicht zu niedrig eingeschätzt und dieses Protein als p24 eingestuft wird.

Das verbleibende Dimer wird nochmals proteolytisch gespalten und liefert die beiden Histon-äquivalenten Eiweiße p17 und p15. Dabei muß es nicht unbedingt sein, daß die Masse dieser Proteine tatsächlich verschieden ist. Das p17 ist leicht basisch. Das stark basische p15 wandert jedoch bei der Elektrophorese schneller und wird entsprechend etwas leichter eingeschätzt.[1] Nach der Aminosäurezusammensetzung würde das p17 aus 132 Aminosäureresten und das p15 aus 127 Aminosäureresten bestehen (Coates *et al.*, 1987), was den Unterschied von 2 000 D nicht erklären könnte. Die elektrische Ladung des Moleküls scheint also neben seinem Molekulargewicht eine gewisse Rolle zu spielen.

---

[1] Auch bei den Histonen der Eukaryonten unterscheiden wir zwischen den stark basischen, argininreichen und den schwach basischen, argininarmen Histonen.

Bei den obenstehenden Berechnungen stützte ich mich auf Werte von Gnann jr. *et al.* (1987). Bei anderen Autoren fand ich leicht abweichende Werte, am Prinzip meiner Überlegungen wird dadurch nichts geändert.

2.1.2 Die Hülle

Beim HIV-1 stellt die Hülle eine sphärische Struktur von etwa 110 nm Durchmesser dar. Sie entsteht durch Knospung einer normalen Zellmembran und stellt, genauso wie diese, ein Mosaik aus radial angeordneten Protein- und Phospholipidmolekülen dar. Da die Komplement-gebundene Lysis durch das Protein C9, eine Phospholipase, bewirkt wird, müßte auch das HIV lysiert werden. Daß dies nicht der Fall ist, verdankt es dem hauptsächlichen Hüllprotein gp120. Im Abschnitt 5.4 werde ich darstellen, warum die Struktur dieses Moleküls eine Lysis erschwert.

Diese Moleküle bilden auf der Oberfläche des Virions Knöpfe (Knobs), insgesamt 72 an der Zahl in T = 7 Laevo-Symmetrie (Özel, Pauli, Gelderblom, 1988). Der Abstand zwischen diesen Knobs dürfte etwa 20 nm betragen, also groß genug sein, daß dazwischen liegende andere Antigene von Antikörpern erreicht würden. Daß dennoch keine Lysis zustandekommt, verdankt das Virus dem Umstand, daß die gp120-Moleküle fast zur Hälfte aus Polysaccharid-Fäden bestehen, die sich durch ihre gleichsinnige elektronegative Ladung gegenseitig abstoßen und den Zwischenraum zwischen den Knobs schirmartig überdachen.

Karpas *et al.* (1985) isolierten einen HIV-1-Stamm, der lysiert werden kann. Es wäre interessant, zu untersuchen, ob bei diesem Stamm die gp120-Moleküle einen weniger entwickelten Besatz von Polysacchariden tragen.

Die oben zitierte Arbeitsgruppe Gelderblom machte ferner die Feststellung, daß schon bald nach der Reifung des Virions die Knobs abgeworfen werden. Das würde bedeuten, daß schon bald nach der Reifung das Virion seine Infektiosität verliert. In der Tat ist solch ein Verlust bereits am vierten oder fünften Tage nach der Ablösung des Virions festzustellen, und die Infektiosität verliert sich etwa am siebten Tage völlig.

Die biologische Bedeutung dieses Verhaltens könnte man etwa so verstehen, daß die im Virion enthaltenen, entscheidend an der Infektion beteiligten Proteine, speziell die Ribonuklease, die reverse Transkriptase und die Ligase, wie alle Proteine progressiv denaturieren und funktionsuntauglich werden. In der lebenden Zelle werden solche partiell denaturierten Eiweiße vom Trypsin abgebaut, das native Proteinmoleküle nicht angreift, und durch Proteosynthese wieder ersetzt. Im Virion gibt es kein Trypsin, und eine Proteosynthese findet nicht statt. Eine denaturationsbedingte Funktionsstörung in den *pol*-Fermenten würde zu einer fehlerhaften reversen Transkription und zu einer für die Fortpflanzung des Virus untragbar hohen Mutationsrate führen. Die Gefahr einer Infektion mit derart überalterten Virionen wird durch das Abwerfen der Knobs behoben.

Saag *et al.* (1988) zeigten, daß der Genotyp eines Virus-Stammes *in vivo* sehr viel schneller variiert als *in vitro*. In einer Zellkultur, also *in vitro*, liegen infizierte und infektionsfähige Zellen dicht nebeneinander, und ein gereiftes und freigesetztes Virion hat zumeist schon nach kurzer Zeit eine Zielzelle erreicht. Seine Polymerasen haben keine Zeit zu denaturieren, und Mutationen sind selten. *In vivo* dagegen schwimmen infizierte und infektionsfähige Zellen räumlich weit voneinander getrennt in der Blutbahn. Es können auch Tage vergehen, bevor ein ausgereiftes Virion sich an eine Zielzelle anlagert, und die Wahrscheinlichkeit, daß die Proteine des *pol*-Komplexes bereits leicht denaturiert sind, ist beträchtlich. Hahn, aus deren Laboratorium auch die hier zitierte Arbeit von Saag *et al.* stammt, vermerkt, daß zwei Isolate, die aus dem gleichen Patienten in einem Abstand von zwei Jahren gewonnen werden, sich um rund 10 Prozent der Nukleotide unterscheiden. Diese Veränderungen können so weit gehen, daß aus dem Liquor isolierte Viren manchmal nicht mehr in der Lage sind, T4-Zellinien zu infizieren (Cheng-Mayer *et al.*, 1988). Diese Viren können in T4-Zellinien auch keine Plaques bilden. Dagegen vermehren sie sich gut in primären Makrophagen. Es scheint also, daß die CD4-Rezeptoren in T4-Zellen und in Makrophagen nicht genau die gleiche Struktur haben, so daß sich im gp120 des Virus eine Mutante ausbilden kann, die sich an die CD4-Rezeptoren der T4-Zellen zu binden vermag.

Wir sahen bereits im Kapitel 1, daß beim Schimpansen das HIV die T4-Zellen, aber nicht die Makrophagen angreift. Beim Schaf wiederum werden durch das Visna-Virus nur die Makrophagen, aber nicht die T4-Zellen infiziert. Das dürfte auf derartigen Unterschieden in der Struktur ihrer CD4-Rezeptoren beruhen.

Die Autoren vermerken ferner, daß oft bei dem gleichen Patienten aus dem Blut T4-infizierende und aus dem Liquor Makrophagen-infizierende Viren gewonnen werden können. Im ZNS vermehren sich die Viren ohne Beteiligung der T4-Zellen, und eine Mutante, die die Bindung an T4-Zellen unmöglich macht, kann sich dort ungestört vermehren.

Durch die gleiche Kombination von Mutation und Selektion können *in vivo*, das heißt bei hoher Mutationshäufigkeit, sehr rasch auch resistente Stämme gegen langzeitig angewandte Pharmaka entwickelt werden. Verschiedene Autoren teilen mit, daß nach einer etwa sechs Monate langen Behandlung mit Azidothymidin bei den Patienten AZT-resistente Stämme entstehen, die bis zu 100mal weniger empfindlich sind als die aus nicht behandelten Patienten. Diese Möglichkeit, die wahrscheinlich auch andere Pharmaka betrifft, sollte im Zeitplan von lang andauernden Therapien berücksichtigt werden.

2.1.3 Das *core*

Das Nukleocapsid, gemeinhin als *core* bezeichnet, hat beim HIV-1 die Form eines abgestumpften Kegels, häufig jedoch auch die eines Zylinders. Das eingehende Studium eines reichen elektronenmikroskopischen Materials (Gelderblom, unveröffentlicht) in Schnitten von nur 50 nm Dicke führte zur eindeutigen Schlußfolgerung, daß es sich hierbei um zwei verschiedene Strukturen handelt und nicht etwa um eine verschiedene Orientierung der gleichen Struktur gegenüber der Schnittebene (Figur 7a und b, Seite 52). Zur gleichen Schlußfolgerung gelangten Ladhoff *et al.* (1988), die Schnitte von 150 nm Dicke nach beiden Seiten um 10 bis 60 Grad kippten und eindeutig die Existenz von Kegeln einerseits und Zylindern andererseits nachwiesen. Der Mantel, das Proteocapsid, weist eine mäßige Elektronendichte auf und dürfte aus Proteinen aufgebaut sein. Der Inhalt weist eine hohe Elektronendichte auf, was zweifelsohne auf die hohe Elektronendichte der Nukleinsäure mit ihren zahlreichen zyklischen Gruppen zurückgeführt werden darf.

Es bestehen gute Gründe für die Annahme, daß in einer Ruhezelle, also wahrscheinlich auch in einem reifen Virion, der Zellkern sich im Zustand eines Koazervats, das heißt eines Flüssigkristalls, befindet (Segal, 1978). Da sich an der Grenzfläche zwischen Koazervat und wäßrigem Außenmedium ein Potentialsprung von etwa 30 mV entwickelt, dürften in diese Zone vorzugsweise Protein-Moleküle mit hohem Dipolmoment eingelagert werden. Die dimeren Proteine p24 haben die erforderlichen Eigenschaften, und auch ihre Länge von etwa 7 nm entspricht gut der elektronenmikroskopisch gemessenen Dicke des Proteinmantels (Figur 6b, Seite 47).

Das zylindrische *core* ist stets vollständig von dem elektronendichten Inhalt ausgefüllt. Das kegelförmige *core* weist etwa zu zwei Dritteln einen elektronendichten Inhalt auf, während nahe der Spitze zumeist eine elektronenarme Zone verbleibt. Diese morphologischen Verhältnisse lassen sich durch folgende Arbeitshypothese deuten.

Figur 7:

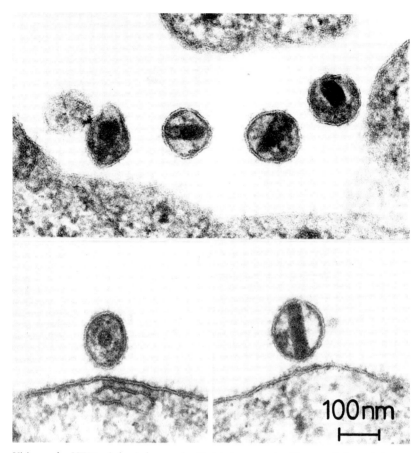

Virionen des HIV-1 mit konischem und zylindrischem *core,* im Längs- und Querschnitt
(Photo Gelderblom, RKI, Berlin)

Das Virion enthält normalerweise zwei vollständige Genome, ganz ausnahmsweise auch nur ein einzelnes. Da der Zusammenbau des Virions auf
Grund physikochemischer Bedingungen erfolgt, ist eine derartige stochastische Abweichung nicht ganz auszuschalten. Das zylindrische Capsid bietet
gerade ausreichend Raum für zwei Genome mit den dazugehörigen Proteinen p17 und p15 und dem erforderlichen Kristallwasser. Überschlagsrechnungen zeigen in der Tat, daß die genannten Substanzen recht gut in den
Hohlraum des zylindrischen Capsids hineinpassen würden.

Zur Ausbildung des Mantels wäre eine Mindestzahl von p24-Molekülen erforderlich, und wenn aus stochastischen Gründen diese Zahl nicht erreicht wird, entsteht eine andere kristallographisch wahrscheinliche Struktur, der Hohlkegel. Zwei ganze Genome passen in diesen Hohlraum nicht hinein, ein einziges vermag diesen Raum nicht vollständig auszufüllen. Das zweite Genom verbleibt außerhalb des Capsids. In der Tat findet man in den meisten Fällen zu beiden Seiten der Kegelspitze zwei elektronendichte »Lateralkörper«, die natürlich in drei Dimensionen einem ringförmigen Gebilde entsprechen (Figur 7c).

Bestätigt wird diese Auffassung durch eine Arbeit von Shoida und Shibuta (1990). Zellen wurden mit einem rekombinanten Vaccinia-Virus infiziert, das mit dem *gag-* und dem *pol-*Gen des HIV ausgestattet wurde. Es wurden sphärische virusähnliche Partikel von 100 bis 150 nm mit RT-Aktivität gebildet. Die meisten dieser Gebilde wiesen ein zylindrisches Capsid auf, das natürlich leer war.

2.2 Der selbständige Zusammenbau *(self assembly)* des Virions

Es herrscht weitgehend Einigkeit darüber, daß die einzelnen Bestandteile der Viren, die Eiweiße und Nukleinsäuren, gemäß der im Genom des Virus enthaltenen genetischen Information von der Wirtszelle exprimiert werden, daß aber ihr Zusammenbau ausschließlich auf der Wirkung physikochemischer Gesetzmäßigkeiten beruht. Es wird die thermodynamisch wahrscheinlichste Form realisiert, ähnlich wie das bei der Kristallbildung der Fall ist. Segal und Kalaidjiew (1977) haben beispielsweise den Zusammenbau eines Virions des Tabakmosaik-Virus nach dem Prinzip der thermodynamischen Optimierung analysiert.

2.2.1 Die Knospung

Im Vorläufer der Hüllproteine gp120 und gp41, dem Protein gp160, ist der Membran-penetrierende Anteil kovalent mit dem eigentlichen Glykoprotein gp120 verbunden. Das Gesamtmolekül ist infolge seines großen Anteils an Polysacchariden stark elektronegativ. Das proteolytische Ferment Aspartylprotease trägt dagegen 20 basische und 9 saure Gruppen, ist also insgesamt stark basisch, wird von gp160 angezogen und kann dort die Trennung der beiden Teilmoleküle vollziehen. Der Molekülteil gp41 stellt ein trimeres Stäbchen mit hohem Dipolmoment dar, das sich in den Bereich der Zelle einlagert, wo der steilste Potentialgradient vorliegt. Das ist an der Zelloberfläche der Fall, wo ein Potentialsprung von etwa 60 mV besteht. Das gp41-Molekül durchdringt also die Zellmembran mit seinem negativen Pol nach außen und schiebt das an ihm haftende Molekül gp120, das infolge seiner antiparallelen Struktur selbst nur ein geringfügiges Dipolmoment trägt, aus der Zellmembran hinaus.

An die Wirkung der Aspartylprotease knüpfen sich einige Hoffnungen für die AIDS-Therapie. Es wird angenommen, daß es sich hierbei um ein virusspezifisches Ferment handelt, das man inhibieren könnte, ohne wichtige Zellfunktionen zu stören. Seine Sequenz wurde von Navia *et al.* (1989) bestimmt und auch eine Röntgenstrukturanalyse des Moleküls durchgeführt. Zu ähnlichen Befunden gelangten auch Blondell und Pearl (1989), die jedoch vermerken, daß eine sehr ähnliche Struktur auch bei vielen anderen Proteasen, zum Beispiel dem Pepsin, vorliegt. Es schien fraglich, ob es unter diesen Umständen möglich wäre, einen spezifischen Hemmer für die HIV-Protease zu finden. Jedoch gelang es kürzlich Roberts *et al.* (1990), Peptide zu entwickeln, die auf humane Proteasen wenig wirken, aber die HIV-Protease (die das p55 spaltet und das p24 freisetzt) sehr stark hemmt. Die wirksame Dosis liegt bei < 10 Nanomol, die zytotoxische Konzentration jedoch erst bei 5 bis 10 Mikromol. Der therapeutische Index liegt also bei 1 : 1 000. Da ähnliche Erfolge auch von anderen Autoren gemeldet werden, könnten diese Arbeiten zu einer wichtigen therapeutischen Methode führen.

Kürzlich berichteten Nitschko *et al.* (1991) sowie Ussary *et al.* (1991), daß es ihnen gelungen sei, die Spaltung des Proteins p55 durch Inhibitoren der entsprechenden Protease zu verhindern. *In vitro* wurden zahlreiche nicht ausgereifte und infektionsunfähige Virionen gebildet. Versuche *in vivo* liegen noch nicht vor.

Der Komplex gp120+41 durchdringt zunächst an einer beliebigen Stelle die Zellmembran. Die Figur 8 (Dubois-Dalcq, 1976) zeigt die Flächenansicht der Membran eines durch Visna-Virus infizierten Makrophagen nach Gefrierspaltung und Tiefätzung. Die Knobs sind sichtlich stochastisch über die ganze Fläche verteilt. Daneben finden sie sich auch konzentriert in Form von runden Platten. Wenn ein Molekül mit einer starken elektronegativen Ladung die Membran an einer Stelle durchdringt, dann wird die Wahrscheinlichkeit für das Durchdringen eines zweiten Moleküls an dieser Stelle erhöht, da das negative Potential des gp120 die Membran desorganisiert. Dort, wo zufällig zwei oder drei Moleküle die Membran durchbohren, entsteht eine Art Kristallisationszentrum, und da die Einlagerung zu-

Figur 8:

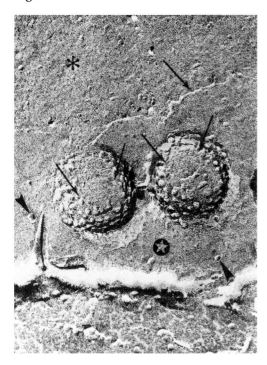

Knospung von Visna-Virionen in der Zellmembran eines Makrophagen des Schafs. Gefrierspaltung, Tiefätzung und Metallbedampfung (Dubois-Dalq *et al.*, 1976).
Die beiden mit einem dicken Pfeil markierten Körperchen könnten gp120-Molekülen (Knobs) entsprechen, die außerhalb der Knospe die Membran durchdringen.

sätzlicher Moleküle in die Membran Raum erfordert, wölbt sich dieser Bereich schalenförmig nach außen. So entsteht eine Zone, in der zahlreiche elektrische Ladungsträger konzentriert sind und deren negatives Feld alle positiv geladenen Elemente im Zytoplasma der Wirtszelle anziehen muß.

In der Tat sind alle *core*-Proteine deutlich basisch. Das p24 enthält 35 basische gegen nur 23 saure Gruppen (Coates *et al.*, 1987). Es wird also in die Knospe einwandern und sich an der Innenseite der Hülle anreichern. Das p17 besitzt 25 basische gegen 17 saure Gruppen und das p15 24 basische gegen 12 saure Gruppen. Beide bilden aber einen Komplex mit der Nukleinsäure des Genoms, was ihre basischen Eigenschaften kompensieren müßte. Nun wissen wir aber, daß die sauren Phosphatgruppen der Nukleinsäure in zwei Stufen — bei pH 8,22 und bei pH 5,77 — dissoziieren. Da im Inneren einer Virus-exprimierenden Zelle ein niedriges pH herrschen muß (Abschnitt 3.1.1.3), dürften die meisten oder alle diese Gruppen durch Wasserstoff-Ionen abgesättigt sein. Wir haben es also mit einem Komplex aus einer neutralen Nukleinsäure und zwei basischen Proteinen zu tun; der gesamte Komplex wird also von dem elektronegativen Feld der Knospe angezogen und lagert sich als zweite Schicht an die Knospenhülle an, wobei zwischen diesen beiden Schichten zumeist ein schmaler Zwischenraum zu erkennen ist (Figur 9).

Gelderblom *et al.* (1988) konnten durch Immunmarkierung zeigen, daß das p17 sich bei der Ausbildung einer Knospe tatsächlich in der zweiten Schicht ansammelt. In dem sauren Milieu, das in der Virus-exprimierenden Zelle und in der nach innen offenen Knospe herrscht, befindet sich der Protein-Nukleinsäure-Komplex im Zustand eines stark quellungsfähigen Gels, woraus seine relativ geringe Elektronendichte in dieser Schicht resultiert.

Figur 9:

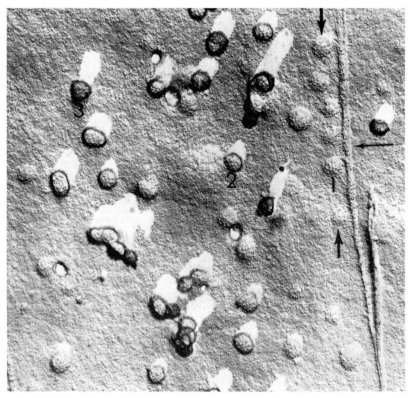

Knospung von Visna-Virionen bei geringerer Vergrößerung. Gleiche Technik wie Figur 8 (Dubois-Dalq *et al.*, 1976).
Die breiten Räume zwischen den Knospen bieten Raum für die Bindung von Antigenen und Killerzellen. Man erkennt unregelmäßig verstreute Körperchen, die der Größe nach gp120-Molekülen entsprechen könnten.

2.2.2 Die Reifung

Der Ablauf der Reifung eines Virions ist in der Figur 10 dargestellt. Der Mechanismus, durch den die Knospe sich von der Wirtszelle abschnürt, ist noch unbekannt. Sicher ist, daß diese Abschnürung eine völlige physikochemische Umwälzung mit sich bringt. Solange der Innenraum der Knospe mit dem Zytoplasma kommunizierte, herrschte in beiden die gleiche Ionenverteilung und auch das gleiche saure pH. Nach der Abschnürung stellt aber der Innenraum des Virions einen physikochemisch und biochemisch inerten Raum dar, in dem sich kein Stoffwechsel abspielt, keine Energie verfügbar ist, so daß sich sehr bald ein Ionengleichgewicht zwischen dem Virion und dem Außenmedium einstellt. Das pH steigt dabei auf etwa 7,3, und die erste Stufe der Phosphatgruppen der Nukleinsäuren dissoziiert. Es entsteht ein Komplex aus der nunmehr sauren RNA und den basischen Proteinen, ein koazervationsfähiges Gemisch.

Wir haben bereits erwähnt, daß in einer Ruhezelle der Kern sich im Koazervatzustand befindet. Livolant *et al.* (1989) bringen nicht weniger als zwölf verschiedene Literaturbelege dafür, daß die Zellkerne, aber auch die Viruscapside, ein Koazervat darstellen, einen Flüssigkristall, in dem nur wenig Kristallwasser verbleibt. Das ursprünglich stark gequollene Gel schrumpft dabei auf etwa die Hälfte seines Volumens, bildet eine elektronendichte Masse, die nunmehr annähernd elektroneutral ist und sich daher von der Hülle des Virions ablöst und sich im Mittelpunkt des Hohlraums

Figur 10:

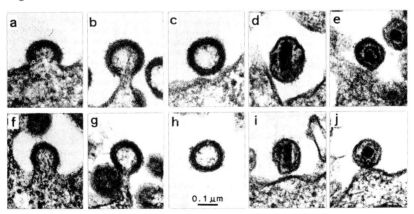

Verschiedene Stadien der Knospung und Reifung eines Virions vom Typ D (Gonda *et al.*, 1985): oben: HIV-1; unten: Visna-Virus

ansammelt. Eine entsprechende Schrumpfung finden wir im elektronen-mikroskopischen Bild wieder. Die Vermessung zahlreicher reifer und unrei-fer Virionen zeigt, daß bei der Reifung der Durchmesser um etwa 10 Pro-zent sinkt, was recht genau einer Verringerung des Nukleoproteinkörpers auf die Hälfte seines Volumens entspricht. Eine ähnliche Schrumpfung des Visna-Virus bei der Reifung vermerken Covard, Harter und Morgan schon 1970.

Mit dem Ausgleich der Ionenkonzentrationen zwischen Virion und Außenmedium verschwindet auch die Polarisation der Hülle. Dies führt aber zu einer starken Verringerung des Dipolmoments des Membran-pene-trierenden Proteins gp41, durch welches das Protein gp120 an der Außenfläche des Virions festgehalten wird. Diese auf Elektronenverschie-bungen beruhende allosterische Umwandlung des Moleküls wurde von Segal (1978) in Details analysiert. Für unser Problem mag es genügen, fest-zustellen, daß hierbei das Dipolmoment des gp41 auf etwa ein Fünftel des ursprünglichen Wertes abfallen muß, so daß das Molekül gp120 nur noch locker festgehalten wird und durch die Thermoagitation leicht losgelöst wer-den kann. Dies erklärt den von Gelderblom et al. festgestellten Verlust der Knobs, der mit der Reife des Virions einsetzt.

Vorschläge, eine therapeutische Wirkung zu erzielen, indem man den selbsttätigen Zusammenbau des Virions oder seine Reifung stört, liegen zur Zeit nicht vor. Theoretisch bestünde die Möglichkeit, das pH der Virus-exprimierenden Zelle durch Antiphlogistika anzuheben und so die Einwan-derung des Genoms in die Knospe zu verhindern, jedoch liegen keinerlei diesbezügliche gezielte experimentelle Befunde vor. Es ist aber durchaus denkbar, daß die von vielen Autoren festgestellte therapeutische Wirkung des Aspirins (James, 1990) teilweise auch auf diesem Effekt beruht.

2.3 Die Infektion

Generell herrscht Einigkeit darüber, daß die T4-Zellen und die Makropha-gen dadurch infiziert werden, daß das Protein gp120 der Virushülle sich an einen Rezeptor CD4 in der Membran der Wirtszelle anlagert und durch ein dadurch induziertes Signal die Zelle zu einer aktiven Reaktion anregt, über die ich in den Abschnitten 2.4 und 2.5 noch genauer berichten werde, wo-durch das Virion oder zumindest das *core* ins Innere der Zelle befördert wird. Diese Behauptung ist experimentell sehr gut fundiert. Die Infektion wird gehemmt, wenn man entweder die CD4-Rezeptoren der Zelle oder die gp120-Marker des Virus durch entsprechende Antikörper blockiert.

Dieser eindeutigen Aussage steht jedoch eine Reihe von Beobachtungen gegenüber, die, wenn sie diese Aussage auch nicht widerlegen, so doch einer Klärung bedürfen.

2.3.1 Die Tumorzellen

Zunächst ist festzustellen, daß die T4-Zellen und die Makrophagen durchaus nicht die einzigen Zelltypen sind, die vom HIV-1 infiziert werden können. Häufig sind die Mitteilungen, daß verschiedene Zellinien, die nicht zu den Lymphozyten gehören, ebenfalls vom HIV infiziert werden können. Dabei darf man nicht vergessen, daß es sich um Zellinien, das heißt um unsterbliche Zellen, somit um onkogen transformierte Zellen handelt, also ebenfalls um Tumorzellen.

Wir müssen bedenken, daß jede Zelle unseres Körpers einen vollständigen Satz Gene trägt für sämtliche Proteine, die irgendwann im Laufe der Entwicklung vom Ei bis zum adulten Organismus von irgendeiner Zelle unseres Körpers exprimiert werden. Die meisten dieser Gene sind reprimiert und exprimieren ihr Protein nicht oder nur unter ganz bestimmten Bedingungen. In der Tumorzelle sind jedoch die Reprimierungsmechanismen zum großen Teil gestört, und die Tumoren exprimieren Proteine, die für die gegebenen Zellfunktionen nicht erforderlich wären. Bekannt ist zum Beispiel, daß viele Tumoren fetales Albumin exprimieren, was auch zu der irrigen Theorie geführt hat, eine Tumorzelle sei das Resultat der Rückkehr einer Zelle zum Embryonalzustand, was keinesfalls dem sonstigen physiologischen Verhalten von Tumorzellen entspricht. Eine Tumorzelle trägt auch, wie jede andere Zelle, ein Gen für das Protein CD4, nur ist dieses Gen in ihr nicht so streng reprimiert, und es kommt zur Expression einiger weniger CD4-Rezeptoren, was für die Infektion mit dem HIV bereits genügt.

Tateno und J. A. Levi (1988) infizierten eine Linie humaner Fibroblasten und eine Linie von Lungenzellen vom Nerz, beides also onkogen transformierte Zellinien. Die Fibroblasten ließen sich von vier verschiedenen HIV-Isolaten infizieren, bei den Nerz-Zellen gelang das in keinem Falle. Das paßt gut zu unserer Vorstellung, wonach alle Humanzellen in ihrem Gen-Vorrat auch ein Gen für das CD4 führen und es bei schweren funktionellen Störungen deprimieren können, während der Nerz, ein mit uns nur sehr weitläufig verwandtes Raubtier, dieses Gen nicht besitzt und es daher auch nicht deprimieren kann.

Tumorzellen sind, physiologisch gesehen, hyperaktive Zellen. Hyperaktiv sind auch die sich in schneller Folge teilenden Zellen des Fötus. So ist es nicht erstaunlich, daß Christofinis *et al.* (1987) adhärierende embryonale Gehirnzellen des Menschen mit HIV infizieren konnten. Adhärierend, das heißt an blanken Glasflächen haftend — das ist ein Funktionsmerkmal von hocherregten Zellen, wie ich es im Abschnitt 4.1.1 am Beispiel der Makrophagen darstellen werde. Daher ist es auch nicht erstaunlich, daß verschiedene andere sich rasch teilende Zellen (primäre Haut-Fibroblasten, knochenbildende Zellen sowie fetale Lungenzellen) produktiv infiziert werden, ganz besonders gut die Lungenzellen, die als fetale Zellen besonders stark proliferieren.

Die Infektion kann in allen diesen Fällen durch monoklonale Antikörper anti-CD4 inhibiert werden, was beweist, daß diese verschiedenen Zellen in stark aktiviertem Zustand tatsächlich CD4-Rezeptoren tragen (Mellart *et al.*, 1989). In einem Entzündungsherd, wie er sich um einen infiltrierten und HIV-infizierten Makrophagen bildet, können also die ihm benachbarten Zellen in einen so hohen Anregungszustand geraten, daß sie auch für eine direkte Infektion durch das HIV empfänglich werden.

2.3.2 Die künstliche Transfektion

Von grundlegender Bedeutung ist die von mehreren Autoren etwa gleichzeitig getroffene Feststellung, daß das HIV sich in verschiedenen Zelltypen nahezu gleich gut vermehrt, wenn das Genom einmal mittels künstlicher Transfektion durch die Zellmembran durchgeschleust worden ist. J. A. Levi *et al.* (1986) verglichen zum Beispiel die Virusproliferation in Lymphozyten und in Fibroblasten, also Zellen eines ganz verschiedenen Typs. Die Proliferation in Fibroblasten erwies sich als nur um ein geringes schwächer als in Lymphozyten. Selbst in den Fibroblasten der mit uns wenig verwandten Maus proliferierte das transfizierte HIV, wenn auch wesentlich schwächer als in humanen Zellen. Jede humane Zelle kann also vom HIV auch ohne Mithilfe des CD4-Rezeptors infiziert werden. Es genügt, daß das Virus auf irgendeine Weise die Membran der Wirtszelle überwindet.

Solche Bedingungen bestehen zum Beispiel in jeder Zellkultur. Dort liegen die Zellen eng nebeneinander, und ein aus einer Zelle herausknospendes Virion hat oft einen direkten Kontakt zur Nachbarzelle, ohne daß dazu die Bindung durch das CD4 notwendig wäre.

In dem Abschnitt 2.6.1 werde ich Belege dafür erbringen, daß das eigentliche Signal, das die Endozytose auslöst, nicht durch den Komplex gp120/CD4 vermittelt wird, sondern daß das starke elektronegative Feld, das das Virion umgibt, die eigentliche Reizwirkung ausübt. Das kann aber auch geschehen, wenn das Virion passiv gegen eine Zellmembran gedrückt wird, ohne an sie durch einen CD4-Rezeptor gebunden zu sein. In Zellkulturen werden wir daher häufiger Bedingungen finden, die denen einer künstlichen Transfektion entsprechen.

So haben Harouse et al. (1988) verschiedene Zelltypen, primäre Astrozyten, primäre Zellen des Plexus chorioideus, Gliom- und Medulloblastom-Zellen mit HIV-1 infizieren können. Um sicher zu sein, daß nicht doch wenige CD4-Rezeptoren bei diesen Zellen vorhanden waren, wurde OKT4A, ein Antikörper gegen das CD4, hinzugefügt, was die Infektion nicht beeinträchtigte.

Die Infektion war »nicht produktiv«, das heißt, daß die Proliferation derart langsam war, daß bei der natürlichen Absterberate der Zellen kein meßbarer Zuwachs an Viren entstand. Brachte man jedoch in die Kultur CD4-tragende Zellen, so entwickelte sich die Virusvermehrung normal. Das heißt, proliferationsfähige Viren wurden auch in den CD4-freien Zellen gebildet, aber die Wahrscheinlichkeit der Infizierung einer frischen Zelle durch einen bloßen Kontakt war sehr viel geringer als die Infizierung über die Bildung des gp120/CD4-Komplexes.

Ähnliches berichten Folks et al. (1988a) über Kulturen von CD4-negativen Promyelozyten, nur daß die Kultur nicht unproduktiv war, sondern nur wesentlich langsamer als im Normalfall proliferierte. Auch hierfür ist eine Kontakttransfektion die wahrscheinliche Erklärung.

Folks (1988) züchtete aus infizierten Promonozyten einen Klon, der im Supernatans eine hohe RT-Aktivität aufwies und auch die normale Dichte von CD4-Rezeptoren. Dem Virus fehlte jedoch völlig das Protein gp160/120 und auch das Transmembranprotein gp41, was durch Western-Blot und durch Antiserenreaktion nachgewiesen wurde. Die Elektronenmikroskopie zeigte Virionen, denen die Knobs fehlten. Dementsprechend wurden normale CD4-positive Zellen von diesem Stamm nicht infiziert. Hier scheint es sich um einen der wenigen experimentell belegten Fälle zu handeln, bei denen es sich um einen alternativen Weg über bisher nicht identifizierte Rezeptoren handeln könnte. Da es sich um Zellkulturen handelt, bei denen infizierte und nicht infizierte Zellen eng nebeneinander liegen, wäre eine Kontakttransfektion eine ausreichende Erklärung. Schließlich muß man aber auch noch mit der Möglichkeit rechnen, daß die Makrophagen als Phagozyten gelegentlich Virionen durch direkte unspezifische Phagozytose aufnehmen und sich dadurch infizieren.

Alle hier diskutierten Möglichkeiten einer Infektion, die nicht über CD4-gp120-Kontakte verliefe, scheinen im klinischen Krankheitsverlauf keine nennenswerte Rolle zu spielen. Bei einer Gelegenheit können sie jedoch an Bedeutung gewinnen. Wenn zwischen gesunden Zellen ein infiltrierter und infizierter Makrophage liegt, so exprimiert er seine Knospen in einen interzellulären Raum von nur 20 nm Breite. Das neue Virion mit einem Durchmesser von etwa 120 nm wird also fest gegen die Nachbarzelle gepreßt. Was im Falle einer Zellkultur-Transfektion ein seltener Zufall war, wird hier zur Regel. Das Virion wird fest gegen die Membran einer CD4-negativen Zelle gepreßt, die elektrische Ladung des Virions (oder auch nur der mechanische Druck) übt einen Reiz aus, der eine Endozytose oder eine Membranfusion auslöst, und die Infektion kann sich vollziehen. Es kann durchaus sein, daß bei den Symptomen des ARC eine derartige Kontakttransfektion eine pathologisch beachtliche Rolle spielt.

In diesem Zusammenhang müssen wir auch die Frage der *dormant copies* behandeln. Zahlreiche CD4-freie Zellen wie Mikroglia, Endothelzellen, myelotische Stammzellen des Knochenmarks, aber auch mutierte T4-Zellen ohne CD4 können durch HIV infiziert werden, jedoch verläuft die Infektion »unproduktiv«. In solchen Kulturen können weder freie Virionen nachgewiesen werden, noch erhebt sich die RT-Aktivität über den normalen Grundpegel hinaus.

Daraus wird vielfach die Schlußfolgerung abgeleitet, das Virus befände sich in einem Zustand des »Dauerschlafs«, ähnlich wie wir ihn bei temperierten Phagen kennen (Zusammenfassung bei Michael G. Koch, 1988). Daraus ließe sich die oft sehr lange Latenz zwischen der Infektion und dem Auftreten der klinischen Symptome erklären.

Diesem Standpunkt kann ich mich nicht anschließen. Die Latenz mag zwar klinisch symptomlos verlaufen, immunologisch und zytologisch lassen sich in ihr jedoch Entwicklungsprozesse verfolgen, die im Gegensatz stehen zu der Theorie des schlafenden Virus. Für entscheidend halte ich den Umstand, daß es genügt, in eine solche unproduktive Kultur normale CD4-positive Zellen einzubringen, damit diese sofort infiziert werden und die Kultur einen produktiven Charakter annimmt. Die Viren müssen also ständig »wach« und infektionsfähig sein.

Einfacher erscheint folgende Deutung: In Abwesenheit von CD4-Rezeptoren ist die Infektionswahrscheinlichkeit so gering, daß die Zahl der neuinfizierten Zellen etwa die Zahl der laufend absterbenden Zellen ausgleicht und daher keine stetig steigende RT-Aktivität zustandekommt. Die Theorie vom schlafenden Virus wird dadurch nicht widerlegt. Sie erscheint jedoch zur Zeit als ungenügend begründet, um die scheinbar symptomlose Latenzzeit zu erklären. Diese Frage wird im Kapitel 5 eingehend diskutiert.

2.4 Die Infektion durch Endozytose

Zur Zeit werden zwei Wege der Infektion durch das HIV in Betracht gezogen: die Endozytose und die Membranfusion. Speziell die Endozytose ist aus zahlreichen elektronenmikroskopischen Untersuchungen in vielen Details sehr gut bekannt.

Hat sich ein Virion an die zukünftige Wirtszelle angelagert, so erleidet der darunterliegende Teil der Membran eine auffällige Veränderung. An die Innenseite der Membran lagert sich eine Schicht von Membran-assoziierten Proteinmolekülen, den sogenannten Clathrinen, an, wodurch die Membran stark verdickt erscheint (Figur 11a). Diese Zone wölbt sich nach innen ein und bildet eine becherförmige Mulde, in deren Mitte das Virion liegt. Man spricht dabei von einem *coated pit* (»beschichtete Grube«, Figur 11b). Die Höhlung vertieft sich weiter, schnürt sich schließlich von der oberflächlichen Membran ab, so daß ein Vesikel entsteht, dessen Wände von der verdickten Membran gebildet werden und das das Virion einschließt. Dieses Gebilde bezeichnet man als ein *coated vesicle* (»beschichtetes Bläschen«, Figur 11c). In der Folge lösen sich sowohl die Vesikelwand als auch die Virushülle auf, danach auch das Capsid, und schließlich liegt der genetische Apparat des Virions frei im Zytoplasma.

Figur 11:

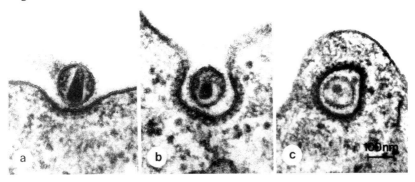

Drei Stadien der Endozytose des HIV-Virions.
a. Das Virion bindet sich mit mehreren dünnen Brücken an die Zellmembran. Als Reaktion erfolgt eine Anlagerung von Clathrin an die Membraninnenseite *(coating)*.
b. Die Membran senkt sich unter dem Virion ein *(coated pit)*.
c. Membran und Zytoplasma schließen sich über dem Virion *(coated vesicle)*.
(Photo Gelderblom, RKI, Berlin)

2.4.1 Der Mechanismus der Endozytose

2.4.1.1 Das Signal

Die ursprüngliche Vorstellung, daß die Bindung des gp120 an den Rezeptor CD4 zugleich ein Signal an die Zelle darstellt, das nunmehr die eigentliche aktive Zellreaktion, die Endozytose, auslöst, ist heute von den meisten Autoren aufgegeben worden, da es verschiedentlich gelungen ist, das Virion an den Rezeptor anzulagern, ohne damit eine Endozytose auszulösen. Besonders aufschlußreich sind die Versuche von Gruters *et al.* (1987). Bekanntlich bauen die gp160-Moleküle ihren Polysaccharidbesatz mit Hilfe der Fermente Glukosidase und Mannosidase auf. Wird die Glukosidase durch Castanospermin oder durch 1-Deoxynojirimycin (dNM) gehemmt, so bilden sich Virionen, die zwar vom CD4 gebunden werden, aber keine Endozytose auslösen und infolgedessen nicht infektionsfähig sind. Der Mannosidase-Hemmer 1-Deoxymannojirimycin (dMM) behindert dagegen nicht die Infektionsfähigkeit des Virus. Das Ganze wird verständlich, wenn wir bedenken, daß die Glukoside Reduktoren sind, das heißt ein Proton abgeben und eine negative Ladung tragen, während die Mannoside nicht reduzieren, also ladungsfrei sind. Die Unterdrückung der Glukoside läßt die negative Globalladung der Hüllproteine verschwinden und damit auch das Signal für die Endozytose; die Unterdrückung der Mannoside ist in dieser Hinsicht wirkungslos.

Dieser Befund ist inzwischen mehrfach bestätigt worden. Auch wurde mehrfach gezeigt, daß molekulares gp120 sich an CD4 bindet und in der Zelle eine Reihe biochemischer Aktivitäten auslöst: unter anderem steigt der Kalziumspiegel und die Mobilität der Zelle, was für eine erhöhte Erregung spricht. Bei T4-Zellen steigt auch die Interleukin-2-Expression (zum Beispiel Kornfeld *et al.,* 1988). Ein deglukosyliertes gp120 bindet sich dagegen ebenso gut wie das natürliche an das CD4, hat aber keinerlei Signalwirkung (Gluckmann *et al.,* 1989). Wir dürfen daraus schließen, daß die Bindung an die Wirtszelle über den Proteinanteil eines gp120-Moleküls und den CD4-Rezeptor der Wirtszelle zustandekommt, daß die biochemische Aktivierung der Wirtszelle (zu der auch die Endozytose-Reaktion gehört) durch das sehr starke elektronegative Feld bewirkt wird, das aus den vielen glukosylierten gp120-Molekülen in der Virushülle resultiert. Dazu ist noch zu bedenken, daß ja ein elektronegatives Feld ganz allgemein einen starken Reizfaktor darstellt.

Diese Vorstellung wird auch durch elektronenmikroskopische Befunde bestätigt. Gelegentlich findet man ein *coated pit,* dem ein Virion genau gegenüber liegt, aber doch in einem so großen Abstand von der Membran, daß eine Anheftung nicht erfolgt. Auch ohne direkten Kontakt zur Membran ist das elektronegative Feld sichtlich stark genug, um eine Reaktion der Membran zu induzieren (Figur 12, Seite 66/67). Vielfach wird dabei ein *coated pit* gebildet, das kleiner als das induzierende Virion ist (Figur 12c).

Noch überzeugender ist folgender Befund. Betrachtet man die Umgebung einer sich bildenden Knospe, so findet man in einer geringen Entfernung von ihr, aber bereits außerhalb des Knospenbereichs, ein Zone der Membran, die in gleicher Weise verändert ist wie die Membran im *coated pit*. Auch um die Knospe breitet sich ein elektronegatives Feld aus, das auf die umliegende Membran eine Reizwirkung ausüben muß. Interessant ist hierbei, daß diese Zone gegenüber der eigentlichen Knospe in vielen Fällen asymmetrisch angeordnet ist. Nun haben wir im Abschnitt 2.1.2 bereits dargestellt, daß das Molekül gp120 ein transversales Dipolmoment aufweist, und da diese Moleküle auf der Oberfläche der Knospe dicht nebeneinander angeordnet sind, müssen ihre Dipolfelder sich gegenseitig beeinflussen, so daß alle Moleküle transversal gesehen gleichsinnig ausgerichtet werden. Dem sphärischen negativen elektrostatischen Feld der Knospe überlagert sich daher ein gerichtetes Dipolfeld, das das negative Feld in einer Richtung verstärkt und in der anderen abschwächt, wodurch die genannte Asymmetrie zustandekommt (Figur 13, Seite 68/69).

Es erscheint möglich, das negative elektrische Feld des Virions, das die Endozytose auslöst, dadurch zu schwächen, daß man den wesentlichen Träger der negativen Ladung, die Glycanmoleküle, daran hindert, sich an das gp120-Molekül anzulagern. Das kann durch geeignete Fermente, zum Beispiel durch das Castanospermin, bewirkt werden. Batraoui *et al.* (1990) stellen fest, daß die Glycane beseitigt werden können, ohne daß die hohe Bindungsenergie des gp120 an das CD4 herabgesetzt wird, während die Infektiosität verlorengeht. Die Bindung des Virions an die Wirtszelle einerseits und das die Endozytose auslösende Signal andererseits sind also an zwei verschiedene morphologische Strukturen gebunden. Eine klinische Erprobung des Castanospermins erscheint daher durchaus sinnvoll.

2.4.1.2 *Coated pit* und *coated vesicle*

Über die mechanische Arbeit beim Befördern des Virions ins Zellinnere sind wir durch Untersuchungen über die Pinozytose, von der die Endozytose doch nur einen Spezialfall darstellt, informiert. Die Anlagerung von Clathrin an einen gereizten Membranbereich stellt eine Allgemeinerscheinung dar. Den genauen Mechanismus kennen wir allerdings noch nicht.

Figur 12:

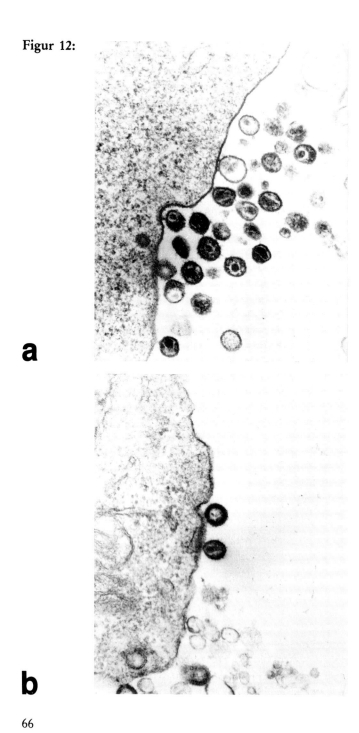

a

b

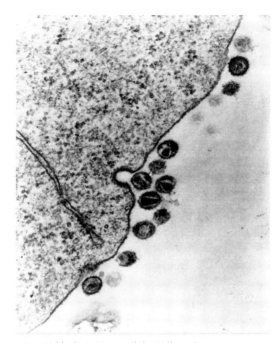

c

Wirkung des negativen Felds des Virions auf die Zellmembran.
a. Normales *coated pit*. Die Bindung des Virions an die Membran ist erkennbar.
b. Zwei Virionen haben sich nebeneinander an die Membran gebunden. Die Überlagerung ihrer Felder ist so stark, daß auch zwischen ihnen ohne Kontakt mit dem Virion das *coating* ausgelöst wird.
c. Eine enge Massierung von Virionen erzeugt ein so starkes negatives Feld, daß auch ohne Kontakt zum Virion ein *coated pit* gebildet wird. Es ist deutlich kleiner als das Virion und kann daher nur durch einen Fernreiz entstanden sein.
(Photo Gelderblom, RKI, Berlin)

Aus dieser Zone wachsen Mikrofilamente heraus. Dazu schließen sich die im Zytoplasma normalerweise monodispers als G-Aktin *(globular actin)* vorliegenden Aktinmoleküle zu Molekülketten, zum F-Aktin *(fibrous actin)* zusammen. Das freie Ende des Mikrofilamentes verankert sich an einem Bestandteil des Zytoskeletts, wonach sich das Mikrofilament spiralisiert und sich dadurch auf etwa ein Drittel der ursprünglichen Länge verkürzt. Darin besteht die eigentliche mechanische Arbeitsleistung bei der Endozytose. Die hierfür benötigte Energie wird durch die Hydrolyse von ATP bereitgestellt.

Alle Aktin-Filamente haben eine ausgeprägte ATPase-Aktivität. Wie alle ATPasen sind auch sie nur in saurem Milieu aktiv, aber eine infizierte Zelle ist ja stark erregt, und das pH des Zytoplasmas muß niedrig sein (vergleiche

Figur 13:

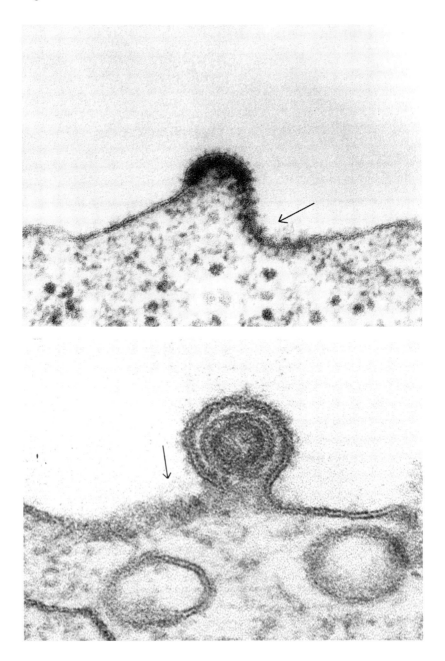

Asymmetrische Desorganisation der Membran (Pfeil). In den Figuren b und c ist die Schichtung der Proteine an der Innenseite der Virushülle zu erkennen.
(Photo Gelderblom, RKI, Berlin)

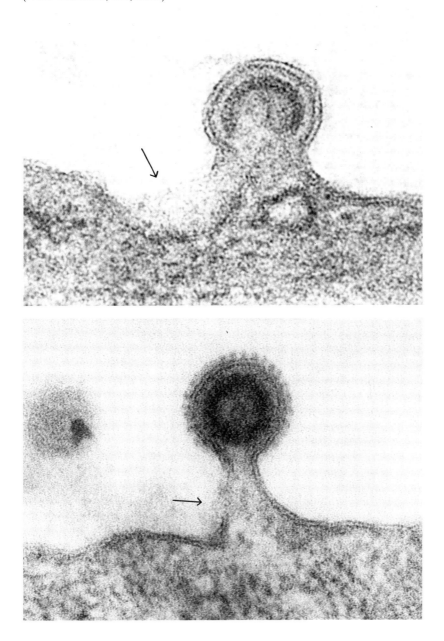

Absatz 3.1). Daher spiralisieren sich die Mikrofilamente, und dadurch wird das *coated pit* ins Zellinnere hineingezogen, wobei es sich von der Membran ablöst (zusammenfassend bei Segal, 1978).

Die hierfür erforderliche ATP-Hydrolyse erfolgt nur bei saurem pH, das heißt in erregten Zellen. Durch erregungshemmende Anästhetika läßt sich eine Mitose »einschläfern«. Es erscheint daher nicht ausgeschlossen, durch erregungshemmende und dabei relativ gut verträgliche Zytostatika die Virenproliferation zu hemmen. Hierüber liegen bisher weder Laboratoriumsversuche noch klinische Beobachtungen vor.

Es ist bekannt, daß das HIV, genauso wie viele andere tierische Viren, in die Wirtszelle nur eindringt, wenn diese sich in einem Entzündungs- oder Anregungszustand befindet. In der Ruhezelle ist das pH des Zytoplasmas annähernd neutral, und da die ATPase-Aktivität der Mikrofilamente sich nur in saurem Milieu manifestiert, kann bei Ruhezellen die Endozytose der an der Membran haftenden Virionen nicht erfolgen.

Harakeh, Jarivalla und Pauling (1990) teilen mit, daß HIV-Kulturen von infizierten T-Lymphozyten ihre RT-Aktivität zu 99 Prozent verlieren, wenn der Kultur nicht toxische Konzentrationen von Natriumascorbat hinzugefügt werden. Dies beruht nicht auf einer Schädigung des Virus, denn zellfreie Virussuspensionen behalten selbst nach längerer Aufbewahrung im Ascorbat bei 37°C ihre volle Infektiosität. Dagegen ist die entzündungs- und erregungshemmende Wirkung des Ascorbats wohl bekannt. Es ist anzunehmen, daß es das pH des Zytoplasmas anhebt und so die Spiralisierung der Mikrofilamente und somit die Endozytose unterbindet.

Seitens der praktischen Ärzte erhielt ich mehrfach Mitteilungen über die günstige Wirkung von Antiphlogistika, bis hin zum vulgären Aspirin, auf HIV-Patienten. Auch hier dürfte die entzündungshemmende Wirkung der Medikamente die Endozytose inhibieren (Näheres im Abschnitt 9.2.2).

Allerdings gibt es hierfür auch eine andere Erklärung. Im Abschnitt 4.4.1 wird gezeigt, daß der CD4-Rezeptor von T-Zellen bei ihrer Anregung eine allosterische Umwandlung erleidet, was erst die Voraussetzung für die Bindung des gp120 an das CD4 schafft. Eine Hemmung dieser allosterischen Transformation durch das Ascorbat und andere Antiphlogistika könnte die Hemmung der HIV-Proliferation ebenso gut erklären wie eine Hemmung der ATPase-Aktivität der Mikrofilamente.

Im Prinzip ist es durchaus möglich, die Spiralisierung der Aktinfäden und damit das Eintreten des Virions ins Zellinnere auf chemischem Wege zu verhindern. Ein solcher Wirkstoff ist das Colchicin, von dem bekannt ist, daß es ausschließlich die Kontraktion von Aktinfilamenten hemmt. Auch seine bekannte antirheumatische Wirkung beruht auf einer Lähmung der Killer-zellen durch Blockierung der Mikrofilamente. Nun berichten aber Read, Lyons und Zabriskie (1989), daß sie mit Colchicin die Infektion von Zellen durch HIV völlig unterbinden konnten.

Es ist bekannt, daß das Colchicin sich irreversibel an Aktin-Moleküle heftet. Dem entspricht der Befund dieser Autoren, daß nach einem gründlichen Auswaschen der Zellen die hemmende Wirkung noch über 17 Tage nachweisbar ist, das heißt erst dann verschwindet, wenn durch das normale *turnover* neue Aktin-Moleküle bereitgestellt werden. Dies alles bestätigt die hier dargestellte Vorstellung von der Rolle der Aktin-Spiralisierung in der Endozytose.

2.4.1.3 Das *uncoating*

An Nahrungsvacuolen bei Infusiorien und Amöben wurde seit langem festgestellt, daß ihr Inhalt schon nach kurzer Zeit stark sauer reagiert. Die Erklärung verdanken wir Slayman und Gredmann (1975), die nachwiesen, daß die Wasserstoff-Ionen, die ständig beim Energiestoffwechsel anfallen, aktiv durch die Zellmembran hinausbefördert werden. Die dafür verantwortlichen »Protonenpumpen« sind in allen Abschnitten einer Zellmembran vorhanden, also auch in dem Abschnitt, der bei der Endozytose das Vesikel bildet.

Die in den sehr engen Raum des Vesikels ausgestoßenen H^+-Ionen konzentrieren sich darin, wodurch das pH absinken muß. Dieses saure Medium denaturiert die Proteine, sowohl die der Vesikelwand als auch die der Hülle des Virions. Nunmehr werden die ebenfalls in saurem Milieu aktiven Cathepsine des Zytoplasmas, die wahrscheinlich durch die Lysosomen herangetragen werden, aktiv und zerstören zunächst das Vesikel, sodann die Virushülle und schließlich das Capsid, wodurch das Genom freigesetzt wird. Nicht geklärt ist, ob dabei auch die RNA-gebundenen Proteine p15 und p17 zerstört werden. Dies ist anzunehmen, weil sie sonst die nunmehr folgende reverse Transkription behindern würden.

Ich kann mich daher nicht der Meinung von Mitsuya und Broder (1987) anschließen, die behaupten, der Mechanismus der Endozytose und der Mechanismus des *uncoating* seien völlig unbekannt. Wir wissen immerhin so viel von ihnen, daß wir Überlegungen anstellen können, wie weit es möglich ist, an dieser Stelle den Zyklus der Virusvermehrung zu stören und dadurch therapeutische Effekte zu erzielen.

Das *uncoating* gilt zu Unrecht als eine Funktion, die spezifisch für die Endozytose von Viren wäre. Darauf gründet sich die Hoffnung, gegen diese

Viren-spezifische Funktion auch einen spezifischen Wirkstoff zu finden, der die normalen Zellfunktionen nicht stören würde. Diese Hoffnung vermag ich nicht zu teilen, denn nach all unserem Wissen über das *uncoating* beruht es auf einer biologischen Grundfunktion, die allen lebenden Zellen eigen ist, nämlich auf der aktiven Ausscheidung von Wasserstoff-Ionen. Jede künstliche Herabsetzung dieser Funktion müßte schwere physiologische Auswirkungen nach sich ziehen. Eine ausschließlich antivirale Wirkung wäre bei der Hemmung des *uncoating* kaum zu erreichen.

2.5 Die Infektion durch Membranfusion

Neben der Endozytose wird von vielen Autoren auch eine direkte Verschmelzung zwischen der Zellmembran und der Virushülle als Infektionsweg für möglich erachtet. Dabei würde das *core* direkt ins Zytoplasma entleert. Die Belege für diesen Infektionsmechanismus erscheinen jedoch bisher als wenig ausreichend.

Ribas *et al.* (1988) können keine Endozytosen beobachten, dagegen eine Zellfusion in Form einer *»focal disruption of the host cell membrane«*. Da mir keine elektronenmikroskopischen Aufnahmen vorliegen, kann ich nicht entscheiden, ob es sich um eine *»focal disruption«* oder um eine *»focal invagination«* handelt. Interessant ist aber, daß die Autoren vermerken, daß bei 4°C nur eine Bindung des Virions ohne Eintritt in die Wirtszelle erfolgt, während nach Erwärmung auf 32° dies sichtlich der Fall ist, denn 5 Prozent des radioaktiven Markers (C^{14}-Phosphatidylcholin) findet sich dann im Zytoplasma wieder. Nun ist aber die Hemmung einer mechanischen Arbeitsleistung der Zelle durch Abkühlung wohl bekannt; besonders genau wurde sie von Inoué (1964) für den Fall der Mitose beschrieben. Bei niedrigen Temperaturen lösen sich Aktinfäden auf, und die Mitosespindel verliert ihre Doppellichtbrechung. Bei Temperaturerhöhung baut sich die Spindel spontan wieder auf, und die Mitose nimmt ihren Fortgang. Bei Ribas handelt es sich also sichtlich um einen Prozeß, an dem Aktinfilamente beteiligt sind, was bei der Endozytose, nicht aber bei der Membranfusion der Fall ist.

Grewe *et al.* (1990) teilen mit, daß sie bei der Infektion neben typischen Endozytosestrukturen auch Membranfusionen beobachten können; sie erfolgen innerhalb von einer bis drei Minuten nach Zusatz der Viren zur Zellkultur, wären also eine rein physikalische Erscheinung (Figur 14).

Es wäre denkbar, daß die Membranfusion so rasch abläuft, daß sie von den meisten Autoren nicht erfaßt wurde. Die zwei von Grewe *et al.* ver-

Figur 14:

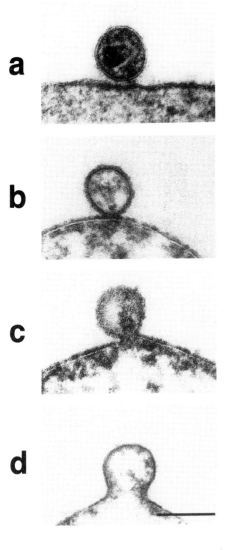

Infektion einer Zelle durch Membranfusion (Grewe *et al.,* 1990).

a. Bei 4°C bindet sich das Virion an die Membran, eine Fusion erfolgt jedoch nicht.

b. und c. Bei 37°C erfolgt innerhalb von 1 bis 3 Minuten die Fusion; das *core* nähert sich dem Fusionsbereich.

d. Nach beendeter Fusion verbleibt auf der Zellmembran die leere Virushülle.

öffentlichen Bilder lassen durchaus auf eine echte Fusion der Membranen ohne Ausbildung eines *coated pit* schließen. Leider ist aus dem Text nicht zu entnehmen, ob die Fusion in diesem Versuch gegenüber der Endozytose zahlenmäßig dominierte, oder ob es sich nur um seltene Einzelfälle handelte. Die von Grewe *et al.* veröffentlichten Bilder zeigen die Inkorporierung von Virionen, die ihre Knobs bereits verloren haben, was nicht den Bedingungen einer normalen Infektion entspricht.

Zugunsten der Membranfusion werden auch indirekte Argumente angeführt. Madden et al. (1988) stellen fest, daß im Normalfall markiertes CD4 aus der äußeren Zellmembran bei der Endozytose ins Zellinnere eingeführt, internalisiert wird. In diesem Falle fände wohl eine echte Endozytose statt. Nun stellen die Autoren aber zwei durch Mutationen veränderte CD4 her, in denen der zytoplasmatische Anteil des Moleküls reduziert ist. Sie werden nicht internalisiert, während die Infektion dennoch stattfindet. Hier würde also eine Membranfusion erfolgen.

Ich habe soeben gezeigt, daß eine Infektion auch ohne Mitwirkung von CD4-Rezeptoren über Kontakttransfektion erfolgen kann. Das dürfte hier der Fall sein. Auf jeden Fall kann man aus dieser Arbeit nur den Schluß ziehen, daß unter extremen künstlichen Bedingungen, bei schwerer mutativer Amputation eines Teils des CD4-Moleküls, der normale Ablauf der Endozytose gestört ist. Demnach wäre unter physiologischen Bedingungen die Endozytose der wichtigere Infektionsweg.

Spruce et al. (1989) arbeiten mit »Ghosts«, Erythrozyten, aus denen das Hämoglobin durch Harnstoff ohne Verletzung der Zellmembran ausgewaschen wurde. Werden sie mit Hilfe von Hämagglutininen vom Influenza-Virus an Fibroblasten gebunden, wird eine Membranverschmelzung beobachtet. Es wird behauptet, daß bei der HIV-Infektion ein ähnlicher Mechanismus wirksam sei. Nun ist es zwar nicht erstaunlich, daß Hämagglutinine sich an die Membranen von Erythrozyten binden, aber das HIV hat nichts von der Membranstruktur eines Erythrozyten, trägt auch keine Rezeptoren, an die sich das Influenza-Hämagglutinin binden könnte, und Agglutinine sind in diesem Zusammenhang auch niemals nachgewiesen worden. Die Analogie, auf der Spruce et al. ihre Argumentation aufbauen, ist doch wohl etwas weit hergeholt.

Bosch et al. (1989) untersuchen das Protein gp32 in SIV_{MAC}, also das Transmembranprotein, das die gleiche Funktion wie das gp41 beim HIV ausübt. Verschiedene Mutationen werden realisiert, und wenn dabei das NH_3-Ende der Peptidkette hydrophob gemacht wird, verstärkt sich die Tendenz zur Synzytien-Bildung und umgekehrt. In der Überschrift behaupten die Autoren, das Fusionspeptid der Immunodefizienz-Viren von Primaten identifiziert zu haben. Nun ist es nicht weiter erstaunlich, wenn ein Virion, aus dessen Oberfläche hydrophobe Fäden herausragen, sich leicht an die Phospholipidmembran einer Zelle anheftet, aber das beweist keinesfalls, daß es sich hier um die Einleitung einer echten Fusion der Membranen handelt.

Und außerdem wird dieser Zustand durch künstliche Mutationen herbeigeführt, dürfte also bei der normal ablaufenden Infektion keine Rolle spielen.

Die Realität der Endozytose wird dagegen durch zahlreiche Untersuchungen belegt. Bauer und Barth (1988) stellen auf Grund zahlreicher elektronenmikroskopischer Bilder fest, daß das HIV-1 in folgenden Zuständen anzutreffen ist:

1. als freies Virion;
2. an Zelloberflächen adsorbiert;
3. in *coated pits;*
4. in *coated vesicles;*
5. in Vacuolen und in multivesikulären Körpern, was einer Wechselwirkung mit Lysosomen entspricht und dem Stadium des *uncoating* entspräche.

Es wird ausdrücklich betont, daß weder die Fusion der Virusmembran mit der Vesikelmembran noch mit der Zellmembran jemals beobachtet wurde.

Noch überzeugender ist eine Arbeit von Panza, Gallindo und Price (1988). Sie markieren das HIV mit Phosphor 32. Bei der Infektion wird die Marke zuerst Trypsin-resistent, was den Eintritt in die Zelle andeutet, in deren saurem Zytoplasma das Trypsin nicht aktiv ist, und wird dann RNase-empfindlich, was dem *uncoating* entspricht. Mehr als 5 000 elektronenmikroskopisch erfaßte Virionen befanden sich in einer der bekannten Phasen der Endozytose, wobei das *uncoating* stets tief im Zytoplasma stattfand. In keinem Falle wurden Hinweise auf eine direkte Fusion der Virushülle mit der Plasmamembran der Wirtszelle gefunden.

Das zur Zeit vorliegende Material gestattet es nicht, eindeutig auf die Existenz oder die Nichtexistenz einer Plasmafusion bei der HIV-Infektion zu schließen. Offensichtlich ist jedoch, daß es sich hierbei um eine relativ seltene Erscheinung handeln müßte und daß der bei weitem häufigste Infektionsweg über die Endozytose geht. Versuche, die Proliferation des Virus durch Eingriffe in die Endozytose herabzusetzen, erscheinen daher vollends berechtigt.

2.6 Die genetische Integration des HIV-Genoms

Über diesen wichtigen Abschnitt im Generationszyklus des HIV geht unsere Fachliteratur zumeist hinweg. Ich will versuchen, hier einige Informationslücken zu schließen.

2.6.1 Die reverse Transkription

Wenn die Hülle des *core* durch die proteolytischen Fermente der Lysosome abgebaut wird, werden wahrscheinlich auch die am Genom haftenden Proteine gp15 und gp17 zerstört. Es ist anzunehmen, daß das Genom als RNA-Strang frei im Zytoplasma liegt und nunmehr mit den Molekülen der reversen Transkriptase in Wechselwirkung treten kann. Von diesem Ferment wird eine geringe Zahl von Molekülen, wahrscheinlich etwa 20, im *core* mitgebracht. Sie stehen also sofort nach dem *uncoating* zur Verfügung. Warum diese Eiweiß-Moleküle durch die Proteasen der Lysosome nicht zerstört werden, wurde bisher noch nicht untersucht.

Eine reverse Transkription des RNA-Strangs würde zu einer Doppelspirale von nahezu 1 000 Windungen führen, die aus topologischen Gründen nicht von der Matrize getrennt werden könnte. In der Tat wird der DNA-Strang bei der reversen Transkription in Form von kurzen Abschnitten mit einem Sedimentationskoeffizienten $S_{20} = 5$ angelegt. Nach Berechnungen von Segal und Kalaidjiew (1977) entspricht das 20 bis 30 Nukleotiden, also etwa zwei bis drei Spiralwindungen, die sich leicht von der RNA-Matrize ablösen können. Auch die darauf folgende DNA-DNA-Replikation erfolgt in Form eines kurzen Stranges, und erst dann wird durch die Wirkung einer Ligase aus diesen Bruchstücken ein zusammenhängender DNA-Doppelstrang gebildet. In der Zwischenzeit unterliegt dieses System der Thermoagitation, und es besteht eine gewisse Wahrscheinlichkeit, daß die Bruchstücke ihre Lage zueinander ändern, bevor die Ligase sie immobilisiert. Es ist daher nicht erstaunlich, daß sich zu den auch bei anderen Viren üblichen Punktmutationen in überwiegender Zahl Deletionen, Inversionen und Insertionen hinzugesellen, was für die Mutationen der Retroviren charakteristisch ist.

Roberts, Babeneck und Kunkel (1988) fanden in der Tat bei Sequenzanalysen des HIV-1-Genoms unter 40 willkürlich erfaßten Mutationen 16 Substitutionen, 21 Deletionen und 3 Additionen. Die durchschnittliche Fehlerrate betrug 1 : 1 700, bei manchen Loci jedoch bis zu 1 : 70.

Novak (1990) findet bei der reversen Transkription des HIV-1 eine Fehlerhäufigkeit von 10^{-4} bis 10^{-3}, was etwa den obigen Werten entspricht. Bei der direkten Transkription der DNA liegt die Fehlerhäufigkeit zwischen 10^{-10} und 10^{-9}, ist also um etwa eine Million mal seltener. Jedoch gelten diese Zahlen nur für die reverse Transkription beim HIV-1 (und wahrscheinlich auch beim HIV-2). Die verschiedenen Viren der Subfamilie SIV *(simian immunodeficiency virus)* sind genetisch relativ stabil.

Preston, Poiesz und Loeb (1988) weisen ferner darauf hin, daß die reverse Transkriptase — zumindest beim HIV-1 — keine assoziierte 3'.5'-Exonuklease besitzt. Bei der direkten Transkription erkennt diese Exonuklease die Fehlpaarungen, schneidet sie heraus und erlaubt so die Korrektion einer Mehrzahl der Mutationen. Die Fehlordnungen der Teilstücke, die sich bei der reversen Transkription durch die Thermoagitation ergeben, werden dagegen unkorrigiert ins Genom der Wirtszelle integriert.

Die reverse Transkriptase wurde mehrfach als ein »schlampiges Ferment« bezeichnet. Es ist um so weniger »schlampig«, je schneller es die ganze Reaktionskette vollzieht, also je kürzer die Zeit ist, während derer die DNA-Bruchstücke der Thermoagitation ausgesetzt sind.

Offensichtlich sind diese optimalen Bedingungen beim HIV-1 ernsthaft gestört. Im Gegensatz zu anderen Retroviren besitzt das HIV-1 zwei reverse Transkriptasen vom Molekulargewicht 53 000 und 66 000, und Chandra, Chandra und Demirhan (1987) konnten zeigen, daß bei der isoelektrischen Focussierung die beiden Substanzen sich bei pH 5,8 bzw. bei pH 6,3 konzentrieren, das heißt, daß sie verschieden starke elektrische Ladungen tragen (Figur 15). Bei einem gegebenen pH können sie also nicht beide gleich

Figur 15:

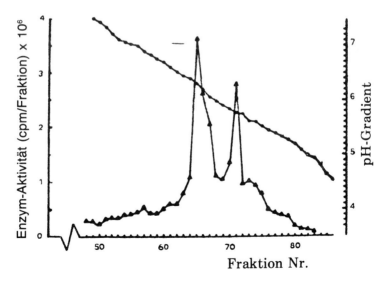

Aktivität der reversen Transkriptase des HIV-1 nach Elution im pH-Gradienten (Chandra *et al.*, 1987)

aktiv sein, und wenn ein Genom das Unglück hatte, zuerst mit dem weniger aktiven Molekültyp zusammenzutreffen, dann vollzog sich die reverse Transkription entsprechend langsamer, und die Mutationen häuften sich. Auf das Vorhandensein dieser zwei ungleichen reversen Transkriptasen führen Chandra *et al.* die hohe Mutationsrate des HIV zurück.

Über die Auswirkungen der hohen Mutationsrate des HIV haben wir bereits kurz gesprochen. Die daraus resultierende Verschiedenheit der Isolate erschwert die Entwicklung eines allgemein wirksamen Impfstoffes; mehrere Mitteilungen liegen darüber vor, daß bei langzeitiger Anwendung des AZT sich etwa nach sechs Monaten resistente Virusstämme auszubilden beginnen. Die nach einiger Krankheitsdauer aus dem ZNS isolierten Viren sind vielfach nicht mehr in der Lage, Lymphozyten zu infizieren, sie haben sich also besser an die Bedingungen im ZNS adaptiert und sind für dieses virulenter geworden. Eine ähnliche Anpassung scheint aber auch in den Viren des zirkulierenden Blutes stattzufinden. Cheng-Mayer *et al.* (1988) verfolgten bei vier Patienten über mehrere Jahre hinweg die Entwicklung des HIV. Je mehr klinisch schwere Symptome auftraten, um so mehr entwickelten sich die Viren in Richtung auf eine steigende Virulenz, sie vermehrten sich stärker als ursprünglich, waren stärker zytopathisch *in vitro* und befielen verschiedene Zelltypen, die vorher gegen sie sicher waren.

Diese Nachricht, die immerhin aus dem renommierten Laboratorium von Jay A. Levy kommt, muß ernstgenommen werden. Wir kennen das HIV erst seit acht Jahren, und wenn die durchschnittliche Latenzzeit mit etwa zehn Jahren angesetzt wird, so sind wir noch vorwiegend in der ersten Generation. Eine von Generation zu Generation der Patienten ständig steigende Virulenz des Virus würde sich erst in Jahrzehnten klinisch auswirken, aber schon heute können wir Maßnahmen dagegen ergreifen. Die neuen Formen scheinen nur aufzutreten, wenn am Ende der symptomlosen Phase die Proliferation der Viren rasch ansteigt und zu klinischen Symptomen führt. Therapeutische Maßnahmen noch während der symptomlosen Phase wären geeignet, eine derart gefährliche Entwicklung einzudämmen.

Die höhere Adaptionsfähigkeit des HIV-1 in fortgeschrittenen Stadien der Krankheit belegt die Figur 16 (Richman *et al.*, 1990). Bei Patienten mit hoher Zahl von $CD4^+$-Zellen, also in relativ frühen Stadien, entwickelt sich die Resistenz gegen das AZT wesentlich später und schwächer als bei Patienten mit niedriger Zahl von $CD4^+$, also im Spätstadium der Krankheit.

Figur 16:

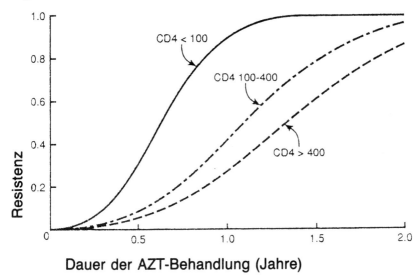

Dauer der AZT-Behandlung (Jahre)

Entwicklung einer AZT-Resistenz von HIV-1 in verschiedenen Stadien der Krankheit (Richman *et al.*, 1990).
Im Spätstadium, bei CD4 < 100, steigt die Resistenz innerhalb eines Jahres der AZT-Behandlung auf zirka 99 Prozent. Der Anstieg ist langsamer bei CD4 = 100—400 und CD4 > 400. Werte vom eigentlichen Frühstadium der Krankheit liegen nicht vor.

2.6.2 Integrierte und nicht-integrierte DNA

Die Inkorporierung des Retrovirus-Genoms ins Genom der Wirtszelle erfolgt vermittels des Ferments Integrase, das zu den festen Bestandteilen aller Eukaryontenzellen zu gehören scheint. Strukturprobleme scheinen sich hierbei nicht zu stellen, denn Fernet und Hasseltine (1990) stellten fest, daß HIV-DNA-Genome, die in Zellextrakte mit heterologer DNA eingebracht werden, sich mit der Zeit spontan in diese einbauen.

Soweit wir informiert sind, wird das Genom des HIV nach der reversen Transkription in ein beliebiges Chromosom der Wirtszelle integriert. Dieses Genom hat eine Länge von nahezu 10 000 Nukleotidpaaren. Da die Integration nur durch Austausch mit einer entsprechenden Menge der DNA aus dem Chromosom stattfinden kann, bestünde die Gefahr, daß dabei biologisch entscheidend wichtige Abschnitte des Genoms der Wirtszelle zerstört würden. Daß dies nicht der Fall ist, liegt wahrscheinlich daran, daß im Chromosom einer eukaryonten Zelle neben der genetisch relevanten DNA (Euchromatin) eine viel größere Menge informationsloser DNA vorliegt, die aus kurzen, sich ständig wiederholenden Sequenzen aufgebaut ist (Heterochromatin). Deren Funktion ist bisher nicht einwandfrei definiert worden. Seitdem wir aber durch Temin wissen, daß neue genetische Informationen in die Chromosomen nicht nur bei einer Infektion durch Retroviren, sondern auch bei der viel häufigeren Genmultiplikation erfolgen, dürfen wir vermuten, daß hierbei der Austausch der neuen Gene gegen informationslose DNA erfolgt. Da der weitaus überwiegende Teil der chromosomalen DNA aus derartigen informationslosen Sequenzen besteht, wäre der Einbau einer großen Zahl von HIV-Genomen möglich, ohne die genetische Grundausstattung der Zelle zu beeinträchtigen. In der Tat liegen zuverlässige Angaben darüber vor, daß *in vitro* eine Superinfektion die Regel darstellt und daß bis zu 100 Genome des HIV in den Chromosomensatz einer Wirtszelle eingebaut sein können.

Aber auch das hat seine Grenzen. Bei noch stärkerer Superinfektion kann ein Teil der in die Zelle eingeschleusten Genome mangels freien Heterochromatins nicht mehr in ein Chromosom integriert werden; sie verbleiben im Zytoplasma, wo sie häufig eine zyklische Struktur bilden.

Bestätigt wird diese Vorstellung durch die Beobachtung von Dickover *et al.* (1990), daß bei Patienten unter AZT-Therapie die nicht-integrierte DNA stark reduziert ist oder völlig verschwindet. Patienten im gleichen Krankheitsstadium aber ohne antivirale Therapie weisen sie dagegen in großen Mengen auf. Sichtlich werden bei mäßiger Virämie sämtliche Genome in die Chromosomen integriert; bei starker Virämie und hoher Superinfektion werden alle Aufnahmeloci für das Virusgenom ausgefüllt, und die überschüssigen Virusgenome verbleiben im Zytoplasma.

Panza (1989) konnte zeigen, daß diese zyklischen Gruppen sich ähnlich wie das chromosomale DNA replizieren und vermehren können. Es ist aber nicht belegt, daß diese DNA auch eine Proteosynthese steuern kann. Dies erscheint auch äußerst unwahrscheinlich, da ja die Gene des HIV, genauso wie die Gene eukaryonter Zellen, aus Exonen und Intronen[1] bestehen, die im Normalfalle beide als RNA transkribiert werden, wonach die Introne im Nucleolus herausgeschnitten werden und die verbleibenden Exone sich zu mRNA zusammenschließen. Im Nucleolus werden an die mRNA

---

[1] Abschnitte eines Gens. Exone bestehen wahrscheinlich aus informationshaltigem Euchromatin, die Introne aus informationslosem Heterochromatin. Die Exone verlassen die Zelle als mRNA und steuern die Proteosynthese; die Introne werden im Nucleolus der Zelle zurückgehalten.

auch die Sequenzen angelagert, die zur Einleitung der Translation am Ribosom erforderlich sind. All dies ist bei den zytoplasmatischen, ringförmigen Genomen nicht möglich, und daher ist es auch nicht anzunehmen, daß sie an der Synthese von Virusproteinen beteiligt sind.

So besteht nach Arya *et al.* (1985) schon das kleine *tat*-Gen aus drei Exonen und zwei Intronen. Allein hierfür wäre ein viermaliges Zerschneiden und ein zweimaliges Zusammenkleben erforderlich, wofür im Zytoplasma nicht der geeignete Apparat vorliegt.

Schwerer zu beantworten ist die Frage, ob ein integriertes Genom, das sich ja auch als Ganzes zum RNA-Einzelstrang transkribieren muß, um ein neues Genom für die sich bildenden Viren bereitzustellen, nicht seinerseits unter den Einfluß der reversen Transkriptase gerät, neu in DNA transkribiert und wieder in ein Chromosom integriert wird, wodurch sich der Grad der Superinfektion steigern könnte.

Bei einer Viren-exprimierenden Zelle wäre dieses höchst unwahrscheinlich, denn dort werden ja auch die RNA-bindenden Proteine p15 und p17 synthetisiert; diese würden sich an den RNA-Strang anlagern und so eine reverse Transkription verhindern. Anders stünde es jedoch in der Anfangsphase der Infektion. Hewlett *et al.* (1989) stellen fest, daß die Inkorporierung des Virusgenoms in ein Chromosom etwa drei Stunden nach der Infektion nachweisbar wird. Virusspezifische mRNA wurde von der sechsten Stunde ab nachgewiesen. Also konnten p15 und p17 erst nach mehr als sechs Stunden im Zytoplasma vorliegen, und es kann nicht ausgeschlossen werden, daß in dem so verbleibenden Intervall von drei Stunden das Virusgenom sich tatsächlich über RNA-Transkription und reverse Transkription multipliziert. In der Tat vermerken Hewlett *et al.*, daß die Zahl der nachweisbaren Kopien im Genom der Wirtszelle in den ersten Stunden ansteigt.

Bei dieser Gelegenheit sei vermerkt, daß ein voller Zyklus des HIV von der Infektion der Wirtszelle bis zur Infektion einer anderen Wirtszelle durch ein Tochtervirus 24 Stunden in Anspruch nimmt (Diangani *et al.*, 1989).

Da eine einmal infizierte Zelle während ihres gesamten späteren Lebens Virusproteine, also auch p15 und p17 exprimiert, ist auch nicht anzunehmen, daß bei einer späteren zusätzlichen Infektion die reverse Transkription sich vollziehen kann, weil die RNA-bindenden Proteine die Aktivität der reversen Transkriptase verhindern müßten.

2.7 Die zytotoxische Wirkung des HIV

Mit der Superinfektion eng verbunden ist die Frage nach dem zytotoxischen Mechanismus des HIV. Es ist nicht bekannt, daß infizierte Zellen zytotoxisch wirkende Substanzen exprimieren würden. Plausibel erscheint jedoch, daß die Wirtszelle so stark durch die Synthese viruseigener Proteine ausgelastet ist, daß sie die für die eigentlichen Zellfunktionen erforderlichen Eiweiße nicht mehr bereitstellen kann. Besonders nach einer Mitose würde eine kritische Situation entstehen, da dann die Zelle gezwungen ist, binnen sehr kurzer Zeit ihren Proteinbestand zu verdoppeln. In der Tat vermerken Wong-Staal *et al.* (1987), daß die infizierten Zellen vorzugsweise absterben, nachdem sie die Mitose vollzogen haben. Für diese meine Annahme habe ich auch experimentelle Belege. Luciv *et al.* (1988) erzeugen vom Virus HIV-2, das normalerweise zytotoxisch wirkt, eine Mutante, bei der das Gen *orf*-A unterdrückt wird. Die Expression des Virus sinkt dadurch auf etwa ein Tausendstel des Normalwertes, da das Gen *orf*-A zum Transaktivatorsystem *tat* gehört. Eine Infektion frischer Zellen findet ungehindert statt, ein zytotoxischer Effekt ist jedoch nicht nachzuweisen. Wird durch eine zweite künstliche Mutation das Gen *orf*-A wieder eingefügt, dann steigt die Virusexpression, und der zytotoxische Effekt stellt sich wieder ein.

Laurent, Montagnier und Hovanessian (1988) finden, daß eine starke Synthese viruseigener Proteine etwa 24 Stunden nach der Infektion beobachtet wird. Zugleich erfolgt eine »dramatische« Hemmung der Synthese zelleigener Proteine.

Ganz eindeutig erscheint die Beziehung zwischen der Superinfektion, der Synthese von Zellproteinen und der Zytotoxizität in einem Versuch von Yuille *et al.* (1988). Diese Autoren selektionieren drei HIV-1-infizierte Zellpopulationen, die im Durchschnitt 1,0, 1,9 und 4,2 Protoviren des HIV-1 integriert haben. Am 28. Tag der Kultivierung sank die Expression von CD4 gegenüber dem Normalwert bei der Infektion durch ein Protovirus auf 39 Prozent, bei der Infektion durch durchschnittlich 1,9 Protoviren auf 6 Prozent und bei der Infektion mit durchschnittlich 4,2 Protoviren auf 2 Prozent und weniger. Ähnlich verhielt es sich bei der Expression der mRNA, die das CD4 codiert.

Schon eine geringe Superinfektion senkt also sehr stark die Produktion zelleigener Proteine. Eine höhere Superinfektion muß sich letal auswirken. Dies ist regelmäßig der Fall *in vitro*, wo die nicht infizierten Zellen in direktem Kontakt mit den das Virus exprimierenden infizierten Zellen liegen.

Daraus erklärt sich die vielfach vermerkte Erscheinung, daß HIV-infizierte Zellen die Expression von CD4 einstellen oder »herabregulieren«. Schnittmann *et al.* (1989) konnten in der Tat nachweisen, daß diese Erscheinung nur *in vitro* zu beobachten ist, wo eine Superinfektion die Regel ist. *In vivo* tragen die infizierten T4-Zellen zumeist nur ein einziges HIV-Genom und exprimieren daher die CD4-Rezeptoren in normaler Zahl. Dies gilt jedoch nur für die asymptomatische Phase der Krankheit. Im Spätstadium steigt die Virämie stark an, und die Superinfektion wird auch *in vivo* zur Regel. Aber bei der Depletion der T4-Zellen, die wir oft am Anfang der asymptomatischen Phase feststellen, dürfte der *in vitro* beobachtete zytotoxische Effekt wohl kaum eine Rolle spielen.

Somasundaran und Rosenberg (1988) stellten fest, daß *in vitro* infizierte Lymphomzellen vorwiegend virale Proteine exprimieren. Schon am dritten Tag nach der Infektion bestanden 40 Prozent der gesamten Proteinsynthese der Zellen aus *gag*-Proteinen des HIV. Am sechsten Tag erfolgte der Zelltod.

Nur ganz kurz will ich die Bildung von Synzytien erwähnen, denen auch eine Rolle bei der Depletion der T4-Zellen zugeschrieben wird. Über den Mechanismus herrscht allgemeine Einigkeit. Die infizierte Zelle trägt in ihrer Membran Moleküle des gp120, die gesunde Zelle Rezeptoren CD4, so daß beide bei gelegentlichem Zusammentreffen aneinander haften bleiben. Räumlich kann eine infizierte Zelle zugleich mit etwa 20 gesunden Zellen in Kontakt treten, und das ist auch die Zahl von Kernen, die man normalerweise in den aus der Fusion resultierenden Riesenzellen findet. Selbstverständlich sind diese Riesenzellen nicht lange lebensfähig, und mit dem Synzytium gehen jeweils eine infizierte und bis zu 20 nicht infizierte Zellen zugrunde. Auch dieser Mechanismus wurde für die Depletion der T4-Zellen verantwortlich gemacht.

Auch hier dürfen wir annehmen, daß ein solcher Prozeß sich im wesentlichen *in vitro* abspielt, wo die Zellen dicht gepackt nebeneinander liegen, so daß eine infizierte T4-Zelle mit großer Wahrscheinlichkeit mit vielen nicht infizierten T4-Zellen Kontakt bekommt. In der freien Blutbahn sind aber die weißen Blutzellen durch große Abstände voneinander getrennt, ihr Zusammentreffen ist sehr wenig wahrscheinlich, und die Bildung großer Synzytien im Blut HIV-positiver Patienten wurde niemals vermerkt. Für die Depletion der T4-Zellen *in vivo* dürfte also dieser Mechanismus kaum verantwortlich sein.

Etwas anderes sind die Bedingungen in Geweben, die von HIV-infizierten Makrophagen infiltriert werden. Verschiedene Zellen tragen CD4-Rezeptoren, so die Langerhanss'schen Zellen der Haut oder die Kupffer'schen

Zellen der Leber. Um einen infizierten Makrophagen herum können sich da sehr wohl Synzytien bilden und wurden in der Tat auch beschrieben. Da Synzytien nicht lange lebensfähig sind, könnte dieser Mechanismus zur Ausbildung nekrotischer Herde beitragen.

Wenig untersucht wurden bisher die Verhältnisse in den Lymphknoten, wo die immunkompetenten Zellen ähnlich dicht beieinander liegen wie in den Zellkulturen. Die Infektionswahrscheinlichkeit müßte dort wesentlich höher sein als im zirkulierenden Blut, und in der Tat vermerken Baltimore und Feinberg (1989), daß dort eine T4-Zelle auf 100 und ein Makrophage auf 400 HIV-Genome inkorporiert haben. Für einen zytotoxischen Effekt dürfte diese Infektionshäufigkeit kaum ausreichen. Über die Bildung von Synzytien in Lymphknoten ist mir nichts bekannt.

Kapitel 3
Reiz — Erregung — Reaktion[1]

Unser immunologisches Abwehrsystem stellt ein komplexes Netz von Signalen und Reaktionen dar, die sich zwischen verschiedenen Zelltypen auswirken. Durch die Absorption eines Antigens erleidet ein Makrophage eine Reihe von physiologischen Veränderungen, unter denen die Emission des Interleukins-1, einer Signalsubstanz, besonders wichtig ist. Das IL-1 aktiviert seinerseits die T4-Zellen, in denen ebenfalls verschiedene zellphysiologische Veränderungen stattfinden, die zum Beispiel die T4-Zelle für HIV-Infektionen empfindlich machen. Daneben wird von ihr ein weiterer Signalstoff, das IL-2, synthetisiert und ausgestoßen, das wiederum die B-Lymphozyten zur Proliferation und zur Synthese von Antikörpern anregt.

Auf der anderen Seite bewirkt die Infektion durch ein Virus eine tiefgehende Veränderung des Metabolismus der Wirtszelle, wobei die so entstehenden Metaboliten aus der Zelle ausgeschieden werden und auf Nachbarzellen ebenfalls als Reiz wirken. Wird ein infizierter Makrophage in ein Gewebe integriert, dann entsteht rings um ihn eine Zone hochgradig gereizter, das heißt entzündeter Zellen, die eine ähnliche Stoffwechselstörung aufweisen, ähnlich veränderte Metaboliten ausscheiden und weitere Bereiche von Zellen beeinflussen. Daraus können die als ARC bekannten schweren Organschädigungen resultieren. Da hiervon auch der Thymus erfaßt wird, wirkt sich das auf die immunkompetenten Zellen aus, und der Kreis der Wechselwirkungen schließt sich.

Dabei benutzen wir, zumeist ohne sie genau zu definieren, Ausdrücke wie Reiz, Noxe, Signal, Aktivator oder auch schlichtweg Faktor; die Re-

---

[1] Aus Raumgründen ist es an dieser Stelle nicht möglich, die modernen Vorstellungen über die physikochemischen Prozesse bei der Erregung darzustellen. Im Gegensatz zur klassischen, nun nahezu ein Jahrhundert alten *Membrantheorie der Erregung* von Bernstein, die lediglich die Ionenaktivitäten des Kaliums und des Natriums berücksichtigt, beziehen diese modernen Theorien, die alle unter dem Sammelnamen *Phasentheorie der Erregung* laufen, eine Reihe weiterer Parameter in die Betrachtung ein, so die Kalzium- und die Wasserstoff-Ionen, den Zustand des interzellulären Wassers, die Ladungen und Ionen-Austauscher-Eigenschaften der verschiedenen Proteine sowie die Aktivitäten der verschiedenen Fermente. Bisher vermochte keines der angebotenen Modelle all diese Faktoren ausreichend zu integrieren. Als zweckmäßig für zellphysiologische Betrachtungen hat sich ein Modell erwiesen, in dem die Aktivität der Wasserstoff-Ionen, die Bindung von Wasser an verschiedene Proteinstrukturen sowie die dynamischen Aspekte der Struktur der Proteinmoleküle im Vordergrund stehen. Eine kurze Zusammenfassung dieses Modells geben Segal und Dehmlow (1987).

aktion einer Zelle bezeichnen wir als Erregung, Aktivierung, Anregung, Reaktion bis hin zur pathologischen Veränderung, der Entzündung, oder zur Nekrose. Wenn wir es vorhaben, die pathologischen Veränderungen des Immunsystems zu analysieren, müssen wir zunächst Klarheit über die zellphysiologische Natur der hierbei zu erfassenden Wechselwirkungen schaffen.

3.1 Die Ruhezelle und die aktivierte Zelle

Jede in einer Zelle ausgelöste funktionelle Veränderung bedeutet, daß ein Reiz eine Abweichung vom Ruhezustand verursacht hat. Prinzipiell ist es dabei gleichgültig, ob diese Veränderung funktionell eingeplant ist und durch einen Nervenimpuls oder durch die Adsorption von Hormonen an die Membranrezeptoren der Zelle verursacht wird, oder ob es sich um eine Verletzung, einen Giftstoff oder eine Infektion durch Fremdorganismen handelt. In allen diesen Fällen geht die Zelle vom Ruhezustand in einen aktivierten Zustand über, wobei der Übergang über einen Prozeß erfolgt, der als Erregung bezeichnet wird.

Die Beziehung zwischen dem Ruhezustand, der Erregung und dem angeregten Zustand kann man mit zwei vielgleisigen Bahnhöfen vergleichen, die durch ein einziges Gleis miteinander verbunden sind. Der auslösende Reiz kann verschiedenster Natur sein. Physiologisch häufig ist ein negatives elektrisches Potential, das als Nervenimpuls Signale auch in weit entfernte Zellsysteme tragen kann.

Sehr häufig sind auch chemische Reize, die (bei Signalwirkungen auf große Entfernungen) als Hormone oder (bei Signalen über kurze Entfernungen, also in den Synapsen) als Neurotransmitter bezeichnet werden. Als Reiz wirkt aber fast jede Form von Energie, Wärme und Kälte, Licht, Druck oder Vibration. Als Reize wirken auch hypertonische Lösungen, Säuren und Laugen.

Auf all diese vielfältigen Reize antwortet eine Zelle stets mit der gleichen monotonen Reaktion, der Erregung. Es ist ein Komplex von Veränderungen, auf die ich im Abschnitt 3.2 genauer eingehen werde. Am bekanntesten, weil am leichtesten meßbar, ist ein durch Ionenverlagerung bedingtes elektrisches Potential, es ändert sich aber auch die Bindung des intrazellulären Wassers, was zu einer Quellung des Zellinhalts und zu einer größeren Beweglichkeit der Inhaltsstoffe führt, was wiederum die chemische Aktivität begünstigt. Charakteristisch für die Erregung ist eine Senkung des intrazellulären pH, was wiederum zu einer Veränderung der Struktur vieler Proteine führt, wobei zumeist ihre Ladung und ihr Dipolmoment sich ändern, was zur Bildung von Strukturen wie Mikrofilamenten oder Mikrotubuli führen kann. Da viele der intrazellulären Proteine einen Fermentcharakter haben, wird durch diese Strukturänderung auch ihre Aktivität beeinflußt, verstärkt oder gehemmt. Zumeist handelt es sich um eine Aktivierung, und aus dieser verstärkten chemischen Aktivität resultiert auch eine beträchtliche Wärmebildung. Schließlich ist noch zu vermerken, daß der Membranwiderstand gegenüber Kationen, der bei der Ruhezelle sehr hoch ist, im Erregungszustand bis auf etwa ein Fünfzigstel des Ruhewertes absinkt, was den Stoffaustausch zwischen Zelle und Außenmedium beeinflussen kann.

In jedem Erregungsprozeß eines beliebigen Zelltyps sind diese verschiedenen Komponenten nachweisbar. Je nach dem Zelltyp beherrscht jedoch die eine oder die andere das gesamte Geschehen. In einer Nervenzelle ist es das riesige Aktionspotential, der Spike, der sich in Bruchteilen von Millisekunden entwickelt, fast ebenso schnell wieder abklingt und eine zeitlich sehr differenzierte Signalübermittlung ermöglicht. In einer Drüsenzelle ist es die Aktivierung gewisser Fermente, in einer Muskelzelle die Wechselwirkung zwischen den Proteinen Aktin und Myosin, die im Verhalten der erregten Zelle besonders auffallen. Aus der monotonen Vielfalt der Funktionsparameter einer Erregung selektioniert jeder Zelltyp die Komponente, die er für die Erfüllung seiner spezifischen Aufgabe im Organismus benötigt.

Die anderen Parameter der Erregung werden hierbei jedoch nicht vollständig unterdrückt und bleiben stets nachweisbar. Die Erregungsfunktion ist also bei allen Zelltypen gleichartig, der auslösende Reiz und die physiologische Reaktion zeichnen sich hingegen durch eine überwältigende Vielfalt aus.

3.1.1 Die Ruhezelle

Der vielgebrauchte Ausdruck Ruhezelle ist eigentlich unkorrekt. Keine lebende Zelle befindet sich im Zustand völliger Ruhe. Proteinmoleküle denaturieren ständig, wenn auch in geringer Zahl, sie werden enzymatisch abgebaut und durch Proteosynthese ersetzt, wozu Energie benötigt wird, die wiederum von einem minimalen Energiestoffwechsel geliefert werden muß.

Eine Zelle, die nicht auf einem minimalen Erregungsniveau gehalten wird, degeneriert. Das bekannteste Beispiel hierfür ist die Degeneration von Muskeln, die bei der Poliomyelitis infolge der Zerstörung motorischer Neuronen von den erregenden Impulsen abgeschnitten sind.

Um in den nicht ständig tätigen Organen ein Minimum an Erregung aufrechtzuerhalten, das für ihr Überleben erforderlich ist, sind verschiedene Lösungen entwickelt worden. Aus der Tatsache, daß wir, mit Ausnahme der Kosmonauten, in einem stets gleich starken Schwerefeld leben, erwuchs die Möglichkeit, von einem Teil der Rezeptoren unseres Gleichgewichtsorgans Impulse abzuleiten, die keine Informationen über unsere Raumorientierung tragen, sondern lediglich dazu dienen, verschiedene Organsysteme mit einem ständig gleichbleibenden Strom von Nervenimpulsen zu versorgen. Man spricht hierbei von der trophischen Innervierung. Ein Teil der Symptome der Raumkrankheit beruht auf einem Versagen dieser Erregungsquelle unter den Bedingungen der Schwerelosigkeit.

Einem ähnlichen Zweck dient auch die Infiltrierung von Makrophagen in verschiedene Gewebe. Wie ich im Abschnitt 4.1.1 darstellen werde, ist der Makrophage eine ständig übererregte Zelle. Seine Stoffwechselprodukte, insbesondere die von ihm ständig in großer Zahl ausgeschiedenen Wasserstoff-Ionen, üben einen Reiz auf die Nachbarzellen aus. Außerdem scheidet der Makrophage ständig den Reizstoff TNF-α *(tumor necrosis factor)* aus, der die umgebenden Gewebezellen ständig auf einem hohen Erregungsniveau hält (Abschnitt 4.1.3). In den Lehrbüchern ist zumeist von der *feeder*-Funktion der Makrophagen die Rede, es ist aber klar, daß der Makrophage die benachbarten Zellen nicht füttert, sondern stimuliert und es ihnen dadurch ermöglicht, ihren Stoffwechsel aufrechtzuerhalten, also sich zu ernähren.

Je nach den an die Zelle gestellten funktionellen Anforderungen wird das optimale Ruheniveau der Erregung verschieden hoch sein. In den Stäbchen unserer Netzhaut, die, wie die neuesten Untersuchungen zeigen, auf ein einzelnes Photon anzusprechen vermögen, liegt das Ruheniveau der Erregung nur knapp unter der Reizschwelle, so daß auch von ungereizten Stäbchen gelegentlich einzelne Nervenimpulse spontan ausgesandt werden. Darauf beruht das sogenannte Eigengrau, das wir im Dunkeln anstelle eines völlig schwarzen Gesichtsfeldes wahrnehmen. In einem quergestreiften Muskel wären derartige spontane Reaktionen störend. Daher liegt das Erregungsniveau des Ruhemuskels sehr niedrig, und die Reizschwelle ist derart hoch, daß nicht einmal ein voller Nervenimpuls genügt, um eine Zuckung auszulösen. Ein Verstärkungsrelais über das Azethylcholin in der motorischen Endplatte des Nerven ist die Voraussetzung zur Auslösung der motorischen Reaktion der Muskelzelle.

Durch funktionelle Einwirkungen kann das Ruheniveau einer Zelle verschoben werden. Zum Beispiel wird das Erregungsniveau einer T4-Zelle angehoben, wenn ihre Membranrezeptoren Moleküle des IL-1 binden. Dies hat jedoch einen bedauerlichen Nebeneffekt. Der Reiz, den ein Virion des HIV auf eine T4-Zelle ausübt, ist normalerweise nicht stark genug, um eine Endozytose auszulösen. Wird jedoch das Erregungsniveau der T4-Zelle durch das IL-1 oder durch ein Mitogen angehoben, so wird die Reizschwelle niedriger, das Signal, das vom HIV-Virion ausgeht, wird überschwellig, und die Endozytose, also auch die Infektion, findet statt. Die Aktivierung der T4-Zellen als Element der Immunabwehr bewirkt zugleich, daß die Zelle der Infektion durch das HIV zugänglich wird.

3.1.1.1 Die zeitlichen Parameter der Erregung

Solange eine Erregung sich im Rahmen des physiologischen Regelbereichs hält, hat die Zelle die Tendenz, zum Ausgangszustand zurückzukehren, sobald der Reiz nachläßt. Dies geschieht in einem motorischen Axon in weniger als einer Millisekunde, in einer Drüsenzelle innerhalb von Sekunden. Das sensomotorische System macht davon Gebrauch, um zeitlich differenzierte Reize zu analysieren. Als Extrem vermag der *nervus acusticus* bis zu 1 000 diskrete Impulse pro Sekunde zu leiten. Zur Erzielung einer höheren Empfindlichkeit werden vielfach mehrere oder zahlreiche Impulse summiert, indem jeder Impuls die Freigabe einer bestimmten Menge eines Neurotransmitters bewirkt, der nur langsam abgebaut wird. In den adrenergen afferenten optischen Bahnen erfolgt eine solche Summierung durch Akkumulation von Adrenalin oder Noradrenalin über etwa 50 Millisekunden, allerdings unter Verlust der zeitlichen Differenzierungsfähigkeit. Werden dem Auge mehr als 18 Lichtreize pro Sekunde angeboten, so verschmilzt der Lichteindruck zu einem kontinuierlichen Bild.

In anderen Fällen ist eine kontinuierliche Wirkung für die Funktion wünschenswert. Damit ein Pulsschlag von einer bestimmten Frequenz und Amplitude erfolgt, müssen die Zellen des Sinusknotens am Herzen auf einem bestimmten Erregungsniveau gehalten werden. Dies erfolgt durch ein stetiges Bombardement mit Impulsen aus dem Sympathicussystem, wobei die summierende Wirkung durch Adrenalinausschüttung verstärkt wird. Blokkiert man den Sympathicus, so wird auch das Adrenalin in weniger als einer Minute abgegeben, und der Herzrhythmus sinkt. Das Herz vermag also seine Aktivität den jeweiligen Anforderungen in kurzer Zeit anzupassen.

Handelt es sich darum, die biochemische Aktivität oder den biophysikalischen Zustand einer Zelle auf längere Zeit auf einem gegebenen Niveau zu fixieren, scheint die humorale Regulation der rationellere Weg zu sein. Ein Hormonmolekül, das sich an einen Membranrezeptor heftet, wird in den meisten Fällen nicht verändert oder verbraucht. Durch seine elektrostatische Ladung sendet es über den Rezeptor ein elektrisches Signal, das in der Regel von einem Molekül der Adenylatzyklase aufgefangen wird. Dieses Ferment beginnt, das zyklische AMP (Adenosinmonophosphat) zu spalten, wobei auf jedes hydrolysierte Mol etwa 9 kcal (zirka 37 kJ) freigesetzt werden. Die Energie für die von der Zelle erwartete Arbeitsleistung wird dadurch bereitgestellt.

Beim Besetzen eines einzelnen Rezeptors handelt es sich um ein Alles-oder-Nichts-Ereignis. Von der Konzentration des Hormons in der Blutbahn oder in der Lymphe hängt es jedoch ab, wieviele der Rezeptoren einer Zelle auf diese Weise besetzt werden, so daß der Grad der Aktivierung durch die Hormonausschüttung stufenlos reguliert werden kann.

Zumeist sind die Hormonmoleküle nur mäßig stark an die Rezeptoren gebunden und lösen sich mit einiger Wahrscheinlichkeit spontan von ihnen ab. Wird die Hormonausschüttung gebremst, so folgt die Freigabe der Rezeptoren dieser Entwicklung mit einiger Verspätung, so daß auch hier eine Regulierung in der Zeit möglich ist.

Anders verhält es sich vielfach bei der Regulation der immunologischen Prozesse. Hier scheinen sich die Wirkstoffe durch einen Mechanismus an die Membranrezeptoren anzulagern, den wir von der Bindung von Antikörpern an Antigene kennen. Es handelt sich um außerordentlich starke Bindungen, die sich unter physiologischen Bedingungen nicht wieder lösen. Zum Beispiel bleibt eine über das IL-1 aktivierte T4-Zelle irreversibel aktiviert, so lange, bis sie im Prozeß des allgemeinen *turnover* der Zellen ausscheidet, oder mindestens so lange, bis die mit dem Signalstoff beladenen Rezeptoren im Laufe des Membran-*turnover* der Zelle durch neue Rezeptoren ersetzt werden. Im Abschnitt 6.1.3 werden wir einen Mechanismus kennenlernen, der vermittels einer Autoimmunreaktion derart irreversibel aktivierte Zellen eliminiert und so die Regulierbarkeit des Systems aufrechterhält.

3.1.1.2 Reaktionen verschiedener Stärke: Erregung, Aktivierung, Entzündung, Nekrose

Solange eine Erregung sich im Bereich der physiologischen Regelbreite bewegt, hat sie die Tendenz, zum Ausgangszustand der relativen Ruhe zurückzukehren, sobald der Reiz bzw. die Noxe unterbrochen wird. Da aber die Erregung stets ein energiefreisetzender Prozeß ist, kann diese Rückkehr nur unter Mobilisierung von Energiequellen chemischer Natur erfolgen. Wie bei den meisten biologischen Reaktionen dient als Energiequelle die Hydrolysierung des ATP. Die hierfür verantwortlichen Fermente, die ATPasen, haben alle gemeinsam, daß sie im alkalischen Bereich nicht aktiv sind, ein Aktivitätsoptimum bei pH 6,5 oder 6,0 aufweisen, bei noch niedrigeren pH-Werten jedoch wieder inaktiv werden.

Im Abschnitt 3.2 werde ich zeigen, daß einer der wichtigsten Parameter der Erregung ein Absinken des pH im Zytoplasma ist. Je stärker die Erregung, um so niedriger ist auch das pH, um so aktiver die ATPase und um so größer ist die Energiemenge, die der Zelle zur Verfügung gestellt wird, um zum Ruhezustand zurückzukehren.

In der Ruhezelle werden durch die langsam ablaufende Zellatmung kleine Mengen von Wasserstoff-Ionen freigesetzt, und ein kleiner Teil der bei der ATP-Hydrolyse freigesetzten Energiemenge wird verbraucht, um die Wasserstoff-Ionen durch einen aktiven Transport aus der Zelle herauszuschaffen. Es verbleibt in der Zelle eine geringe Menge von Phosphorsäure, die bei der Hydrolyse des ATP freigesetzt wurde. Das pH bleibt daher gesenkt, was die Fermente der Zellatmungskette aktiviert, und die dabei gewonnene Energie wird verbraucht, um die Phosphorsäure wieder an das ADP anzulagern und den ursprünglichen ATP-Spiegel wieder herzustellen. Erst dann ist der Erregungszyklus völlig abgelaufen.

Sowohl die ATP-Spaltung als auch die Zellatmung und der an sie gekoppelte Krebs'sche Zyklus sind exotherm. Selbst bei dem niedrigen Niveau der Zellatmung der Ruhezelle tritt daher die sogenannte Ruhewärme in Erscheinung.

Bewirken Reize, Hormone oder Noxen einen höheren Erregungsgrad, so sinkt das pH entsprechend stärker ab, und die verstärkte ATP-Spaltung und Zellatmung stellen der Zelle entsprechend höhere Energiemengen für die Regeneration zur Verfügung. Der Ruhewärme überlagert sich dementsprechend eine um ein Mehrfaches höhere Aktionswärme. Je höher die Erregung steigt, um so größer wird auch die für die Regeneration verfügbare Energiemenge. Die Zelle verbleibt dadurch im physiologischen Regelbereich.

Wird der erhöhte Aktivitätszustand durch Reize hervorgerufen, die ihrerseits schnell abklingen, also Nervenimpulse, Lichtreize usw., dann bezeichnen wir die Zellreaktion als eine Erregung. Lagern sich Wirkstoffe für längere Zeit an die Rezeptoren der Zellmembran an, dann ist es üblich, von einer Aktivierung zu sprechen. Bei irreversibler Bindung von Wirkstoffen an die Membran, was zum Beispiel bei den Interleukinen oder bei den Mitogenen der Fall ist, sprechen wir zumeist von einer Anregung. Im praktischen Sprachgebrauch ist diese Differenzierung der Termini jedoch fließend.

Bei unphysiologisch starken Reizen geraten wir jedoch bald an die Grenze der normalen Regulation. Die Figur 17 zeigt, daß bei sehr starker Erregung und entsprechend niedrigem pH immer weniger ATP durch die ATPase gespalten wird, was die Rückkehr der Zelle zum Ruhezustand nach abklingendem Reiz entsprechend erschweren muß. In seiner klassischen Darstellung der Entzündung gibt Schade an, daß das pH im Entzündungsherd bis in die Nähe von 5,0 fallen kann. Nach länger andauernder Reizung durch sehr starkes Licht fand Segal (1953) in der menschlichen Netzhaut *in vivo* pH-Werte um 5,2. Die ATPase-Aktivität muß unter diesen Bedingungen sehr niedrig sein, und in der Tat brauchte die Lichtempfindung nach einer derartigen Netzhautbelastung Minuten bis zu Stunden, um vollständig abzuklingen, während hierfür unter normalen Reizbedingungen nur Bruchteile von Sekunden erforderlich sind.

Eine solche den normalen Regelbereich überschreitende Erregung bezeichnet man als Entzündung. In ihr finden wir in stark ausgeprägtem Maße alle Parameter einer normalen Erregung. Das pH des Zytoplasmas sinkt stark ab. Die Membran der Zelle wird für Kationen stark permeabel, was sich durch eine Einwanderung von Natrium-Ionen und eine Auswanderung von Kalium-Ionen manifestiert. Das Grenzflächenpotential der Zelle sinkt stark ab. Das Zytoplasma, das sich in der Ruhezelle im Zustand eines Koazervats, eines wasserarmen Flüssigkristalls, befindet, geht über in ein stark quellungsfähiges Gel, wobei das Volumen der Zelle zumeist auf etwa das Doppelte ansteigt, woraus eine Schwellung des entzündeten Gewebes resultiert. Der Energiestoffwechsel steigt kräftig an, was sich in einer hohen Wärmeabgabe durch das entzündete Gewebe manifestiert. Die starke Zellatmung ihrerseits bewirkt eine hohe Freisetzung von H-Ionen, die aus der Zelle ausgetrieben werden und benachbarte Schmerzrezeptoren reizen. Der erhöhte Sauerstoffbedarf des Entzündungsherdes löst eine verstärkte Blutversorgung aus. Die klassischen vier Grundsymptome der Entzündung, *tumor, calor, dolor* und *rubor* resultieren aus diesen Erregungsparametern. Auf sekundäre Reaktionen wie Degranulation von Mastzellen oder die chemotaktische Akkumulation von Leukozyten will ich hier nicht eingehen.

Nach Beseitigung der Noxe kehrt entzündetes Gewebe zumeist spontan, wenn auch langsam, zum Normalzustand zurück. So treten zum Beispiel bei der Primärinfektion durch HIV häufig zentralnervöse Symptome auf, die jedoch restlos abklingen, wenn die infizierten Makrophagen durch die Immunabwehr zerstört werden oder dem normalen *turnover* zum Opfer fallen, während neue infizierte Makrophagen infolge der Bildung von Antikörpern kaum mehr entstehen. Wenn aber am Ende der Krankheit die Bil-

Figur 17:

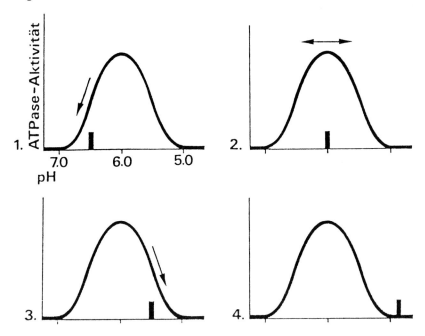

Die Aktivität der ATPase des Zytoplasmas in Abhängigkeit vom Erregungsniveau, ausgedrückt durch das intrazelluläre pH (Segal und Dehmlow, 1990).
1. Mäßige Erregung — der schwarze Block zeigt ein pH von 6,5 an. Die Richtung des Pfeils zeigt an, daß die Zelle die Tendenz hat, spontan zum Ruhezustand zurückzukehren. Dabei nimmt die ATPase-Aktivität wieder ab.
2. Bei mäßiger Entzündung (pH 6) fehlen die steuernden Kräfte. Die Zelle kann sich spontan erholen oder auch nekrotisieren.
3. Hochgradige Entzündung = Paranekrose (pH 5,5). Bei steigender Erregung sinkt die ATPase-Aktivität. Die Zelle tendiert, zu einem höheren Erregungsgrad, der Nekrose, überzugehen.
4. Die extreme Erregung führt zur Nekrose (pH 5). Die ATPase ist inaktiviert. Ohne Versorgung mit Energie durch ATP-Hydrolyse erleidet die Zelle den Tod.

dung von Antikörpern anti-p24 nachläßt und die Proliferation der Viren wieder steigt, dann werden die durch infizierte Makrophagen hervorgerufenen Entzündungsherde stetig unterhalten, und das Symptom nimmt einen lebensbedrohenden Charakter an.

Einen besonderen Typ der Entzündung repräsentiert die Tumorzelle. Die Frage, warum eine Zelle bei der Transformation potentiell unsterblich wird, kann noch nicht beantwortet werden. In ihrem sonstigen Verhalten ist die Tumorzelle jedoch in vieler Hinsicht mit einer entzündeten Zelle gleichzusetzen. Auch bei ihr beobachten wir einen Verlust des Kaliums und eine zusätzliche Aufnahme des Natriums, eine starke Wasseraufnahme, eine Aktivierung vieler Fermente, darunter der Fermente der aeroben Glykolyse im Anfangsstadium und eine Hemmung der aeroben Glykolyse im Stadium der Malignisierung bei sehr saurem Zell-pH. Charakteristisch für die Tumor- wie für die entzündete Zelle ist auch das vielfach beobachtete Versagen der Repression von funktionell nicht benötigten Genen. Deshalb beobachtet man vielfach das Auftreten von Proteinen, die in der gesunden Zelle normalerweise nicht exprimiert werden.

Bei der extremen Form der Erregung wird die Zelle schließlich nekrotisch. Das pH sinkt so weit ab, daß die wichtigsten Fermentfunktionen inhibiert werden. Aktiviert werden dagegen die proteolytisch wirkenden Cathepsine, deren pH-Optimum um 5 liegt. In diesem sauren Milieu werden viele Proteine partiell denaturiert, und die Cathepsine können sie angreifen. Eine Rolle spielt dabei auch die Freisetzung von Proteasen aus den Lysosomen. Die Zelle zerfällt; es entsteht ein Eiterherd.

Für die Entzündung charakteristisch ist, daß nicht nur die direkt von der Noxe betroffenen Zellen in den Entzündungsherd eingehen. Durch die starke Ausscheidung von Wasserstoff-Ionen erregen entzündete Zellen die gesunden Zellen ihrer Umgebung, die ihrerseits in den Entzündungszustand übergehen und weitere Zellen erregen können. Handelt es sich dabei um ein von Makrophagen infiltriertes Gewebe, so wird die Entzündung durch die zunehmende TNF-α-Ausscheidung noch weiter verstärkt.

3.1.1.3 Erregung und HIV-Infektion

Es ist allgemein bekannt, daß eine T4-Zelle entweder physiologisch durch das Interleukin-1 oder künstlich durch ein Mitogen oder einen anderen Reizstoff angeregt werden muß, um infizierbar zu werden. Ein Makrophage, eine dauererregte Zelle (Abschnitt 4.1.1), kann dagegen direkt ohne eine derartige Anregung infiziert werden.

Zimmer *et al.* (1988) stellten fest, daß die Infektion von T4-Lymphozyten durch HIV zu 96 Prozent während der G2-Phase des Mitosezyklus stattfindet. Bekanntlich unterscheidet man in der Interphase, dem Intervall zwischen zwei Mitosen, drei Phasen:

1. die G1-Phase, die der normalen vegetativen Aktivität der Zelle entspricht;
2. die S-Phase, während derer die DNA repliziert wird;
3. die zumeist wesentlich kürzere G2-Phase, die die eigentliche Mitose vorbereitet. Charakteristisch für diese Phase ist vor allem ein wesentlich verstärkter Energiestoffwechsel, der die während der Mitose benötigte Men-

ge ATP bereitstellt. Während der G2-Phase befindet sich der Lymphozyt also in einem Zustand gesteigerter Erregung, und es ist nicht erstaunlich, daß die Bedingungen zur Infektion dann besonders günstig sind.

Die gleichen Autoren stellen auch fest, daß die zeitliche Dauer der G2-Phase bei infizierten Zellen auf 25 Prozent des Normalwertes zurückgeht, während die Dauer der G1- und der S-Phase unverändert bleiben. Das Virus findet also in der erregungsgesteigerten G2-Phase günstigere Bedingungen für die Endozytose, übt dann aber seinerseits einen aktivierenden Einfluß auf die Zelle aus, so daß die Erregungssteigerung der Zelle erlaubt, die Vorbereitung zur Mitose in einer kürzeren Zeit abzuschließen. Eine derartige Beeinflussung des Zustandes der Wirtszelle durch das Virus läßt sich auf verschiedenen Ebenen nachweisen.

Garry *et al.* (1988) berichten darüber, daß bei HIV-infizierten Zellen ein Influx von radioaktivem Natrium und ein verstärkter Austausch von radioaktivem Rubidium gegen das zelleigene Kalium zu beobachten ist. Beide Werte steigen signifikant. Ein solcher Austausch von Rubidium gegen Kalium unter Eintritt von Natrium ist charakteristisch für jede erregte Zelle. Beobachtet wird zugleich auch eine Schwellung der Zelle, die ja ebenfalls zum normalen Erregungsbild gehört. Zu ähnlichen Schlußfolgerungen führen die Arbeiten von Thormar (1967), der Kulturen von Astrozyten des ZNS mit dem Visna-Virus infizierte. Bei Färbung mit Acridinorange fluoreszierte das Zytoplasma normaler Zellen grün, das entzündeter oder paranekrotischer Zellen jedoch orange. Die mit dem Visna-Virus infizierten Zellen zeigten diese orange Fluoreszenz, was für ihr hohes Erregungsniveau spricht.

In scheinbarem Widerspruch hierzu steht ein Befund von Smith *et al.* (1988), die feststellen, daß in HIV-infizierten Monozyten die Produktion des Superoxid-Anions (O_2^-) gegenüber Normalzellen herabgesetzt ist. Dieses Verhalten erklärt sich durch die weitere Beobachtung, daß am ersten Tag nach der Infektion die O_2^--Produktion steigt und erst am siebten Tag nach der Infektion unter den Ausgangswert sinkt. Bei mäßiger Erregung steigt die Zellatmung, bei weiter fortgeschrittener, etwa an der Grenze zwischen Entzündung und Nekrose, geht die Zelle von der aeroben Glykolyse zur anaeroben über, wie das auch bei sich malignisierenden Zellen der Fall ist, und die Produktion des Superoxid-Ions geht zurück. Bestätigt wird diese Interpretation durch den Umstand, daß sich bei Zellen mit gesteigerter O_2^--Produktion durch eine zusätzliche Stimulierung der Anstieg sich noch künstlich verstärken läßt. Bei der nach sieben Tagen gesunkenen Zellatmung hat eine zusätzliche Stimulierung jedoch keinerlei Wirkung mehr.

Ich äußerte bereits die Vermutung, daß die das Glykoprotein gp120 charakterisierende starke elektronegative Ladung das Erregungsniveau der Wirtszelle steigern kann. Kornfeld *et al.* (1988) belegen gesunde T4-Zellen mit molekularem gp120. Die chemotaktische Motilität der Zellen steigt dabei im Durchschnitt auf 216 Prozent des Normalwertes.

Auch das chemische Verhalten der infizierten Zelle entspricht einem Anregungszustand. Die Expression von IL-2, die vor der Stimulation bei weniger als 10 Prozent der Zellen nachzuweisen war, wird jetzt in 26 Prozent der Zellen manifestiert. Auch das intrazelluläre Phosphat P_3 steigt 10 Minuten nach der Stimulation durch gp120 von 108 cpm auf 5 105 cpm, was einer großen Steigerung der ATPase-Aktivität entspricht und möglicherweise durch ein Absinken des pH verursacht wird.

Andererseits läßt sich zeigen, daß die Proliferation der Viren durch eine zusätzliche Stimulation der Wirtszelle vermehrt und verstärkt werden kann. Alouf *et al.* (1986) benutzten Makrophagen und T4-Zellen aus dem peripheren Blut HIV-infizierter Patienten. Beide Zellarten wurden mit mitogenem Streptococcen-Toxin oder durch Phytohämagglutinin stimuliert, woraus eine um ein Vielfaches verstärkte Virenproliferation resultiert. Die Wirkung ist, gemessen an der RT-Aktivität, bei den Streptococcen-Toxinen etwa sechs- bis achtmal stärker als beim PHA. Zu ähnlichen Resultaten gelangt auch Fauci (1989): In chronisch oder unproduktiv infizierten Kulturen von Makrophagen oder T-Lymphozyten kann das starke Zytokin Tumor-Nekrose-Faktor-α (TNF-α) eine Virusexpression auslösen. Schwächere Zytokine wie das IL-6 oder das GMCSF *(granulocyte-macrophage-colony-stimulating-factor)* beeinflussen nur die Proliferation in Makrophagen. Beide Substanzen wirken synergetisch.

Der TNF-α ist eine sehr stark erregungssteigernde Substanz. Sein Name rührt daher, daß er in der Lage ist, Tumorzellen, die sich ohnehin im Zustand hochgradiger Erregung befinden, so weit zusätzlich zu reizen, daß sie in den nächsthöheren Erregungszustand, in den Zustand der Nekrose, übergehen. Andere erregungsstimulierende Faktoren, wie das IL-6, zeichnen sich durch eine, wenn auch geringere, Erregungssteigerung aus.

Dabei scheint es gleichgültig zu sein, auf welche Weise das Erregungsniveau der infizierten Zelle angehoben wird. Stanley *et al.* (1990) fanden, daß selbst ein kurzer Thermoschock von 41,7 bis 42,8 °C die RT-Aktivität sowie die Expression von mRNA und Proteinen auf das Dreifache steigert. Bei 40,5 °C erweist sich der Thermoschock als unwirksam, aber schon ein kleiner Zusatz von IL-6 erweist sich dann als wirksam. Thermische und chemische Reize wirken also synergetisch.

Eine solche Aktivierung der Virusproliferation durch exogene Faktoren kann auch auf klinischer Ebene bedeutsam werden. Während der symptomlosen Phase der Krankheit herrscht ein annäherndes Gleichgewicht zwischen einer schwachen Virenvermehrung und einer viroziden Aktivität durch Antikörper anti-p24 oder durch Killerzellen, so daß die Infektion sich auf einem konstant niedrigen Niveau hält. Kommt jedoch eine Infektion durch eine andere Krankheit hinzu, so wird in das Blut eine zusätzliche Menge Zytokine abgegeben, die Proliferation des HIV möglicherweise angeregt, während der Immunapparat des Patienten mit der Bekämpfung des neuen Erregers voll ausgelastet ist und zeitweilig nicht auf die vermehrten HIV-Antigene zu reagieren vermag. Dann könnte es sehr wohl passieren, daß der symptomlose Ablauf sich in einen symptomatischen mit Weiterentwicklung zum ARC und zum AIDS wandelt.

Im ersten Kapitel habe ich die Meinung vertreten, daß der Umschlag vom asymptomatischen zum symptomatischen Verlauf der Krankheit auf einem Versagen der Produktion von Antikörpern anti-p24 beruht. Dies ist auch vielfach mit statistisch signifikanten Werten belegt worden. Aber eine Statistik ist nur der Ausdruck des Verhaltens in einer Mehrheit von Fällen. In einer Minderheit von Fällen, die gar nicht so unbedeutend zu sein braucht, kann der Übergang zum klinischen Verlauf der Krankheit möglicherweise auch durch eine Zweitinfektion bewirkt werden. Wir hätten also allen Grund, bei symptomlosen Patienten selbst gegen harmlos erscheinende Infektionskrankheiten mit allen Mitteln prophylaktisch und therapeutisch vorzugehen.

3.2 Die systemische Entzündung

Bisher beschrieben wir nur Erregungs- und Entzündungsprozesse in einer einzelnen Zelle, die direkt mit dem HIV-Virion in Kontakt kam oder von funktionsspezifischen Wirkstoffen direkt aktiviert wurde. Nun bildet aber der gesunde sowie auch der kranke Organismus einen geschlossenen Komplex, in dem lokale Veränderungen sich auf vielfältige Weise auf das Verhalten nicht direkt betroffener Elemente auswirken. Insbesondere bei Infektionen haben wir damit zu rechnen, daß Zytokine jeder Art in die Blutbahn gelangen, und dazu noch Produkte des gestörten Stoffwechsels sowie andere, die aus der Zerstörung von Zellen durch Komplementbindung oder durch Killerzellen resultieren. Das sind vielfach Substanzen mit toxischem oder phlogistischem Charakter, die nicht ohne Wirkung auf Zellen bleiben, welche nicht direkt vom Erreger betroffen wurden. Neben der spezifischen

Erregung infizierter Zellen müssen wir daher auch einen verallgemeinerten Entzündungszustand, eine *systemische Entzündung*, in Betracht ziehen.

Eine umfangreiche Darstellung solcher verallgemeinerten Entzündungszustände stellt Pasternak (1987) am Beispiel der Infektion durch den Paramyxovirus dar. Auch bei nicht direkt infizierten Zellen stellt er den Eintritt von Natrium-Ionen sowie den Austritt von Kalium-Ionen fest, im späteren Stadium auch den Austritt von Aminosäuren und Fermenten. Charakteristisch ist die starke Wasseraufnahme durch die Zellen, die zu einer Schwellung der Zellen führt; auffällig ist eine verstärkte Zellatmung. Das alles sind Erscheinungen, die wir auch bei der Entzündung stets vorfinden. Interessant in diesem Zusammenhang ist auch, daß der Zusatz von Zink-Ionen in einer Konzentration von $10\mu M$ diese Erscheinungen zum Verschwinden bringt. Bekanntlich wirkt das Zink stark entzündungshemmend. Es liegen uns drei voneinander unabhängige Arbeiten vor, in denen nachgewiesen wird, daß der Zinkgehalt des Blutplasmas bei AIDS-Patienten um 25 Prozent bzw. um 45 Prozent abnimmt, und zwar in dem Maße, wie die Symptome sich zum klinischen AIDS entwickeln. Zum Beispiel besteht nach Torssander *et al.* (1988) zwischen dem Gehalt an Zink und dem Verhältnis T4/T8 eine positive Korrelation ($R = 0,61$, $p < 0,05$).

Schon Pasternak wies darauf hin, daß von der systemischen Entzündung die verschiedensten Zelltypen im Blut betroffen werden, darunter auch die so wenig erregbaren Erythrozyten, in denen sie sich durch eine Schwellung, also die üblicherweise mit der Entzündung verbundene Wasseraufnahme, manifestiert. Es ist daher nicht erstaunlich, daß Roberts *et al.* (1986) bei AIDS-Patienten im Stadium der Lymphadenopathie einen Anstieg des Hämatocrits verzeichnen. Bei gleichbleibender Erythrozytenzahl steigt ihr Volumen durch Wasseraufnahme aus dem Blutplasma.

Die erhöhte Erregung der Erythrozyten manifestiert sich auch darin, daß sie aus dem Blutplasma verstärkt Natrium aufnehmen und dementsprechend Kalium abgeben. Cusano *et al.* (1988) fanden eine Hyponaträmie bei 23 von 93 AIDS-Patienten verschiedener Stadien, wobei als Hyponaträmie ein Abfallen des Natriumgehalts unter 130 mEq/l angesehen wurde. Die Norm bei gesunden Personen beträgt bekanntlich 146 mEq/l. Keiner dieser Patienten hatte einen Nierenschaden, der den Natriumverlust erklären könnte. 14 von ihnen zeigten außerdem ein verringertes Volumen der extrazellulären Flüssigkeit, was ebenso wie die Abnahme der Natrium-Ionen im Blutplasma für einen entzündlichen Zustand der Erythrozyten spricht. Es handelt sich dabei sichtlich um eine Veränderung der roten Blutzellen, denn selbst die Gesamtheit aller weißen Blutzellen stellt eine so geringe Masse dar, daß irgendwelche von ihnen erlittenen Veränderungen unmeßbar klein sein müßten.

Auch andere Zelltypen, die nicht direkt vom HIV angegriffen werden, zeigen im Verlauf der Erkrankung stetig steigende funktionelle Veränderungen. Ohne hier auf die Details einzugehen, erwähne ich nur, daß bei Neutrophilen und anderen Phagozyten der Phagozytose-Koeffizient sich parallel mit der Entwicklung der Symptome stark verändert, und das gleiche ist von der Chemolumineszenz zu sagen, die ein Ausdruck der Atmungsintensität der Zelle ist.

Selbstverständlich sind derartige Veränderungen auch an den infizierbaren Zellen zu vermerken. Besonders zahlreich sind die Untersuchungen an Makrophagen. So ist der IL-1-Spiegel im Blut von gesunden Personen nur 4,4 ± 1,6 Einheiten/ml, bei ARC-Patienten 32,9 ± 10,2 Einheiten/ml und bei AIDS-Patienten 80,6 ± 19 Einheiten (Weiss *et al.*, 1989). Da nur etwa jeder tausendste Makrophage direkt infiziert ist, wären derartige Veränderungen unmeßbar klein, wenn sie nur die infizierten Zellen beträfen. Hier muß es sich um eine direkte Aktivierung sämtlicher Makrophagen in der Blutbahn handeln, und nicht nur der direkt infizierten Zellen. Auch hier haben wir es offensichtlich mit einer Wirkung der systemischen Entzündung zu tun.

Zabay *et al.* (1988) berichten, daß in unstimulierten Makrophagen aus AIDS-Patienten die Sekretion von Prostaglandinen gegenüber dem in Makrophagen von Gesunden gefundenen Wert von 10,1 ± 1,8 Einheiten auf 20,1 ± 2,0 Einheiten statistisch hoch signifikant ansteigt. Die Rückkehr zur Norm wird durch Indometacin, einen bekannten Entzündungshemmer, bewirkt. Am entzündlichen Charakter dieser Veränderung kann daher kaum gezweifelt werden.

Besonders dramatisch wirkt sich die systemische Entzündung bei der Bildung des Tumor-Nekrose-Faktors durch die Makrophagen aus. Lau, Read und Der (1989), die die Erscheinung untersucht haben, betonen ausdrücklich, daß es sich um Polypeptide handelte, die durch Makrophagen in Antwort auf Entzündung oder eine Sepsis produziert werden. In Makrophagen aus peripherem Blut gesunder Personen (0), von Patienten im asymptomatischen Stadium (CDC II), aus Patienten mit permanenter Lymphadenopathie (CDC III), aus Patienten mit ARC (CDC IVa) sowie aus Patienten mit klinischem AIDS und opportunistischen Infektionen (CDC IVc) gewannen sie stetig steigende Mengen von TNF-α. Schon im Stadium CDC II ist der Anstieg unverkennbar, wenn auch statistisch nicht signifikant. In den folgenden Stadien der Krankheit steigt die TNF-Produktion in hochsignifikanter Weise an. Wir müssen also damit rechnen, daß die systemische Entzündung sich bereits in frühen Stadien der Erkrankung manifestiert und auf ihren weiteren Verlauf Einfluß nehmen kann. Wir müssen ferner damit rechnen, daß jede zusätzliche Infektion ebenfalls zu einer systemischen Entzündung führt und daher den Ablauf des AIDS zu beeinflussen vermag, auch wenn sie völlig andere Systeme angreift. Eine Analyse der pathologischen Prozesse beim AIDS wäre also unvollständig, würde sie sich nur auf das Verhalten der vom Virus direkt angegriffenen Zellen beschränken.

Außerdem scheint es, daß man durch die Hemmung der systemischen Entzündung eine direkte therapeutische Wirkung erzielen kann. Cabotin *et al.* (1990) behandelten sieben Patienten mit der Durchschnittszahl von 379 CD4$^+$/μl, also etwa am Beginn des ARC-Stadiums, mit Zink-Injektionen (Tabelle III). Die Zahl der CD4$^+$-Zellen stieg um 40 Prozent, wenn auch dieser Anstieg angesichts der bekannten hohen Fluktuation der CD4$^+$-Zahlen nicht statistisch gesichert werden konnte. Auch die Zahl der CD8$^+$-Zellen stieg stark an, während normalerweise in diesem Stadium der Krankheit alle Typen der T-Zellen abzunehmen pflegen. Besonders wichtig erscheint aber der Hinweis, daß während der Beobachtungszeit keinerlei Fortschritt der Krankheit vermerkt wurde. Ähnliche Befunde teilten Beach *et al.* (1991) mit.

Tabelle III
Wirkung der Zink-Therapie auf sieben Patienten mit durchschnittlich 379 CD4$^+$/μl, also etwa zu Beginn des ARC
(Cabotin *et al.*, 1990)

Wegen der großen Variationsbreite ist die Zunahme der CD4$^+$ statistisch nicht gesichert. Während der Beobachtungszeit wurde keine Progression der Krankheit festgestellt.

	Normwerte	Vor der Behandlung	Nach der Behandlung
Zn	16,8 ± 1,5 mM	13,6 ± 1,3 mM	19,1 ± 4 mM
CD4$^+$	990 ± 400/μl	379 ± 222/μl	531 ± 255/μl
CD8$^+$	630 ± 240/μl	657 ± 315/μl	814 ± 235/μl

Die direkte Behandlung der systemischen Entzündung könnte also durchaus eine wenig aufwendige accessorische Therapie darstellen, die neben einer viroziden Behandlung eingesetzt werden könnte.

Kapitel 4
Die immunkompetenten Zellen

Das AIDS beruht auf einem Versagen der Immunreaktionen, also auf einer Dysregulation von immunkompetenten Zellen. Eine vollständige Darstellung der Funktionen dieser Zellen ergäbe ein komplettes Lehrbuch der Immunologie und würde den Rahmen meiner Arbeit sprengen. Da ich mich aber an einen informierten Leserkreis wende, kann ich auf die Darstellung von bereits Bekanntem verzichten und vorwiegend die Zusammenhänge betonen, die sich aus einer zellphysiologischen Betrachtungsweise ergeben und daher im allgemeinen immunologischen Schrifttum wenig Beachtung finden. Hinzu kommen noch gewisse, mit der HIV-Infektion verbundene Erscheinungen, die zumeist erst in den letzten Jahren ans Licht gebracht wurden und daher in unseren globalen Theorien noch keinen Niederschlag fanden.

Angesichts des täglich wachsenden Zugangs an neuen Informationen auf diesem Gebiet war ich während der Niederschrift dieser Monographie mehrfach gezwungen, meine Vorstellungen abzuändern oder wenigstens anders zu formulieren. Möglicherweise ist es dieser Umstand, der es bisher verhindert hat, daß eine umfassende Darstellung der immunologischen Verhältnisse beim AIDS überhaupt versucht wurde. Bei der Fülle des zum Teil widerspruchsvollen Informationsmaterials über die Funktion der immunkompetenten Zellen beim AIDS glaube ich jedoch, daß wir nur auf dem Wege über eine globale, sei es auch noch so provisorische Hypothese zum Verständnis der durch die HIV-Infektion hervorgerufenen Immunschwäche gelangen können. Die in diesem Kapitel entwickelten Vorstellungen erheben daher keinen Anspruch auf absolute Gültigkeit, sondern sollen nur neue Wege zum Weiterdenken aufzeigen.

4.1 Die Makrophagen

Der erste Schritt zur Immunisierung nach einer Infektion oder Impfung besteht darin, daß der Fremdkörper, ein Bakterium, ein Virus oder ein fremdes Eiweiß vom Makrophagen phagozytiert und zu kleineren Fragmenten, den eigentlichen Antigenen, abgebaut wird. Genau genommen gilt das nur für den Fall einer primären Infektion. Haben sich nach einer erstmaligen Infektion nicht nur Antikörper, sondern auch Gedächtniszellen unter den B-Lymphozyten oder unter den Killerzellen gebildet, so können sie allem

Anschein nach direkt durch den Fremdkörper zu neuer Aktivität angeregt werden, ohne daß hierfür der Umweg über die Makrophagen und die T4-Zellen notwendig wäre. Dafür spricht jedenfalls die Tatsache, daß zur Bildung von IgG-Antikörpern durch die B-Zellen bei einer ersten Impfung zirka sechs Tage benötigt werden, während bei einer Wiederholungsimpfung der Anstieg des Antikörper-Titers schon nach zwei bis drei Tagen zu vermerken ist (Uhr und Finkelstein, 1963; Figur 18).

Figur 18:

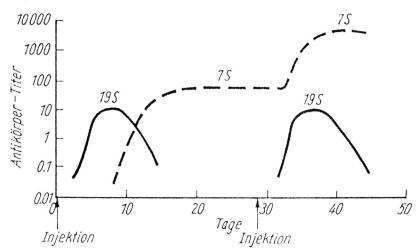

Der zeitliche Ablauf der Immunisierung nach Injektion von Coliphagen in ein Meerschweinchen (Uhr und Finkelstein, 1960).

Der Umstand, daß eine verzögerte Hautreaktion, an der vorwiegend Killerzellen beteiligt sind, selbst bei neuem Antigen sich nach etwa drei Tagen durch eine Hautrötung manifestiert, ließ die Vermutung aufkommen, daß Killerzellen direkt durch die Fremdsubstanz auch ohne Mithilfe der Makrophagen antigenspezifisch aktiviert werden können. Diese experimentell noch nicht genügend abgesicherte Vermutung würde viel zum Verständnis der Erscheinung der Anergie (Abschnitt 6.2.1) beitragen. Andererseits ist es aber gesichert, daß die Killerzellen auf dem Wege über Makrophagen und T4-Zellen zusätzlich aktiviert werden können. Diese Verhältnisse sollen im Abschnitt 4.2.2.3 behandelt werden.

Sicher ist jedoch, daß die natürlichen Killerzellen, deren Aufgabe es ist, Tumor- und andere entartete Zellen aufzuspüren und zu vernichten, der Mitwirkung der Makrophagen nicht bedürfen. Es sind kongenital spezifisch aktivierte Zellen, die stets verfügbar sein müssen und deren Funktion eine zeitliche Verzögerung durch eine indirekte Aktivierung nicht vertragen würde.

Selbst unter diesen Einschränkungen spielen die Makrophagen eine eminente Rolle im gesamten Immungeschehen. Ihre Eigenschaften müssen daher ausführlich behandelt werden.

Häufig findet man in der Literatur für sie die Bezeichnung Monozyten/ Makrophagen oder M/M-Zellen. Das liegt daran, daß sie schon in der Form einer Vorstufe, als Monozyten, in die Blutbahn entlassen werden und dort innerhalb von etwa vier Tagen zu Makrophagen heranreifen. In der Blutbahn findet man infolgedessen sämtliche Zwischenformen, so daß eine klare Abgrenzung oftmals unzweckmäßig ist, woraus auch dieser Doppelname resultiert.

Erstmalig stellten Gendelman *et al.* (1986) bei Makrophagen des Schafs fest, daß sämtliche Reifungsstadien etwa zu gleichen Anteilen im zirkulierenden Blut vertreten waren und daß die Reifung insgesamt in etwa vier Tagen ablief. Der gleiche Befund wurde bald danach von mehreren Autoren auch an menschlichen Makrophagen erbracht. Demnach müßten die Makrophagen eine sehr kurze Lebensdauer mit einem *turnover* von vier Tagen haben, was erstaunlich erscheint, da die weißen Blutzellen normalerweise eine Lebensdauer von etwa 30 Tagen aufweisen.

Verständlich wird dieser Widerspruch durch die Überlegung, daß reife Makrophagen einen starken Tropismus für verschiedene Gewebe entwickeln, in die sie infiltrieren und so aus dem zirkulierenden Blut verschwinden. Eine kleine Berechnung mag diesen Gedanken illustrieren.

Rechnet man, daß ein Makrophage im Durchschnitt etwa 15 μm mißt und daß es in einem mm^3 Blut etwa 500 Monozyten/Makrophagen gibt, so kann man berechnen, daß in den 5 Litern Blut eines erwachsenen Menschen etwa 8 Gramm Makrophagen zirkulieren. Andererseits kann man annehmen, daß in einem erwachsenen Organismus etwa 20 kg Gewebe vorliegt, das von Makrophagen infiltriert wird: Gehirn, Lunge, Leber, Niere, Magen-Darm-Trakt, Haut, Milz. In der Milz findet man bis zu 4 Prozent Makrophagen, im Thymus machen sie 3 Prozent der Masse aus, im Darm etwa 0,1 Prozent. Nehmen wir vorsichtig an, daß in der Gesamtheit dieser Gewebe die Makrophagen 0,5 Prozent der Masse ausmachen, so kommen wir auf etwa 100 g, auf über 10mal mehr als im zirkulierenden Blut. Mehr als 9 Zehntel aller Makrophagen unseres Organismus sind also in Gewebe inkorporiert, und die Reifungsdauer von 4 Tagen läßt auf eine Lebensdauer von 30 bis 40 Tagen schließen, was für einen Leukozyten völlig normal wäre.

Diese Überlegung wird experimentell durch Meltzer *et al.* (1990) bestätigt, die nachweisen, daß HIV-infizierte Makrophagen in den von ihnen infiltrierten Geweben monatelang verbleiben können.

4.1.1 Der Makrophage — eine dauererregte Zelle

Reife Makrophagen kann man von Monozyten leicht dadurch unterscheiden, daß die ersteren sich an gereinigte Glasflächen fest anheften. Glas ist bekanntlich kein Kristall, sondern eine Flüssigkeit extrem hoher Viskosität, in deren Außenfläche relativ bewegliche Kationen in großer Zahl eingelagert sind. Eine unerregte oder nur wenig erregte Zelle hat bekanntlich eine Membran, die außen positiv und innen negativ polarisiert ist. Von der stark Kationen-aktiven Oberfläche des Glases wird eine solche Zelle natürlich abgestoßen.

Figur 19:

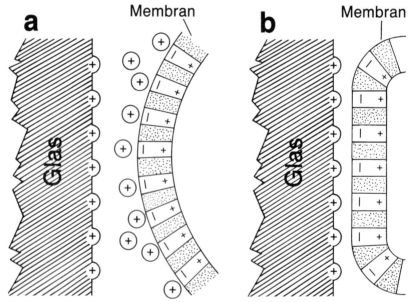

Das Haften einer aktivierten Zelle (Makrophage) an einer Glasfläche.
a. Ruhezelle: Die kationenaktive Glasfläche und die außen positiv polarisierte Membran stoßen sich gegenseitig ab.
b. Bei der aktivierten Zelle verschwindet die Oberflächenpolarisation. Die mit ihrem negativen Pol nach außen gerichteten Moleküle der Basisproteine der Membran werden von der positiven Ladung der Glasoberfläche angezogen.

Anders verhält es sich mit einer hochgradig erregten Zelle. Die Figur 19 stellt schematisch die Verhältnisse an der Membran einer unerregten und einer stark erregten Zelle dar. In beiden Fällen stellt die Membran ein Mosaik aus Phospholipid-Molekülen und radial angeordneten Eiweiß-Molekülen mit hohem Dipolmoment dar. Infolge der starken Membranpolarisation orientieren sich diese Moleküle mit dem negativen Pol nach außen. Ihr Dipolmoment wird jedoch durch die zahlreichen Ionen der Polarisationszone bei weitem kompensiert und kann die Abstoßung durch die Glasoberfläche nicht nennenswert verringern. In der stark erregten Zelle dagegen sinkt die Polarisation auf einen sehr geringen Wert, wenn nicht gar bis auf Null. Unverändert stark verbleibt jedoch das negative Dipolfeld der Membran-Eiweiße, woraus eine Attraktion zwischen der Zellmembran und der Glasfläche resultiert. Eine an Glasflächen haftende Zelle ist daher *a priori* verdächtig, hochgradig erregt zu sein.

Verbunden mit diesem hohen Erregungsgrad ist stets eine Herabsetzung der Reizschwelle. Die chemotaktische Reaktion, welche überhaupt erst eine Phagozytose gestattet, muß unter diesen Bedingungen besonders empfindlich sein, und das ist funktionell unbedingt erforderlich, denn die Makrophagen stellen unsere erste Abwehr zu Beginn einer Infektion dar; sie greifen zu einem Zeitpunkt ein, zu dem sich noch keine systemische Entzündung entwickelt haben kann, die das Erregungsniveau des Makrophagen steigern könnte, und auch keine Obsonisierung sich entwickeln konnte, welche eine Phagozytose fördern würde. Die biologische Rolle der permanent hohen Erregung der Makrophagen ist daher durchaus erkennbar.

Mit dem Erregungsniveau der Makrophagen ist eng verbunden ein niedriges pH ihres Zytoplasmas. Es spiegelt sich auf biochemischer Ebene insofern wider, als die Makrophagen die einzigen unter den Leukozyten sind, in denen eine Peroxidase-Aktivität nachzuweisen ist. Normalerweise wird das bei der Zellatmung anfallende giftige Wasserstoff-Superoxid durch die Katalase zerstört. Da diese jedoch in saurem Milieu nur wenig aktiv ist, muß sie im hocherregten Makrophagen durch die Peroxidase unterstützt werden, die gegen niedriges pH weniger anfällig ist.

Ferner zeichnen sich die Makrophagen, als einzige unter den Leukozyten, durch das Vorhandensein einer sauren Phosphatase aus. Dies deutet darauf hin, daß die mit dem Energiestoffwechsel verbundene Phosphorylierung in einem sauren Milieu abläuft und daher von der alkalischen Phosphatase schlecht bewältigt werden kann (Gendelman *et al.*, 1986).

Wie dieser hohe Erregungsgrad aufrecht erhalten wird, ist bisher anscheinend nicht erforscht worden. Ich kann hierzu nur eine Hypothese vorschlagen. Infizierte oder entzündete, das heißt zusätzlich erregte Makrophagen exprimieren den Tumor-Nekrose-Faktor α (TNF-α), einen außerordentlich starken Reizstoff, der zum Beispiel Tumorzellen, die ohnehin zur Nekrose neigen, vollends nekrotisiert. Auch gesunde Makrophagen exprimieren den TNF-α, wenn auch in viel geringeren Mengen. Wahrscheinlich genügt diese Menge, um den Makrophagen selbst auf einem hohen Erregungsniveau zu halten. Es ist auch durchaus denkbar, daß jeder zusätzliche Reiz die Expression von TNF-α verstärkt, dadurch das Erregungsniveau und damit die Reaktivität des Systems steigert, wodurch die Reizwirkung noch wesentlich verstärkt werden könnte.

Bestätigt wird diese Annahme durch den Befund (Odeh, 1990), daß verschiedene Zelltypen den TNF-α exprimieren, wenn sie eine Entzündung erleiden. Der biologische Sinn dieser Erscheinung dürfte darin liegen, daß eine funktionell irreversibel geschädigte Zelle möglichst rasch durch Nekrose beseitigt werden muß. Auch der reife Makrophage, der schon im Ruhezustand TNF-α exprimiert, wird durch eine durch Virusinfektion bewirkte zusätzliche Reizung zu einer verstärkten TNF-α-Expression angeregt.

Interessant in diesem Zusammenhang ist eine Arbeit von Darr (1989), der Makrophagen aus dem Blut gesunder Personen mit endotoxinfreiem HIV-1 infiziert. Er stellt eine dosisabhängige verstärkte Freisetzung von TNF-α mit einem Maximum am fünften Tag fest. Das gleiche Resultat erhält er auch, wenn das Virus vorher durch Wärme inaktiviert wurde, wodurch die reverse Transkriptase zerstört und eine Inkorporierung des Genoms in ein Chromosom der Wirtszelle verhindert wird. Die mit inaktiviertem Virus infizierten Zellen exprimieren also keine neuen Virionen. Der vom Virus auf die Membran der Wirtszellen ausgeübte Reiz, der auch die Endozytose auslöst, muß also genügen, um bereits eine nennenswerte Steigerung der TNF-Expression hervorzurufen.

Auch unphysiologische Reize können in Makrophagen, und sogar in unreifen Promonozyten, die normalerweise kein TNF-α exprimieren, dessen Produktion auslösen. Poli et al. (1990) behandeln solche Zellen mit Phorbol-12-Meristat und bewirken zunächst die Synthese einer TNF-α-spezifischen mRNA und sodann auch die Expression von TNF-α.

Auch in vivo bewirkt die HIV-Infektion eine verstärkte Produktion von TNF-α. In gesunden Kontrollpersonen enthält das Blutserum $12 \pm 5\,\mu g/ml$ TNF-α. Bei Patienten im Stadium der Lymphadenopathie steigt dieser Wert auf $31 \pm 24\,\mu g/ml$ und erreicht bei Patienten mit Vollbild-AIDS 55 ± 19 $\mu g/ml$ (Reddy et al., 1988). $12\,\mu g/ml$ entsprechen der normalen Produktion gesunder Makrophagen. Bedenkt man, daß selbst beim Vollbild-AIDS nur jeder hundertste, vielleicht sogar jeder tausendste Makrophage direkt infiziert ist, so erscheint die Steigerung um 4,5mal unvorstellbar hoch. Man darf daher annehmen, daß nicht nur die direkt infizierten Makrophagen, sondern auch die von der systemischen Entzündung indirekt betroffenen sich an der vermehrten Expression des TNF beteiligen.

Sie alle schwimmen dann in einem Blutplasma mit überhöhter TNF-α-Konzentration. Nun liegen aber mehrere Befunde vor (zum Beispiel Folks *et al.*, 1989), wonach schon geringe Dosen von TNF die Virusproliferation in Zellkulturen begünstigen. Selbst in chronisch infizierten Kulturen, die so wenig Viren exprimieren, daß die RT-Aktivität nicht meßbar ist, wird dabei ein deutlicher Anstieg der RT-Aktivität und die Expression infektionsfähiger Viren vermerkt. Die Infektion von endokrinen Makrophagen begünstigt also die Infektion weiterer Makrophagen. Poli *et al.* sprechen direkt von einem autokrinen Mechanismus bei der Induktion der Immunodefizienz. Dieser Faktor könnte für den raschen Anstieg der Virämie am Ende der symptomlosen Phase verantwortlich sein.

4.1.2 Die Aufbereitung der Antigene

Die Kette der Immunreaktionen beginnt mit der Aufnahme eines Fremdkörpers durch den Makrophagen. Wie fast alle Zellen unseres Körpers trägt auch der Makrophage Moleküle der MHS-Klasse I, des *major histocompatibility system*, das ihm erlaubt, zwischen körpereigenen und körperfremden Substanzen zu unterscheiden. Phagozytiert werden daher nur die körperfremden Substanzen, wobei wir hier der Einfachheit halber nicht unterscheiden wollen zwischen der Phagozytose, der Aufnahme mikroskopisch sichtbarer Objekte, und der Pinozytose, der Inkorporierung von Objekten inframikroskopischer Größenordnung. Der Grundmechanismus ist in beiden Fällen der gleiche, wie wir ihn im Abschnitt 2.4 für die Endozytose des HIV beschrieben haben.

In der gesamten Tierwelt vollzieht sich die Verdauung von Proteinen in zwei Stufen. Im Magen werden die Proteinmoleküle zunächst vom Pepsin in stark saurem Milieu von etwa pH 2 zu kurzen Peptiden von etwa 10 bis 20 Aminosäureresten abgebaut. Anschließend gelangen diese in das leicht alkalische Milieu des Darmes, in dem das Trypsin und auch das ihm verwandte Erepsin den Abbau bis zu einzelnen Aminosäuren vollziehen.

Beim Einzeller bildet sich zunächst eine Nahrungsvacuole, deren Inhalt, wie das bei der Endozytose beschrieben wurde, sehr bald sauer wird. Ein pH um 2,0 wäre für die Zelle zu toxisch, und daher übernimmt die erste

Stufe der Verdauung eine andere Gruppe von Proteasen, die Cathepsine, deren pH-Optimum im Durchschnitt etwas oberhalb von 5 liegt. Sowohl in der Struktur des Moleküls als auch in der proteolytischen Wirkung sind die Cathepsine dem Pepsin nahe verwandt.

Die kurzen fadenförmigen Produkte der Cathepsin-Hydrolyse entweichen durch die Poren der Vacuolenmembran leicht ins Zytoplasma, ohne daß die Nahrungsvacuole notwendigerweise zerstört werden müßte. Auf jeden Fall aber geraten sie in das annähernd neutrale oder leicht alkalische Zytoplasma, in dem die Proteasen der Trypsin-Gruppe aktiv sind und ihren weiteren Abbau übernehmen. Anders verhält es sich jedoch im Falle des hocherregten Makrophagen, dessen Zytoplasma bestimmt stark sauer ist. Das Trypsin ist in diesem Falle wirkungslos, und die zweite Stufe des Proteinabbaus findet nicht statt. Im übrigen vermerken Grey *et al.* (1989), daß in Makrophagen das Ferment Trypsininhibitor besonders aktiv ist. Die Produkte der Cathepsin-Hydrolyse bleiben also erhalten und werden nicht weiter zerstört; sie stellen die eigentlichen Antigene dar, gegen die im weiteren Verlauf der Immunreaktionen Antikörper gebildet werden.

Die Aufnahme und Aufbereitung eines Antigens hat offensichtlich einen doppelten Effekt. Einerseits werden dadurch charakteristische Abschnitte eines Proteinmoleküls bereitgestellt, auf deren Grundlage die Bildung spezifischer Antikörper eingeleitet werden kann, was die eigentliche Antigenfunktion darstellt. Andererseits wird das Erregungsniveau des Makrophagen angehoben, was ihn zur Expression von IL-1 anregt, wodurch er die T4-Zellen aktiviert und so die weitere Immunreaktion einleitet. Die relative Unabhängigkeit dieser beiden Funktionen voneinander wird am Adjuvans-Effekt deutlich:

Bekanntlich braucht man für eine erfolgreiche Immunisierung eine Mindestmenge Antigen. Diese Menge kann man jedoch um etwa zwei Zehnerpotenzen reduzieren, wenn man dem Impfstoff einen unspezifischen Reizstoff, ein Adjuvans, hinzufügt. Besonders bewährt haben sich hierbei Bakterien-Endotoxine, von denen bekannt ist, daß sie in Zellen einen entzündungsähnlichen Zustand, also eine Steigerung des Erregungsniveaus, herbeiführen. Für die eigentliche spezifische Immunreaktion bedarf es also einer sehr geringen Menge des Antigens. Zur Mobilisierung der nächsten Etappe, der T4-Helfer-Zellen, bedarf es dagegen einer starken Erregung, die nicht notwendigerweise immunspezifisch zu sein braucht.

Das gleiche Verfahren kommt auch in der nächsten Etappe zur Anwendung. Die aktivierten T4-Zellen exprimieren das IL-2, einen von der Natur des Antigens unabhängigen Reizstoff, der die Zielzellen, B-Lymphozyten oder T-Killerzellen, befähigt, die eigentliche spezifische Immunreaktion zu vollziehen. Im Falle einer HIV-Infektion bedeutet diese Aktivierung allerdings auch, daß sie befähigt werden, auf den vom Virion ausgehenden Reiz eine Endozytose durchzuführen und sich so zu infizieren.

4.1.3 Die *feeder*-Funktion der Makrophagen

Wir haben bereits gesehen, daß die in verschiedenen Geweben inkorporierten Makrophagen die Wirkung haben, die Erregung der eigentlichen Gewebszellen auf einem hohen Niveau zu halten. Als hocherregte Zellen haben die Makrophagen einen entsprechend gesteigerten Energiestoffwechsel mit einer höheren Produktion von H^+-Ionen, die durch aktiven Transport aus der Zelle in den Außenraum transportiert werden. In den meisten Geweben beträgt die Breite der intrazellulären Räume etwa 20 nm. Die Lymphe zirkuliert nur langsam in diesen engen Räumen, so daß in ihnen leicht eine Übersäuerung entsteht, wenn Zellen mit besonders hohem Stoffwechsel, wie etwa die Makrophagen, ihre Stoffwechselprodukte in diesen Raum entleeren. Die eigentlichen Gewebszellen, die ebenfalls mit diesem Raum kommunizieren, erhalten dadurch einen zusätzlichen Reiz, und ihr Erregungsniveau steigt dementsprechend.

Hinzu kommt noch, daß die Makrophagen selbst in ihrem relativen Ruhezustand ständig geringe Mengen von TNF-α exprimieren; dieser stark erregungssteigernde Faktor muß ebenfalls in die interzelluläre Lymphe gelangen und sämtliche Zellen des benachbarten Bereichs entsprechend aktivieren. Ob der H^+-Ionen-Efflux oder die Expression von TNF-α beim *feeder*-Effekt die entscheidende Rolle spielt, vermögen wir zur Zeit nicht zu sagen. Jedenfalls bringen die Makrophagen alle Voraussetzungen mit, um die Erregung der umgebenden Zellen auf das für den Stoffwechsel optimale Niveau zu steigern. Es handelt sich hier nicht um einen *feeder*-Effekt, sondern um eine trophische Regulierung.

Dramatische Veränderungen treten jedoch ein, wenn anstelle eines normalen Makrophagen ein HIV-infizierter ins Gewebe inkorporiert wird. In diesem Falle werden große Mengen von TNF-α exprimiert, die Gewebszellen unterliegen einem starken Reiz, und ihr Erregungsniveau steigt weit über das physiologische Optimum hinaus, wobei die Bedingungen einer Entzündung leicht erreicht werden können.

Es ist durchaus denkbar, daß die Organschädigungen, die wir bei der Primärinfektion durch das HIV und beim ARC beobachten, letzten Endes auf die TNF-α-Expression der ins Gewebe inkorporierten HIV-infizierten Makrophagen zurückzuführen sind.

4.1.4 Die Infektion der Makrophagen durch das HIV

Ihre leichte Infizierbarkeit durch das HIV verdanken die Makrophagen dem Umstand, daß sie, ähnlich wie die T4-Zellen, Rezeptoren vom Typ CD4 in ihrer Membran tragen. Die Zahl dieser Rezeptoren ist jedoch geringer als bei den T4-Zellen. Darauf ist es wahrscheinlich zurückzuführen, daß in Kulturen die Infektion von Zelle zu Zelle mit geringerer Wahrscheinlichkeit weitergegeben wird und die Kulturen sich daher langsamer entwickeln. Fowler, Redfield und Gendelman (1989) berichten zum Beispiel, daß Kulturen von T4-Zellen im Durchschnitt 11 Tage nach der Infektion positiv wurden, während Makrophagen-Kulturen hierfür im Durchschnitt 21 Tage benötigten. Auch die in letzter Zeit von mehreren Autoren gemachten Beobachtungen (Zusammenfassung bei Baltimore und Feinberg, 1989), wonach beim Patienten viel mehr Viren in T4-Zellen als in Makrophagen konzentriert sind, kann auf diesen Umstand zurückgeführt werden.

Collman *et al.* (1990) inhibieren die Infektion von Makrophagen durch das HIV-1 durch den monoklonalen Antikörper Leu3a, der das Bindungsepitop des CD4-Moleküls blockiert. Damit ist eindeutig erwiesen, daß bei den Makrophagen genauso wie bei den T4-Zellen die CD4-Rezeptoren die Eingangspforte für die HIV-Infektion darstellen.

Im Gegensatz zu den T4-Zellen, die die von ihnen gebildeten Virionen durch die Plasmamembran, die Außenmembran der Zelle, ausstoßen, findet man bei den Makrophagen häufig große Massen von reifen Virionen, die in stark ausgedehnten Vacuolen des Zytoplasmas eingelagert sind. Dementsprechend finden Potts, Maury und Martin (1990) nur wenig gp120 an der Oberfläche des Virus-exprimierenden Makrophagen; der weitaus überwiegende Teil des gp120 ist im Zytoplasma konzentriert. Nun haben wir gesehen, daß die Knospung des Virions dadurch eingeleitet wird, daß die stark elektronegativen Moleküle des gp120 zur polarisierten Zellmembran wandern und sie durchdringen (Abschnitt 2.2.1). Beim hocherregten Makrophagen ist die Polarisation entsprechend schwach, und nur wenige gp120-Moleküle wandern an die Zelloberfläche. Dagegen bleibt die Polarisation der Vacuolenmembranen auch bei erregten Zellen stets hoch, da durch den aktiven H^+-Ionen-Efflux der Vacuoleninhalt an positiven Ionen angereichert wird. Die gp120-Moleküle folgen dem größten Potentialgradienten und wandern vorzugsweise zur Vacuolenmembran und werden aus ihr durch Knospung in den Vacuolenraum exprimiert.

Über die Rolle der CD4-Rezeptoren von Makrophagen im Immunisierungsprozeß liegen bisher keinerlei Informationen vor. Im Abschnitt 4.4.1 werde ich eine Interpretation dieser Rolle vorschlagen. Interessant in diesem Zusammenhang ist jedenfalls, daß Monozyten keine oder nur wenige CD4-Rezeptoren tragen und diese erst im Laufe der Reifung, das heißt im Laufe der Entwicklung zur hochgradig erregten Zelle, ihre endgültige Zahl erreichen (Chapuis *et al.*, 1988). Im Einklang damit stehen zahlreiche Beobachtungen beim HIV und beim Visna-Virus, wonach Monozyten gar nicht oder nur sehr schlecht infizierbar sind und daß die Infektionsrate bei der Reifung des Makrophagen progressiv ansteigt. Der parallele Anstieg der Zahl der CD4-Rezeptoren und der Infizierbarkeit der Makrophagen belegt einmal mehr, daß auch bei den Makrophagen die HIV-Infektion über den CD4-Rezeptor verläuft.

Wir sind jetzt in der Lage, die beiden wesentlichen Unterschiede im Verhalten von Makrophagen und T4-Zellen gegenüber dem HIV zu deuten. Erstens sind Makrophagen direkt infizierbar, während T4-Zellen hierfür künstlich durch Mitogene oder physiologisch durch IL-1 aktiviert werden müssen. Die Makrophagen befinden sich ständig auf einem hohen Erregungsniveau und benötigen daher für eine Infektion keine zusätzliche Anregung. Bei einer gesunden Person, in deren Blut zur Zeit keine stärkeren Immunisierungsprozesse ablaufen, erfaßt die Infektion durch das HIV daher zunächst nur die Makrophagen und geht erst auf die T4-Zellen über, wenn durch die ersten Immunreaktionen aktivierte T4-Zellen vorliegen.

Zweitens wissen wir, daß *in vitro* das HIV sich in T4-Zellen zytotoxisch auswirkt, während in Makrophagenkulturen derartige Effekte nicht auftreten. Ich führte diese zytotoxische Wirkung auf eine starke Hyperinfektion der T4-Zellen zurück. Da die CD4-Rezeptoren in der Makrophagen-Membran nur eine geringe Dichte aufweisen, ist auch die Wahrscheinlichkeit einer starken Hyperinfektion entsprechend gering. Zahlreiche Befunde der Auszählung von HIV-Protoviren in infizierten T4-Zellen und Makrophagen (zum Beispiel Ho *et al.*, 1989) bestätigen in der Tat, daß der Grad der Hyperinfektion bei Makrophagen stets wesentlich niedriger liegt. Es besteht also kein prinzipieller Unterschied der Toxizität des Virus in den beiden Zelltypen. Der Unterschied liegt lediglich in der ungleichen Wahrscheinlichkeit der Infektion.

4.2 Die T-Zellen

Alle Typen der T4-Zellen haben gemeinsam, daß sie aus dem gleichen Praecursor mit dem Phaenotyp $CD3^+4^+8^+$ entstehen, aus dem durch Differenzierung im Thymus die vier Haupttypen der T-Zellen, die Helfer-Zelle, die Lymphokin-aktivierte Killerzelle, die natürliche Killerzelle und die Suppressor-Zelle hervorgehen. Wir wollen zunächst die wichtigsten funktionellen Eigenschaften dieser vier Zelltypen betrachten. Angesichts des sehr reichen Materials bin ich jedoch hierbei gezwungen, nur diejenigen Faktoren auszuwählen, die eine direkte Beziehung zum AIDS aufweisen.

4.2.1 Die T4-Helfer-Zellen

Die T4-Helfer-Zellen entsprechen im allgemeinen dem Phaenotyp $CD3^+4^+8^-$, das heißt, sie tragen Membranrezeptoren CD3 und CD4, jedoch nicht CD8. Über das Molekül CD4 erfolgt bekanntlich die Bindung des HIV und somit die Infektion der Zelle. Zur Identifizierung dieses Proteins CD4 benutzt man fluorochromierte monoklonale Antikörper, die nach der Bindung an die Zellmembran mittels Durchflußphotometer erfaßt werden.

Selbstverständlich wurde erwartet, daß die Blockierung des CD4 durch einen Antikörper die Bindung des HIV an die Zelle verhindert. Die Resultate waren zunächst sehr widersprüchlich, bis sich herausstellte, daß das Protein CD4 verschiedene immunogene Epitope trägt, zu denen auch das HIV-bindende Epitop gehört. Ein gegen dieses Epitop gerichteter monoklonaler Antikörper, zum Beispiel das Leu3a, inhibiert tatsächlich die Infektion, während andere Antikörper die Bindung des HIV an die Zelle nicht verhindern.

Gut bekannt ist, daß eine T4-Zelle im Ruhezustand vom HIV nicht infiziert wird. Hierfür ist eine Aktivierung dieser Zelle erforderlich, die unter physiologischen Bedingungen darin besteht, daß Makrophagen, nach Absorption eines Antigens und gegebenenfalls eines Adjuvans, das Interleukin IL-1 exprimieren. Dieses wird von spezifischen Membranrezeptoren der T4-Zelle abgefangen und versetzt diese in einen Zustand irreversibler Anregung. Die gleiche Aktivierung erzielt man durch verschiedene Mitogene, das heißt Reizstoffe, die sich fest an die Zellmembran binden und so einen Zustand der Dauererregung bewirken. Eine derart aktivierte Zelle kann ebenfalls das HIV binden und ist daher infizierbar.

Mit dieser Aktivierung beginnt auch die eigentliche Helferfunktion der T4-Zelle. Sie exprimiert nunmehr das Interleukin IL-2, das die B-Lymphozyten zunächst zu einer Proliferation anregt, die von der Synthese des eigentlichen Antikörpers gefolgt wird. Das gleiche IL-2 aktiviert auch die Killerzellen.

Diese wohlbekannte Beschreibung ist nicht in allen Punkten befriedigend. Zunächst ist es unbefriedigend, daß in diesem ganzen Mechanismus die CD4-Rezeptoren überhaupt keine Rolle spielen sollen. Schließlich existieren diese CD4-Rezeptoren unter verschiedenen Namen bei sämtlichen Säugetieren (zum Beispiel Lyt1 bei der Maus), müssen also eine andere biologische Rolle spielen als nur die des Akzeptors für ein tödliches Virus.

Auch wird hierbei nicht erwähnt, obgleich durch zahlreiche Arbeiten gesichert, daß die T4-Zelle bei ihrer Aktivierung direkten Kontakt mit dem Makrophagen aufnimmt. Auch der durch das IL-2 aktivierte B-Lymphozyt realisiert einen direkten Kontakt mit dem Makrophagen, bevor er mit der Expression von Antikörpern beginnt.[1] Schwierigkeiten bereitet hierbei auch die Vorstellung, daß die beiden Lymphokine IL-1 und IL-2 direkt in die Blutbahn entlassen werden und nur über diese die entsprechende Zielzelle, T4- oder B-Zelle, erreichen. Erstens ist es schwer, sich die Mengen dieser Lymphokine vorzustellen, die gebildet werden müßten, um in der gesamten Blutmasse eine für die Aktivierung erforderliche Konzentration herzustellen. Dann aber würden sämtliche T4-Zellen des Blutes aktiviert werden, und sie würden in sämtlichen B-Lymphozyten des Blutes die Produktion von Antikörpern induzieren, was jede Regulierung des Immunisierungsprozesses unmöglich machen würde. In dem Abschnitt 4.4 werde ich ein Modell der Wechselwirkung zwischen immunkompetenten Zellen vorschlagen, das diesen Bedenken Rechnung trägt.

4.2.2 Die T8-Zellen

Die T8-Zellen entsprechen dem Phaenotyp $CD3^{+}4^{-}8^{+}$. Dieser Phaenotyp ist jedoch nicht homogen, sondern es verbergen sich dahinter drei verschiedene Zelltypen, die T8-Suppressor-Zelle, die Killerzelle und die natürliche Killerzelle. Diese nicht sehr glückliche Terminologie verleitet zu Fehlinterpretationen. Ich will mich daher in meinen Ausführungen an die von Kamel-Reid und Dirk (1988) vorgeschlagene Terminologie halten. Sie unter-

---

[1] Dieser Umstand wird meines Wissens in der AIDS-Literatur an keiner Stelle erwähnt, obgleich er bereits in die Lehrbücher der Immunologie vorgedrungen ist (zum Beispiel Van den Tweel *et al.*, 1991).

scheiden zwischen NK *(natural killer cells)* und LAK *(lymphokine-activated killer cells)*, das heißt zwischen Killerzellen, die in ihrem jeweiligen Normalzustand eine Zytolyse verursachen können, und solchen Zellen, die erst nach der Aktivierung durch ein Lymphokin zytologisch wirksam werden. Wir müssen daher diese Zelltypen getrennt besprechen.[1]

4.2.2.1 Die Killerzellen vom Typ LAK *(lymphokine-activated killer cells)*

Das Charakteristische dieser Zellen ist, daß sie nach entsprechender Aktivierung durch ein Lymphokin in der Lage sind, Zellen anderen Typs, an die sie sich binden, abzutöten, indem sie auf weite Strecken hin deren Membran auflösen. Dabei zerstören sie manchmal auch ihre eigene Membran und gehen gemeinsam mit der Zielzelle zugrunde.

Die Zerstörung der Membran vollzieht die Killerzelle mit Hilfe eines Perforin genannten Eiweißes (Ding, Young und Cohen, 1988). Das N-terminale Glied des Perforins weist viele Analogien zum Complement-Protein C9 auf. Dieses hat bekanntlich eine starke Phospholipase-Wirkung und löst dadurch Zellmembranen auf, die ja etwa zur Hälfte aus Phospholipiden bestehen. Das Perforin dürfte also den gleichen Wirkungsmechanismus aufweisen (Chinkai, Takio und Okumura, 1988). Das Perforin durchbohrt jedoch nicht nur die Membran, sondern seine Moleküle polymerisieren sich und halten auf diese Weise große Poren in der Membran offen, was den starken zytotoxischen Effekt erklären soll. Die Frage, ob außerdem noch aus der Killerzelle zytotoxische Substanzen in die Zielzelle gelangen, ist bisher nicht eindeutig beantwortet worden. Möglicherweise spielen diese Rolle die Serin-Proteasen, die Peptidketten am Serin-Glied trennen. 24,5 bis 40 Prozent der Aminosäuren-Sequenzen der Proteine von Killerzellen entsprechen Serin-Proteasen. Deren Expression, genauso wie die der Perforine, beginnt kurz nachdem die Zellen aktiviert wurden und erreicht ein Maximum nach 10 bis 24 Stunden, was auch dem Maximum der Zytotoxizität entspricht (Bleakley zit. nach Marx, 1986).

In ihrer normalen Form sind die LAK zytotoxisch inaktiv. Sie werden aktiviert durch Interleukin-2 oder durch das Interferon-8 *in vitro*, oder durch

---

[1] Neuerdings gibt es Hinweise, daß auch T4+-Zellen als Killer wirken können (zum Beispiel Orentas *et al.*, 1990). Nun kennen wir aber neuerdings auch Lymphozyten mit gemischtem Phaenotyp CD4+8+, woraus Interpretationsfehler erwachsen können. Solange diese Verhältnisse nicht besser geklärt sind, erscheint es besser, sich an die alte Regel zu halten, wonach die Zellen mit dem Phaenotyp CD4+ die Helferfunktion ausüben und die Killerfunktion den Zellen mit dem Phaenotyp CD8+ vorbehalten bleibt.

Kontakt mit aktivierten T4-Zellen *in vivo*, praktisch also auch durch eine Interleukin-2-Wirkung. Ganz ähnlich wie bei den B-Zellen bewirkt die Aktivierung durch die T4-Zellen auch bei den LAK zunächst eine Proliferation und danach eine biochemische Aktivität, die in diesem Falle, wie wir eben gesehen haben, unter anderem zur Synthese von Perforin und von Serin-Proteasen führt.

Wie fast jede Säugetierzelle trägt auch die LAK Erkennungs-Antigene vom Typ MHS-I, die es ihr gestatten, bei Zellen, die sie antrifft, zwischen körpereigenen und körperfremden zu unterscheiden. Die körperfremden werden angegriffen und lysiert. Dadurch wird die aktivierte LAK-Zelle zu einer wirksamen Abwehrwaffe gegen die Invasion von Protozoen, Protophyten und multizellulären Parasiten. Unerwünschterweise bewirkt sie dadurch auch die Transplantatabstoßung, wobei zu bedenken ist, daß die Organtransplantation kein natürliches Ereignis ist und auf die Entwicklung der Immunfunktion durch natürliche Selektion keinen Einfluß ausüben konnte.

Diese Form der zytotoxischen Aktivität hat einen völlig unspezifischen Charakter. Sie richtet sich gegen sämtliche Fremdzellen. Daneben kennen wir auch eine spezifisch orientierte Zytotoxizität, die ADCC *(antibody dependent cellular cytotoxicity)*.

Ihr Mechanismus beruht darauf, daß die aktivierten Killerzellen Rezeptoren für den Abschnitt Fc der Immunoglobuline vom Typ IgG_1 tragen (Figur 20, Seite 116). Die IgG_1-Antikörper haben die bekannte Y-Konformation, und das Mittelstück Fc kann leicht gebunden werden, ohne daß die beiden antikörperaktiven Fragmente Fab in ihrer Funktion behindert würden. Eine auf diese Weise mit Antikörper-Molekülen besetzte Killerzelle kann sich nunmehr spezifisch an ein bestimmtes Antigen binden und die dieses Antigen tragende Zelle lysieren. Dies ist im Falle der HIV-Infektion mehrfach nachgewiesen worden. *In vitro* aktivierten LAK-Zellen wurde der Antikörper anti-gp120 zugesetzt. Danach waren diese Zellen imstande, HIV-exprimierende Zellen selektiv anzugreifen und zu lysieren.

Aus zwei verschiedenen Arbeiten (Bolognesi *et al.*, 1988; Melder *et al.*, 1989) erfahren wir, daß die ADCC-Wirkung bereits eindeutig auftritt, bevor die hochspezifischen Antikörper anti-gp120 gebildet werden. Außerdem ist in den ersten Wochen die ADCC-Reaktion relativ unspezifisch und nimmt erst später eine hohe Spezifität an. Sowohl das frühzeitige Auftreten als auch die geringe Spezifität sprechen dafür, daß diese Reaktion sich zunächst durch eine Bindung von Antikörpern des Typs IgM auswirkt und erst bei weiterer Entwicklung, wenn die IgG-Antikörper gebildet werden,

Figur 20:

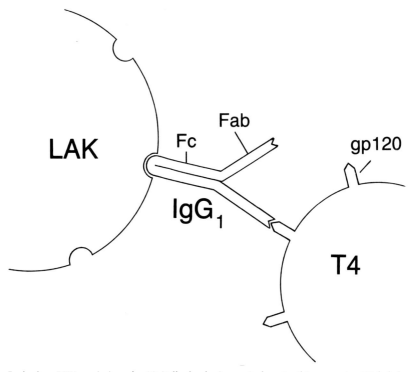

Lysis einer HIV-exprimierenden T4-Zelle durch einen mit dem Antikörper anti-gp120 beladenen Killer.
Der Antikörper bindet sich mit seinem Fragment Fc an einen der Fc-Rezeptoren in der Killer-Membran. Die beiden Fab-Fragmente tragen einen Antiidiotyp zum Bindungsepitop des gp120. Dadurch erfolgt die Bindung der LAK-Zelle an die Membran der gp120 exprimierenden T4-Zelle.

Figur 21:

Struktur eines Moleküls des Antikörpers IgM.
a. Zwei IgM-Moleküle im Elektronenmikroskop (Parkhouse *et al.*, 1970)
b. Struktur des IgM-Moleküls nach Porter (1959). Alle fünf Fc-Fragmente sind im Innern des Moleküls verborgen und können sich nicht an einen Fc-Rezeptor der Killer-Membran binden.
c. Struktur des IgM-Moleküls nach Segal und Segal (1974). Alle fünf Fc-Fragmente des Moleküls sind nach außen orientiert. Da sie mit dem Restmolekül durch ein Gelenkpeptid verbunden sind, können sie leicht Membranrezeptoren erreichen.

Figur 21:

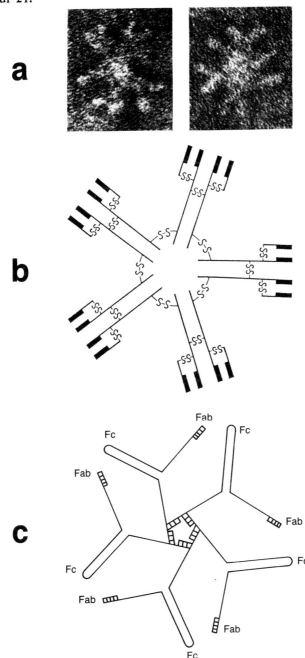

in diese spezifischere Form der Reaktion umschlägt. Schwierigkeiten bereitete hierbei die Struktur dieser verschiedenen Antikörper. Das IgM, ein Riesenmolekül von nahezu einer Million Dalton, besteht aus fünf miteinander verbundenen Einzelmolekülen. Die klassische Darstellung dieser Struktur erkennen wir in der Figur 21b. Die Fragmente Fc, durch welche die Bindung an die Killerzelle erfolgt, sind hier tief im Innern des Moleküls verbaut, so daß eine Bindung an die Membranrezeptoren für Fc unmöglich erscheint. Auf Grund der Zahl der pro Molekül IgM maximal gebundenen Antigene verschiedener Größe ermittelten Segal und Segal (1972) eine andere Struktur des IgM-Moleküls, die in der Figur 21c dargestellt ist. Bei dieser Struktur sind die Abschnitte Fc von außen gut zugänglich, und einer Bindung des IgM-Moleküls an die Killerzelle steht nichts im Wege.

Die ADCC wäre somit in der Lage, Virus-exprimierende Zellen wirksam zu zerstören. Sie wäre damit ein wichtiges Element der Immunabwehr bei Virusinfektionen. In der Tat liegen zahlreiche Tierversuche und klinische Beobachtungen darüber vor, daß die Resistenz gegen Virusinfektionen gut mit der Zahl und der Aktivität der Killerzellen korreliert. Sehr überzeugend ist ein Bericht von Biron, Byron und Gulliver (1988) über eine jugendliche Patientin, die sich durch einen Mangel von Killerzellen und Killerzellen-Aktivität auszeichnete. Die Patientin wurde mit einer schweren Varicella-Pneumonie eingeliefert und entwickelte noch im Krankenhaus eine Hepatitis. Aus Bronchien, Urin und Blut wurde außerdem das CMV (Cyto-Megalo-Virus) isoliert. Da sie außerdem an einer polymikrobiellen Sepsis litt, darf angenommen werden, daß die ADCC auch gegen Bakterien einen wirksamen Schutz beisteuert.

Bedauerlicherweise ist beim AIDS die Wirkung der ADCC nicht so gut wie bei anderen Virusinfektionen. *In vitro* verläuft die Zytolyse in Abwesenheit von Antikörpern völlig normal. *In vivo,* oder auch *in vitro* nach Zusatz von anti-gp120, wird die Zytolyse dagegen weitgehend eingeschränkt (zum Beispiel Ada, 1988). Ich werde im Abschnitt 4.4 noch darüber sprechen, daß für die Aktivierung der LAK ein direkter Kontakt mit der T4-Zelle erforderlich ist und daß dieser Kontakt über ein Rezeptorenpaar zustandekommt, von denen der eine die Epitop-Struktur von CD4, der andere die Epitop-Struktur von gp120 hat. Der bei der Immunisierung gebildete Antikörper anti-gp120 blockiert den Rezeptor an der Killerzelle, und das bei der Virusreifung freiwerdende Molekül gp120 besetzt den Rezeptor an der T4-Zelle. Beides trägt dazu bei, die Aktivierung der LAK durch Kontakt mit der T4-Zelle einzuschränken.

Dadurch entsteht ein Teufelskreis. Die Infektion löst einen Mechanismus aus, der zur Entwicklung einer wirksamen Abwehrmaßnahme führt. Diese wirkt sich jedoch dahingehend aus, daß sie den Mechanismus, der ihr Zustandekommen ermöglicht, wieder blockiert. So kommt es, daß die Bildung von Antikörpern anti-gp120 bei der Serokonversion zwar die spektakulärste Erscheinung darstellt, praktisch jedoch keinen großen Einfluß auf die spätere Progression der Krankheit auszuüben scheint.

Immerhin ist es interessant, festzustellen, daß dieser Antikörper anti-gp120 die Struktur eines IgG_1 hat, dessen Konformation die Anheftung an einen Fc-Rezeptor der LAK gestattet. Es handelt sich sichtlich um eine Anpassung, die sich bei der Abwehr von vielen anderen Viren bewährt hat und nun auch beim HIV beibehalten wird, obgleich sie in diesem Falle nahezu wirkungslos zu sein scheint.

Zahlreiche Autoren haben darauf aufmerksam gemacht, daß im Falle einer ADCC-Zytolyse die Killerzelle ein wichtiges Prinzip der Immunologie durchbricht. Während sich sonst die Tätigkeit der LAK-Zellen gegen heterologe Zellen richtet, werden in diesem Falle auch autologe, also körpereigene Zellen lysiert, vorausgesetzt, daß sie einer Virusinfektion ausgesetzt wurden. Einem ähnlichen Problem begegnen wird auch im Falle der natürlichen Killerzellen; diese Frage wird daher für beide Zelltypen gemeinsam im nächsten Abschnitt behandelt.

4.2.2.2 NK — die natürlichen Killerzellen

Wie ihr Name besagt, bedürfen die NK, die natürlichen Killerzellen, keiner zusätzlichen Aktivierung durch ein Interleukin. Sie sind permanent aktiviert, ähnlich wie wir das schon für die Makrophagen kennengelernt haben, und wie diese adhärieren sie an blanken Glasflächen, was von ihrem hohen Erregungsniveau zeugt. Selbstverständlich verfügen sie auch von Anfang an über die erforderliche Menge von Perforin, um bei der Begegnung mit einer Zielzelle diese sofort lysieren zu können. Die bekanntesten oder am häufigsten erwähnten dieser Zielzellen sind neoplastisch transformierte Zellen, die in der Lage wären, den Ausgangspunkt eines Tumors darzustellen und die daher rasch vernichtet werden müssen. Der Existenz der natürlichen Killerzellen verdanken wir es, daß der Tumor in unserem Leben ein doch relativ seltenes Ereignis darstellt.

Zahlreiche Versuche bestätigen, daß die NK wahllos alle Typen transformierter, das heißt onkogener Zellen zu lysieren vermögen. Das könnte zur Vermutung führen, daß alle Tumorzellen ein gleiches, gemeinsames und bei Normalzellen nicht vorkommendes Antigen tragen, gegen das sich die Aktivität der NK richten würde. Nun ist aber bekannt, daß die NK neben Tumorzellen auch hochgradig erregte Zellen zerstören, wie sie zum Beispiel im Herd einer Entzündung auftreten. Auch virusinfizierte Zellen werden von den NK lysiert, was verständlich ist, da sie sich in einem hochgradig erregten, also entzündungsähnlichen Zustand befinden.

Es ist schwer anzunehmen, daß diese Zellen ein für transformierte Zellen charakteristisches Antigen im Verlaufe des Entzündungsprozesses entwikkeln könnten. Außerdem bliebe da, genauso wie bei den LAK, die Frage offen, warum NK die Tumor- und entzündete Zellen (die ja ihren autologen Charakter behalten haben, das heißt körpereigene Zellen sind) zu lysieren vermögen. Erst seit kurzer Zeit sind wir in der Lage, diese Frage zu beantworten. Kerkau *et al.* (1989) und auch andere Autoren untersuchten in CD4-tragenden Zellen (zum Beispiel in T4-Lymphozyten der Linie H9 sowie in Lymphozyten aus peripherem Blut) die Antigene der Klasse MHS-I, die bekanntlich dafür verantwortlich sind, daß eine Zelle als körpereigen erkannt und deshalb nicht geschädigt wird. Sie stellten fest, daß nach einer Infektion durch HIV-1 »die Expression dieser Antigene herunterreguliert wird«. Sie stellten ferner fest, daß diese *down regulation* erst nach der Transkription, das heißt nach der Synthese des eigentlichen Eiweiß-Moleküls erfolgen muß, denn die Mengen der für MHS-I spezifischen mRNA waren in infizierten und in nichtinfizierten Zellen genau gleich groß. Das MHS-I-Molekül wurde also gebildet und dann allerdings auf eine von den Autoren nicht beschriebene Weise unkenntlich gemacht. Der Ausdruck *down regulation* erscheint auch schon deshalb inadäquat, weil aus der Zeit vor der Infektion eine große Zahl dieser Antigen-Moleküle in der Zellmembran vorhanden sein mußte und diese angesichts des langsamen *turnover* der Membran erst in Wochen hätten verschwinden können, falls tatsächlich keine neuen Antigen-Moleküle synthetisiert wurden.

Um das Phänomen zu verstehen, müssen wir die Struktur der MHS-Antigene der Klasse I betrachten (Bronds, 1987; Figur 22a). Es besteht aus einem Membran-penetrierenden Stiel und vier Monomeren oder Domänen, deren Anordnung in der Figur 22a völlig willkürlich dargestellt ist. Die Monomere N, C1 und C2 besitzen eine durchlaufende Peptidkette, sind also covalent miteinander verbunden. Das vierte Monomer β_2M besitzt eine unabhängige Peptidkette und ist mit dem restlichen Molekül nur durch schwache elektrostatische Bindungen verknüpft. Die Bezeichnung β_2M ist nicht von ungefähr gewählt worden; dieses Monomer ist in jeder Hinsicht identisch mit dem β_2-Mikroglobulin, das bei infektiösen Prozessen im Blut des Patienten verstärkt auftritt.

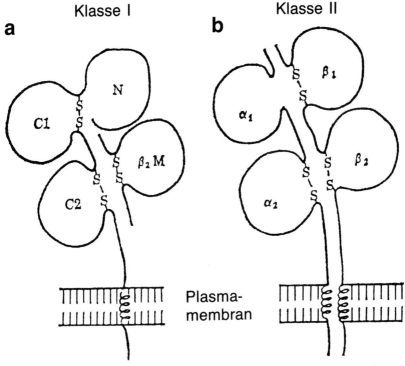

Grundsätzliche Struktur von Membranantigenen MHC der Klasse I und der Klasse II (Bronds, 1987)

Wir haben schon im Falle der Ablösung des Moleküls gp120 vom Membran-penetrierenden Molekül gp41 gesehen, daß ein Verlust der Membranpolarisation, so wie er zum Zeitpunkt der Virusreifung auftritt, die elektrostatischen Bindungen zwischen den Molekülen stark zu verringern vermag. Durch diese allosterischen Veränderungen eines membrangebundenen Proteins, die beim Absinken der Membranpolarisation so gut wie unvermeidlich sind, können die Bindungen des β_2M zum Restmolekül derart geschwächt werden, daß dieses Monomer unter dem Einfluß der Thermoagitation abgelöst wird. Die Infektion einer Zelle entspricht einer Erhöhung ihres Erregungsniveaus, einer Senkung der Membranpolarisation und dementsprechend einer Bildung von freiem β_2-Mikroglobulin, die alle infektiösen Prozesse begleitet.

Der Verlust des Monomers β_2M bedeutet jedoch für das Antigen MHS-I eine starke Strukturveränderung, so daß es nicht mehr als körpereigen erkannt wird und die Zelle vom Killer als »fremd« angesehen und dementsprechend lysiert wird. Auch die entzündete Zelle und noch mehr eine Tumorzelle sind hochgradig erregt und haben dadurch ihre Membranpolarisation eingebüßt. Auch sie müssen durch Allosterie das Monomer β_2M ihres MHS-I-Antigens verloren haben und werden daher von den natürlichen Killerzellen und auch von den LAK als körperfremd erkannt und lysiert, obgleich sie einen körpereigenen Ursprung haben.

Sehr aufschlußreich ist in dieser Hinsicht die bereits zitierte Arbeit von Melder et al. (1989). Benutzt werden für den Versuch hochaktive mit rIL-2 aktivierte Killerzellen. In einem nichtinfizierten Makrophagenstamm töten sie 17 LU/10^7 Zellen (LU = *lytic unit*), also extrem wenig. Wird der Stamm mit HIV infiziert, so werden 364 LU/10^7 Zellen lysiert. Bei zwei transformierten Zellinien K526 und Daudi werden sogar 8584 beziehungsweise 2000 LU/10^7 Zellen getötet. Die Transformation wirkt also im gleichen Sinne wie die Virusinfektion, nur wesentlich stärker. In einer neueren Arbeit bringen Melder et al. (1990) weitere Belege dafür, daß die Wirkung der Killerzellen auf modifizierte Zellen vom MHS-System unabhängig ist.

Bei entzündeten, infizierten oder onkogen transformierten Zellen verliert das Antigen MHS-I das vierte Monomer. Die Zelle wird nicht mehr als »selbst« erkannt und von den natürlichen Killern und auch von den lymphokin-aktivierten Killern angegriffen und lysiert. Das abgelöste vierte Monomer findet sich im Blutplasma als freies β_2-Mikroglobulin wieder. Dieses Protein reichert sich im Blut bei allen Infektionen und aseptischen Entzündungen an. Zahlreiche Arbeiten belegen, daß es bei der HIV-1-Infektion sehr frühzeitig in Erscheinung tritt und daß sich seine Konzentration im gleichen Maße erhöht, wie die klinischen Symptome fortschreiten (zum Beispiel Hofmann et al., 1990).

Der β_2M-Spiegel scheint direkt proportional der Zahl pathologisch veränderter Zellen zu sein. Die enge Beziehung zwischen der Zunahme des β_2M und dem Fortschritt der Krankheit ist denkbar direkt. Seine Messung ist wenig aufwendig. Es sollte weit mehr als bisher zur serologischen Kontrolle des Fortschritts der HIV-Infektion herangezogen werden.

Diese Überlegungen sollten die Diskussion darüber beenden, welche Funktion das β_2M im Blut von Patienten mit Infektionen oder aseptischen Entzündungen haben mag. Es hat überhaupt keine Funktion. Der biologische Nutzeffekt besteht darin, daß es sich unter pathologischen Bedingungen vom MHS-Antigen der Klasse I ablöst und dadurch die entzündeten, infizierten oder onkogen transformierten Zellen für die Zerstörung durch Killerzellen freigibt. Das in die Blutbahn entweichende β_2M-Monomer ist ein nunmehr wertloses Abfallprodukt, das als Protein nur langsam abgebaut wird und sich daher im Serum zu akkumulieren vermag.

4.2.2.3 Die T8-Suppressor-Zellen

In jüngster Zeit gewannen die Suppressor-Zellen stark an Interesse. Es stellte sich heraus, daß sie eine wichtige Rolle bei der Immuntoleranz spielen, also auch beim Zustandekommen von Autoimmun-Krankheiten von Bedeutung sind. Auf diese wichtigen Aspekte kann ich hier nicht näher eingehen, sondern begnüge mich damit, die Faktoren herauszustellen, die sich im Laufe der Entwicklung des AIDS bemerkbar machen. Am deutlichsten manifestiert sich die Rolle der T_{supp}-Zellen im Endstadium des AIDS, wenn durch die Zerstörung des Thymus die Zahl sämtlicher Typen von T-Zellen stark zurückgeht und ihre Aktivität, wahrscheinlich durch die unvollständige Reifung, außerdem noch nachläßt. In diesem Stadium steigt der Gehalt des Serums an Immunoglobulinen stark an, wobei der Zuwachs auf Kosten unspezifischer polyklonaler Antikörper geht. Es handelt sich hierbei nicht um eine Aktivierung der bereits vorhandenen Gedächtniszellen, die aus früheren Infektionen herrühren, sondern um die Induktion der Bildung völlig neuer Antikörper. Der sicherste Beweis hierfür ist, daß auch die IgM-Antikörper wieder auftreten, wobei wir sicher sind, daß für die IgM-Antikörper keine Gedächtniszellen gebildet werden.

Bekanntlich benötigt eine B-Zelle, um zur Proliferation und zur Expression von Antikörpern angeregt zu werden, einerseits eine wahrscheinlich unspezifische Aktivierung durch das aus der T4-Zelle stammende IL-2, andererseits braucht sie eine Antigen-Information, möglicherweise verbunden mit einer zusätzlichen Stimulierung durch den Makrophagen. Nun steigt aber im Verlauf einer Infektion der Gehalt des Blutplasmas an stimulierenden Faktoren stark an. Die aktivierten Makrophagen entlassen ins Blut nennenswerte Mengen des Tumor-Nekrose-Faktors TNF-α. Aus den T4-Zellen stammt freies IL-2, von dem nur ein kleiner Bruchteil sich an eine Rezeptorzelle bindet. Schließlich tragen auch die global als systemische Entzündung bezeichneten Faktoren dazu bei, das Erregungsniveau einer Zelle zu steigern. Dadurch kann eine B-Zelle, auch wenn sie keinen Kontakt mit der T4-Zelle oder dem Makrophagen hatte, also keine spezifische Immuninformation erhielt, dennoch zur Proliferation und zur Expression eines Antikörpers angeregt werden. Nur hätte dann dieser Antikörper nicht die Spezifität, die zur Bekämpfung des Krankheitserregers nützlich wäre. Bei schweren Infektionen wäre demnach die Mehrzahl der B-Zellen damit beschäftigt, völlig nutzlose Antikörper zu produzieren.

Hier scheinen nun die T_{supp}-Zellen einzugreifen. Schon frühzeitig (Laurence, Gottlieb und Kunkel, 1983; Laurence und Mager, 1984) wurden in Kulturen von Blutzellen aus AIDS-Patienten *soluble suppressor factors* (SSF) isoliert, die die Differenzierung von B-Lymphozyten in Plasmozyten sowie die Proliferation von T-Zellen (gemeint sind in diesem Falle wahrscheinlich LAK-Zellen) wirkungsvoll inhibierten. Inzwischen sind vier derartige Faktoren chemisch identifiziert worden (Zusammenfassung bei Bronds, 1987). Interessant ist, daß in beiden hier zitierten Arbeiten diese Suppressor-Faktoren nur bei Patienten mit HIV-Infektion, nicht aber mit anderen Virusinfektionen, nachgewiesen werden konnten.

Im Spätstadium des AIDS verschwinden die T_{supp}-Zellen, das Plasma enthält keine SSF, und unter der Wirkung der unspezifischen Reizstoffe exprimieren die B-Zellen unspezifische Antikörper. Solche polyklonalen Antikörper sind ein typisches Symptom des Vollbild-AIDS.

4.2.3 Die Reifung und die Differenzierung der T-Zellen

Mit Sicherheit erfolgt die Reifung eines großen Teils der T-Zellen im Thymus. Es ist nicht ausgeschlossen, und dafür sprechen die verschiedenen Versuche mit der Ablation des Thymus bei Mäusen, daß es auch anderes, noch nicht identifiziertes Thymus-äquivalentes Gewebe gibt, in dem die T-Zellen ebenfalls zu reifen vermögen. Am Prinzip der nachstehenden Ausführungen ändert dies jedoch nichts.

Die undifferenzierten T-Zellen liegen zunächst in der Form von T-Praecursoren mit dem Phaenotyp $CD3^+4^+8^+$ vor. Dabei ist der Marker CD3 allen T-Lymphozyten gemeinsam, während bei der Differenzierung eine Trennung in $T4^+$- und in $T8^+$-Zellen entsprechend ihrem Funktionstypus erfolgt. Reichhaltiges Material über die Typen der T-Zellen und ihre Differenzierung wurde vor allem durch Arbeiten an Mäusen erstellt. Die Resultate entsprechen in ihren Grundzügen den Befunden am Menschen, nur daß die Terminologie etwas anders gewählt wurde. So entspricht dem CD4 beim Menschen das Antigen Lyt1 bei der Maus; CD8 beim Menschen entspricht Lyt2 oder Lyt3 bei der Maus. Eine ausführliche Darstellung dieser Verhältnisse findet man bei Bronds (1987). Ich habe mich hier bemüht, die bei der Maus und beim Menschen gemachten Erfahrungen unter Benutzung einer einheitlichen Terminologie zu einem prinzipiell gültigen

Schema zu vereinfachen, das zwar interessante Beobachtungen zum großen Teil außer Acht läßt, jedoch in keinem Punkt mit solchen Befunden im Widerspruch steht.

Es hat sich als zweckmäßig erwiesen, genauso wie bei der Maus, so auch beim Menschen die genetische Anlage für die Marker diploid darzustellen. Der Praecursor hätte also nicht den Phaenotyp $CD4^+8^+$, sondern $CD4^{++}8^{++}$. Da, wie ich gleich zeigen werde, dieser Phaenotyp nekrotischen Reizen stark unterworfen ist, muß die Praecursor-Zelle zunächst als hochgradig erregt betrachtet werden. Sie reagiert sehr stark auf chemotaktische Reize, was ihr erlaubt, aktiv den Thymus aufzusuchen und in ihn einzudringen.

Für diesen chemotaktischen Faktor können wir einen konkreten Vorschlag unterbreiten. Wir wissen, daß der Thymus auch beim gesunden Menschen zahlreiche Makrophagen enthält. Nun exprimieren Makrophagen selbst in wenig erregtem Zustand den Tumor-Nekrose-Faktor-α, der einen Reizstoff darstellt und chemotaktisch wirksam sein müßte. Er diffundiert aus dem Thymus in die Blutbahn heraus und schafft so den Konzentrationsgradienten, dem die Praecursoren folgen könnten. Für diese Annahme spricht auch der Umstand, daß die Praecursoren im Innern des Thymus sich zunächst in der Rindensubstanz akkumulieren und dann in Richtung auf das Mark abwandern. Nun wissen wir, daß die Makrophagen im Thymus vorwiegend in der Grenzzone zwischen der Rinde und dem Mark konzentriert sind. Die Praecursoren wandern also einfach so lange, wie ein Konzentrationsgradient an TNF-α besteht, und kommen dann zum Stillstand.

In dem Rindenbereich des Thymus vollzieht sich die erste Phase der Differenzierung von T-Zellen. Sie unterliegen einer starken Proliferation, die sie auf etwa das Hundertfache vermehrt. Danach wandern sie in die Marksubstanz des Thymus ein, wobei etwa 99 Prozent von ihnen wieder absterben. Nach dieser zweiten Stufe der Differenzierung weisen sie die uns bekannten verschiedenen Phaenotypen der T-Zellen auf. Schließlich wandern diese so gereiften verschiedenen T-Zellen wieder in die Blutbahn aus.

Für die Proliferation in der ersten Reifungsstufe benötigen wir keine zusätzliche Erklärung. Der TNF-α ist ein Reizstoff, und jeder lange genug einwirkende Reizstoff ist zugleich ein »Mitogen«, ein »Proliferationsfaktor«, ein »colony enhancing factor«, oder wie man es auch sonst nennen mag. Unter dem Einfluß der hohen Konzentration des TNF-α in der Rindenschicht müssen die an sich schon hoch erregbaren Praecursoren stark proliferieren. Der TNF-α ist aber zugleich auch ein Tumor-Nekrose-Faktor, das heißt, daß die am stärksten erregten Zellen unter seiner Einwirkung den Zustand der Nekrose erreichen. Unter den stark vermehrten Praecursoren sind zweifellos diejenigen am meisten erregbar und am meisten der Nekrose ausgesetzt, die den vollständigen Phaenotyp $CD4^{++}8^{++}$ tragen, denn unter den wenigen Überlebenden dieser Prozedur finden sich keine Zellen mit diesem Phaenotyp. Am häufigsten überlebt der Phaenotyp $CD4^{++}8^{--}$ oder der Phaenotyp $CD4^{--}8^{++}$, aber auch andere Varianten sind unter den überlebenden Zellen vertreten.[1]

Bei erzwungenen Mitosen, wie sie in der ersten Reifungsphase der T-Zellen stattfinden, sind Mutationen jeder Art sehr häufig, wie das besonders von Tumorzellen bekannt ist. Die Annahme erscheint durchaus berechtigt, daß in etwa 1 Prozent der Zellen einzelne Marker durch Mutation funktionsunfähig werden, was sich anscheinend auf die Überlebensfähigkeit der Zelle unter kritisch starken Reizbedingungen positiv auswirkt. Jedenfalls gibt es nach der Passage durch den Thymus unter den T-Lymphozyten keinen einzigen mit dem Phaenotyp $CD4^{++}8^{++}$. Der Ausfall auch nur eines einzigen Markers, der dem Typ $CD4^{+-}8^{++}$ oder $CD4^{++}8^{+-}$ entsprechen würde, scheint schon die Überlebenschance wesentlich zu erhöhen, denn derartige T-Lymphozyten finden sich, wenn auch in geringer Zahl, nach der Reifung wieder. Den größten Anteil der T-Lymphozyten bilden Zellen, bei denen zwei der vier Marker durch Mutation ausgefallen sind, also $CD4^{--}8^{++}$ und $CD4^{++}8^{--}$.

Die moderne elektronenmikroskopische Histologie des Thymus bestätigt diese Vorstellungen (Kendall, 1990). Die frisch in die Rinde eingewanderten Praecursoren sind große Zellen mit breitem Zytoplasma. Je weiter sie zum Mark vordringen, um so schmaler wird der Zytoplasmarand, was für sehr rasch proliferierende Zellen typisch ist. Dem entspricht auch die hohe Zahl der in der Rinde auftretenden Mitosen, die aber nur in den T-Zellen und weder in den Makrophagen noch in den Epithelzellen des Thymus zu erkennen sind.

---

[1] Diese Eliminierung der Mehrzahl der Thymozyten im Verlaufe der Reifung ist als »vorprogrammierter Tod« vielfach beschrieben worden. Über den Mechanismus dieser Nekrose wurden bisher keine konkreten Vorstellungen entwickelt.

Es liegen Hinweise dafür vor, daß Wechselwirkungen mit dem MHS-System der Epithelzellen das Überleben der Thymozyten begünstigen können (positive Selektion); danach erfolgt durch Wechselwirkung mit Makrophagen eine Vernichtung der übrigen Zellen (negative Selektion). Diese Prozesse scheinen für die Ausbildung der Immuntoleranz und der Autoimmunität von Bedeutung zu sein. Bei einer Analyse der Pathologie des AIDS können wir diese komplizierten Zusammenhänge übergehen.

Die Zellen in der Nähe der Mark-Rinden-Grenze weisen ferner eine große Zahl pyknotischer Kerne auf, was dafür spricht, daß hier von den vielen aus der Proliferation resultierenden Zellen ein großer Teil wieder abstirbt.

Im Mark finden sich keine pyknotischen Kerne, und der Zytoplasmasaum wird wieder breiter. Sichtlich erfolgt hier weder eine Proliferation noch eine Letalselektion der Zellen. In dem Mark machen die T-Zellen ihr letztes Reifungsstadium durch, sie erholen sich in einem nicht aggressiven Milieu und wachsen wieder auf normale Dimensionen heran, um dann aus dem Thymus in die Blutbahn auszutreten.

Entsprechend unserer Hypothese müßten also im zweiten Stadium der Reifung, das sich an der Grenze zwischen Mark und Rinde vollzieht, unter dem Einfluß des TNF-α die nicht mutierten Zellen und zum Teil auch die nur schwach mutierten Zellen eliminiert werden. Die Zellen mit unvollständigem Marker-Satz sind weniger erregbar, also auch chemotaktisch weniger ansprechbar, und dürften ungeachtet des TNF-α-Gradienten den Thymus verlassen und in die Blutbahn übergehen.

Eine Bestätigung hierfür liefert uns eine Arbeit von Beller und Unanue (1978), in der die ungereiften Thymozyten aus der Thymusrinde in einer Mischung sämtlicher Leukozyten des Blutes gehalten wurden. Die zweite Phase der Reifung und der entsprechenden Differenzierung der T-Zellen vollzog sich auch *in vitro*. Wurden aber aus der Mischung der Leukozyten die Makrophagen vorher eliminiert, unterblieb die zweite Stufe der Reifung. Offensichtlich ist ein Produkt der Makrophagen, aller Wahrscheinlichkeit nach der TNF-α, für die Nekrose des größten Teils der unreifen T-Zellen verantwortlich.

In der Tabelle IV (Seite 128) habe ich versucht, andeutungsweise die quantitativen Bedingungen dieser Reifung zusammenzustellen. Die von mir gewählten Zahlenangaben sind willkürlich, halten sich aber im Rahmen des Wahrscheinlichen.

Der unter 1 vermerkte Phaenotyp CD4^{++}8^{++}, also die Ausgangsform, stellt zweifelsohne die größte Zahl der durch die Proliferation entstandenen Zellen dar, jedoch dürften sie alle letal sein. Ihre Häufigkeit im zirkulierenden Blut dürfen wir mit null pro Mikroliter ansetzen. Die unter 2 und 3 vermerkten Phaenotypen, bei denen jeweils nur ein einziger Marker ausfällt, dürften bei den Mutationen am häufigsten entstehen, aber auch dieser Typ ist relativ letal, so daß die Zahl solcher Zellen im zirkulierenden Blut nur gering sein dürfte. Immerhin sind entsprechende Phaenotypen bei der Maus mehrfach beschrieben worden. Ich setze ihre Häufigkeit willkürlich

Tabelle IV:
Die verschiedenen aus der Reifung des T-Zellen-Precursors CD4^{++}CD8^{++} resultierenden T-Phänotypen und ihre geschätzte Zahl im Mikroliter Normalblut

Phänotyp	Entstehung und Vitalität	Geschätzte Zahl in μl
1) $4^{++}8^{++}$	Precursoren, alle letal	0
2) $4^{++}8^{+-}$	Eine Mutation, relativ häufig,	125
3) $4^{+-}8^{++}$	größtenteils letal	125
4) $4^{+-}8^{+-}$	Zwei Mutationen, relativ selten,	125
5) $4^{-+}8^{-+}$	größtenteils vital	125
6) $4^{++}8^{--}$	Zwei Mutationen im gleichen	1 000
7) $4^{--}8^{++}$	Allel, relativ häufig, alle vital	1 000

Zahl der Zellen mit mindestens einem CD4-Marker (n_4)		Zahl der Zellen mit mindestens einem CD8-Marker (n_8)		Gesamtzahl der CD3$^+$-Zellen (n_3)	
2)	125	2)	125	2)	125
3)	125	3)	125	3)	125
4)	125	4)	125	4)	125
5)	125	5)	125	5)	125
6)	1 000	7)	1 000	6)	1 000
				7)	1 000

$n_4 = 1\,500$	$n_8 = 1\,500$	$n_3 = 2\,500$

$n_4 + n_8 = 3\,000$ CD4$^+$/CD4$^-$-Zellen = 1 500/1 000 = 1,5

mit je 125, also insgesamt 250 pro Mikroliter ein, einfach deshalb, um bei der Schlußabrechnung auf runde Zahlen zu kommen. Die Phaenotypen 4 und 5, die jeweils zwei Mutationen erfordern, dürften wesentlich seltener sein. Aber dafür sind diese Zellen relativ vital und werden im Thymus nicht zerstört. T-Zellen mit dem Phaenotyp CD4$^+$8$^+$ wurden in der Tat im zirkulierenden Blut festgestellt. Sie machen etwa 9 Prozent der T-Zellen aus, was uns gestattet, mit einiger Sicherheit die Summe dieser beiden Phaenotypen mit zirka 250 pro Mikroliter anzusetzen.

Noch vitaler und daher häufiger dürften die Mutanten 6 und 7 sein, bei denen entweder beide CD4-Marker oder beide CD8-Marker eliminiert sind. Willkürlich nehmen wir ihre Häufigkeit mit je 1 000 pro Mikroliter an. Nunmehr addiere ich die Zellen aller Phaenotypen, in denen ein

CD4$^+$ vorkommt, und komme auf die Gesamtzahl von rund 1 500. Auch die Zellen, in deren Phaenotyp CD8$^+$ mindestens einmal vorkommt, werden addiert, und ihre Summe ergibt ebenfalls 1 500. Vergleichen wir aber die Gesamtzahl der Zellen, die wenigstens einmal CD4$^+$ sind, mit den Zellen, die absolut CD4$^-$ sind, so erhalten wir das Verhältnis 1 500 : 1 000, was etwa dem tatsächlichen Verhältnis bei den zirkulierenden T-Zellen entspricht.

Nunmehr wird auch verständlich, warum die Zahl der CD3-positiven Zellen stets wesentlich kleiner ist als die Summe der CD4- und CD8-positiven. Bestimmt man getrennt die CD4- und die CD8-positiven, die beide den CD3-Marker tragen, so werden die Mutanten 2, 3, 4 und 5 doppelt gezählt. In der Tabelle IV erscheint daher die Summe der T4- und T8-Zellen als 3 000, während die tatsächliche, durch den Marker CD3 bestimmte, globale Zellenzahl nur 2 500 beträgt.

Bei der Analyse der Depletion von T4-Zellen während der symptomfreien Phase der HIV-Infektion werde ich auf diese Verhältnisse zurückgreifen müssen.

4.3 Die B-Lymphozyten

Damit eine ursprünglich indifferente B-Zelle beginnt, Antikörper zu exprimieren, muß sie zwei Veränderungen erleiden. Erstens muß sie in einen hohen Erregungszustand versetzt werden, damit sie proliferiert und dabei eine große Zahl von »B-Lymphoblasten« oder »kleinen B-Lymphozyten« bildet. Diese sind die eigentlichen Antikörper-Bildner. Damit sie diese Funktion erfüllen können, müssen sie zweitens mit dem Makrophagen Kontakt aufnehmen, der die Antigene präsentiert, gegen welche die Antikörper gebildet werden sollen. Dann müssen sie sich vom Makrophagen wieder lösen, um schließlich ihre Funktion ausüben zu können. Alle diese Aktivitäten werden durch chemische Signalsubstanzen ausgelöst.

Wir haben bereits gesehen, daß es unter den chemischen Wirkstoffen prinzipiell zwei Kategorien gibt. Die einen binden sich locker an die Plasmamembran der Zielzelle und lösen sich ebenso leicht von ihr. Ihre Wirkung dauert nur so lange an, wie die Zufuhr des Reizstoffes anhält. Danach kehrt die betroffene Zelle zumeist rasch in ihren Ausgangszustand zurück. Solche Reizstoffe wirken ohne einen spezifischen Membranrezeptor und sind daher unspezifisch für viele Zellarten. Ein Beispiel hierfür ist der Tumor-Nekrose-Faktor TNF-α, dessen Wirkung wir soeben am Beispiel der Reifung von T-Zellen diskutiert haben.

Ein Beispiel für die zweite Gruppe stellen die Interleukine dar. Ihre Moleküle binden sich fest und zumeist irreversibel an Rezeptoren der Zellmembran. Ihre Wirkung kann daher sehr spezifisch sein. So aktiviert das IL-1 bekanntlich die T4-Zellen, nicht aber die B-Lymphozyten. Die dadurch erzielte Aktivierung ist irreversibel. So kann man aktivierte T4-Zellen aus einer Kultur isolieren, sie gründlich abwaschen und in einer makrophagenfreien Kultur weiterzüchten. An ihrem Aktivierungszustand ändert das nichts.

Auch das von der aktivierten T4-Zelle abgegebene IL-2 gehört zu diesem Typ der Signalstoffe mit Dauerwirkung. Die zunächst wenig erregte B-Zelle folgt dem Konzentrationsgradienten des aus der T4-Zelle diffundierenden Interleukins, bis sie schließlich die Membran der T4-Zelle erreicht, um sich an sie mit spezifischen Rezeptoren, die man besser als Kontaktproteine bezeichnen sollte, anzuheften. Die Existenz solch spezifischer Kontaktproteine für die Bindung zwischen Makrophagen und T4-Zellen sowie zwischen T4- und B-Zellen ist von verschiedenen Autoren postuliert worden (zum Beispiel Grey, Sette und Buus, 1989), und die Vermutung lag nahe, daß eben dieselben Kontaktproteine CD4 an der T4-Zelle und am Makrophagen auch die Bindung des Viruseiweißes gp120 ermöglichten. Wenn aber die Moleküle CD4 der T4-Zelle die Fähigkeit hätten, einerseits B-Zellen und andererseits das gp120 zu binden, so müßten zwischen den entsprechenden Kontaktproteinen der B-Zellen und dem gp120 gewisse Strukturähnlichkeiten bestehen. Den direkten Nachweis hierfür erbrachte Goudsmit (1989). Er stellte in der Tat fest, daß zwei Epitope des gp120 von HIV-1 (Aminosäurereste 55 bis 65 und 509 bis 518) zwei anderen Epitopen von Membraneiweißen der B-Zellen in höchstem Grade gleichen — sowohl in der Struktur als auch in der Antigenwirkung. Eine eingehende Darstellung der Beziehungen zwischen den Kontakteiweißen der verschiedenen immunkompetenten Zellen erfolgt im Abschnitt 4.4.1.

Die B-Zelle, die an einer IL-2-exprimierenden T4-Zelle haftet, wird direkt vom IL-2 überschwemmt und besetzt nach und nach ihre sämtlichen Membranrezeptoren mit diesem Interleukin. Dadurch steigt ihr Erregungsniveau, und die Membranpolarisation sinkt. Wie das noch eingehend im Abschnitt 4.4.1 besprochen wird, bewirkt diese Änderung des elektrischen Umfelds eine allosterische Umwandlung des Kontaktproteins, wodurch sich die Bindung zwischen den beiden Zellen lockert. Zudem ist die B-Zelle nunmehr allseitig maximal erregt. Der IL-2-Gradient kann auf sie daher keine gerichtete Reizwirkung mehr ausüben, die zum Zustandekommen der Chemotaxis erforderlich ist. Der B-Lymphozyt löst sich daher von der T4-Zelle und wandert ab.

Der starke allseitige Reiz, den das membrangebundene IL-2 auf den B-Lymphozyten ausübt, hat eine mitogene Wirkung und bewirkt eine Proliferation. Nach jeder Zellteilung muß etwa die Hälfte der Zellmembran erneuert werden, so daß im Endprodukt, den B-Lymphoblasten, nur noch wenige mit IL-2 belegte Rezeptoren verbleiben. Die Reizwirkung geht von Teilung zu Teilung zurück, bis sie schließlich nicht mehr in der Lage ist, eine weitere Mitose auszulösen. Die Proliferationsphase ist damit abgeschlossen.

In dem Maße, wie die globale Erregung der Tochterzellen nachläßt, beginnen sie wieder, auf Reizgradienten anzusprechen. Ein solcher Reizgradient umgibt jeden antigenpräsentierenden, das heißt stark erregten Makrophagen, der in diesem Zustand große Mengen TNF-α exprimiert. Der B-Lymphoblast hat zwar durch die Proliferation fast alle seine IL-2-Rezeptoren eingebüßt und reagiert nicht mehr auf den IL-2-Gradienten, der TNF-α ist aber ein unspezifischer Reizstoff, auf dessen Gradienten der B-Lymphoblast anspricht.

Hat der B-Lymphoblast, diesem Gradienten folgend, den Makrophagen erreicht, so heftet er sich nicht an ihn an, sondern beginnt auf seiner Oberfläche herumzuwandern. Ein Zeitrafferfilm von Lohmann-Mathis (1973) zeigt, wie die Lymphoblasten die Membran des Makrophagen »ablecken« und sie dann, wenn sie »gesättigt« sind, wieder verlassen. Sichtlich reichern sie sich auf diese Weise mit »antigener Information« an, wodurch wahrscheinlich auch ihr Erregungsniveau steigt, denn sie wandern ungeachtet des TNF-α-Gradienten wieder vom Makrophagen ab. Nunmehr sind die B-Lymphoblasten sowohl aktiviert als auch mit der »Antigen-Information« versehen und können mit der Expression des Antikörpers beginnen.

4.3.1 Die Natur der immunologischen Information

Über die Natur der immunologischen Information, die dem B-Lymphoblasten vom Makrophagen übermittelt wird, besteht zur Zeit keine einheitliche Vorstellung. Am meisten verbreitet ist Burnet's *clonal selection theory*, wonach in unserem Organismus für jedes Antigen ein besonderer Klon spezifisch hierfür empfänglicher B-Zellen vorhanden ist. Alle B-Zellen tasten den Makrophagen ab, aber nur die zum entsprechenden Klon gehörenden werden durch den Kontakt mit dem Antigen aktiviert, proliferieren und produzieren spezifische Antikörper.

In ihrer klassischen, 1959 veröffentlichten Form läßt sich diese Theorie heute kaum aufrecht erhalten. Schon 1962 schrieben Burnet *et al.*: »Die Schwierigkeit, die Tatsachen im Rahmen einer einfachen Klonselektionstheorie (wobei jeder Klon der Träger eines immunologischen Musters ist) zu beschreiben, sind nunmehr unüberwindlich geworden.«

Unter den zahlreichen Arbeiten, die die Klonselektionstheorie widerlegen, zitieren wir hier nur einen Versuch von Liacopoulos, Amstutz und Gille (1971). Sie zeigten, daß ein und dieselbe Zelle in der Lage ist, Antikörper gegen zwei verschiedene Antigene, in diesem Falle gegen Erythrozyten des Schafs und der Taube, die morphologisch leicht unterscheidbar sind, zu bilden. Vorausgesetzt, daß die beiden Immunisierungen nicht gleichzeitig erfolgten, entstanden Mischrosetten, bei denen an einer Antikörper-exprimierenden Zelle beide Typen von Erythrozyten nebeneinander vorlagen. Ähnliche Befunde wurden von mehreren anderen Autoren veröffentlicht.

Einen neuen Weg weisen die zahlreichen, Mitte der sechziger Jahre durchgeführten Versuche, die zeigen, daß die Makrophagen nach Absorption des Antigens durch ihre Membran hindurch eine Ribonukleinsäure exprimieren, die isoliert werden kann und in Lymphozytenkulturen eines neuen Tieres die Bildung eines spezifischen Antikörpers induziert (Fishman, van Rood und Adler, 1964; Fishman *et al.*, 1968; Morgunow, Orgel und Trutman, 1970; und andere mehr). Für die Bildung eines Antikörper-exprimierenden B-Lymphoblasten mit Gedächtniswirkung wäre es also nur noch erforderlich, daß die von ihm von der Makrophagenmembran aufgesammelten RNA-Fäden ins Zellinnere gelangten, was nicht problematisch wäre, denn diese RNA-Fäden sind etwa 1 nm dick, während die Breite der Membranporen nach neuen Erkenntnissen etwa 2 nm beträgt. Unter der Wirkung einer reversen Transkriptase würden diese RNA-Stränge, genauso wie das Genom eines Retrovirus, in doppelsträngige DNA umgeschrieben und in ein Chromosom inkorporiert.

Daß es sich tatsächlich so verhält, zeigt eine Arbeit von Gudat *et al.* (1971), in der Versuchstiere vor der Impfung mit ^{3}H-Thymidin markiert wurden. Fünf Tage nach der Impfung zeigten die Kerne der B-Lymphoblasten in den Lymphknoten bei der Autoradiographie zahlreiche stark geschwärzte, fadenförmige Gebilde (Figur 23). Es sind also, genauso wie bei der Retrovireninfektion, neue DNA-Strukturen synthetisiert und in den Zellkern aufgenommen worden. Aus der Länge dieser Fäden kann man errechnen, daß sie jeweils zur Kodierung eines halben IgG-Moleküls ausreichen würden. Mehr braucht es auch nicht zu sein, da die IgG-Moleküle aus zwei identischen Halbmolekülen bestehen. (Zusammenfassung dieser Arbeiten bei Segal und Segal, 1974).

Die Arbeiten über die Rolle der RNA als Informationsmittler beim Immunisierungsprozeß fanden seinerzeit kein wohlwollendes Interesse und

Figur 23:

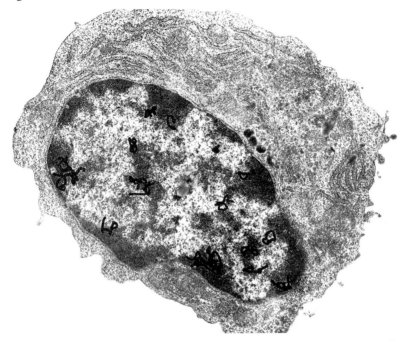

H-Thymidin-markierte fadenförmige Strukturen im Kern eines B-Lymphoblasten zu Beginn der Antikörper-Expression (Gudat *et al.*, 1971)

erst recht nicht die zur Weiterführung der Versuche erforderliche materielle Unterstützung. Sie stammen aus einer Zeit vor der Entdeckung der reversen Transkriptase und standen daher im krassen Widerspruch zu dem damals als absolut gültig betrachteten genetischen Grunddogma. Angesichts der seit 1970 entstandenen neuen Situation in der Molekulargenetik wäre es wünschenswert, wenn diese Forschungen mit moderner Untersuchungstechnik wieder aufgenommen werden könnten.

4.4 Die Wechselwirkung immunkompetenter Zellen

Die immunkompetenten Zellen beeinflussen sich gegenseitig durch chemische Wirkstoffe und durch Kontakteiweiße, zumeist als Membranrezeptoren bezeichnet, von denen CD4 und CD8 dem AIDS-Forscher am vertrautesten sind. Eine zusammenfassende Darstellung ihrer komplexen Wechselwirkung ist in der Literatur nicht zu finden. Dies soll hier nachgeholt werden.

4.4.1 Die Kontaktproteine immunkompetenter Zellen

Die Bindung immunkompetenter Zellen untereinander erfolgt über Kontakteiweiße. Bedauerlicherweise werden sie als Rezeptoren bezeichnet, was nicht gestattet, sie sprachlich von den Interleukin-Rezeptoren oder den Hormon-Rezeptoren zu differenzieren. Dabei bilden die Kontakteiweiße eine biochemisch genau definierte Kategorie. Sie gehören zu den Antigenen der Klasse MHS-II. Ihre Struktur ist in der Figur 22b (Seite 121) dargestellt.

Ähnlich wie die bereits besprochenen Antigene der Klasse MHS-I der Erkennung körpereigener Zellen dienen, bestehen auch sie aus vier Monomeren, die man in der Sprache der Immunologen als Domänen zu bezeichnen pflegt. Sie sind zu je zwei Dimeren mittels eines Transmembranpeptids in der Plasmamembran der Zelle verankert. Die Peptidkette setzt sich ununterbrochen durch beide Monomere fort, so daß es unmöglich ist, daß eines der Monomere sich unter dem Einfluß allosterischer Einflüsse ablöst, wie wir das bei den Antigenen der Klasse MHS-I gesehen haben. Dagegen besteht ein Hinweis auf eine andere Möglichkeit allosterischer Veränderungen der Struktur. Drei der Domänen weisen eine S-S-Bindung auf; das bedeutet, daß ihre Sekundärstruktur zusätzlich konsolidiert ist und nicht zur räumlichen Veränderung neigt. Die vierte Domäne, in der Figur 22b als α_1 bezeichnet, weist keine derartige S-S-Bindung auf. Es ist wahrscheinlich, daß bei den starken Veränderungen der Membranpolarisation, wie sie mit der Aktivierung einer Zelle verbunden sind, diese vierte Domäne starke Strukturveränderungen erleidet.

Es darf daran erinnert werden, daß so gut wie alle bisher untersuchten allosterischen Veränderungen einer Proteinstruktur durch Änderungen des elektrischen Feldes hervorgerufen werden. Fermente werden aktiviert oder inhibiert, wenn sich an einen vom aktiven Zentrum zumeist weit entfernten Pol des Moleküls ein Ligand mit starker elektrischer Ladung anlagert. Das Fc-Ferment eines Immunoglobulins wird allosterisch zum Rezeptor für das Komplement-Molekül C1 umgewandelt, wenn an einem der Pole des Moleküls ein Antigen mit starker elektrischer Ladung gebunden wird (Segal und Segal, 1974).

Es ist anzunehmen, daß bei der Anregung die drei Domänen des MHS-II, die durch eine S-S-Bindung konsolidiert sind, keine nennenswerten allosterischen Veränderungen erleiden werden, und daß das Fehlen der S-S-Bindung in der vierten Domäne die funktionelle Bedeutung hat, allosterische Strukturänderungen zu ermöglichen. Wir müssen daher damit rechnen, daß beim Übergang vom Ruhezustand zur Anregung die Kontakteiweiße ihre Bindungsspezifität ändern. Diese Annahme wird durch mehrere Arbeiten (zum Beispiel Stevenson, Zhang und Vosky, 1987) bestätigt. Bei HIV-infizierten Makrophagen oder T4-Zellen geht die Zahl der CD4-Rezeptoren stark, zumeist bis auf null zurück. Dabei bleibt, ähnlich wie wir es auch im Falle des Verschwindens von MHS-I-Antigenen der Killerzelle gesehen haben, die Menge der mRNA unverändert, die dieses Antigen codiert. Das Protein wird also synthetisiert, vermag aber die für die Erkennung des Antigens benutzten monoklonalen Antikörper nicht mehr zu binden. Es hat sich also allosterisch verändert.

Ich will nun versuchen, ein extrem einfaches Modell der interzellulären Bindungen zu erarbeiten, das praktisch mit einem einzigen Kontaktmolekül auskommt. Es ist durchaus nicht ausgeschlossen, daß die Realität komplizierter ist und daß mehrere derartige Kontaktmoleküle existieren, aber selbst in diesem Falle würde dieses extrem vereinfachte Modell eine günstige Basis für gezielte Versuche darstellen.

Als Typ eines Kontaktproteins betrachte ich das Protein CD4. Es trägt auf der Domäne α_1 (Figur 22b) ein allosterisches Kontaktepitop und auf den Domänen α_2, β_1 und β_2 weitere nichtallosterische Erkennungsepitope. Das Kontaktepitop sei auf allen immunkompetenten Zellen das gleiche, die Erkennungsepitope können entweder gleich sein, wie beim CD4 von Makrophagen und T4-Zellen, oder sich von diesem Typ unterscheiden, was bei den T8-Zellen der Fall sein dürfte.

Zur Unterscheidung zwischen Kontaktepitopen und Erkennungsepitopen berechtigt uns eine Arbeit von McDougal et al. (1986). Zur Erkennung des CD4-Moleküls an den T4-Zellen wurden zwei monoklonale Antikörper, OKT4 und OKT4A, benutzt. Wurde die T4-Zelle vorher mit HIV belegt, dann wurde der Antikörper OKT4A nicht gebunden, wohl aber der Antikörper OKT4. Der Antikörper OKT4A entspricht also dem Bindungs- oder Kontaktepitop des CD4-Moleküls und konkurriert dort mit dem Protein gp120 des Virus. Der Antikörper OKT4 dagegen entspricht einem räumlich an anderer Stelle gelagerten Epitop, und seine Bindung wird durch die Belegung mit dem HIV nicht gestört. Diese Verhältnisse werden nicht immer genügend berücksichtigt, woraus zahlreiche Widersprüche zwischen den Untersuchungsergebnissen entstehen.

Die Figur 24a (Seite 136) stellt ein solches Kontaktprotein dar, wobei das Endglied, das wir als CD4 bezeichnen wollen, weil es unter anderem auch

Figur 24:

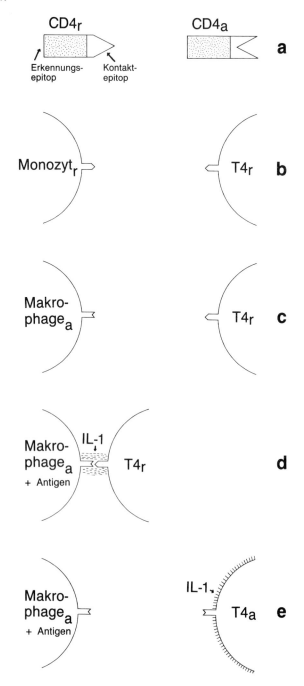

im Protein CD4 vorhanden ist, in zwei Formen auftreten kann. In der Ruhe-zelle, das heißt bei starker Membranpolarisation, hat es die Konformation $CD4_r$ (r = Ruhe), in der angeregten Zelle, bei schwacher oder fehlender Membranpolarisation, hat es die Konformation $CD4_a$ (a = Anregung).

Die einzige willkürliche Annahme unserer Hypothese besteht nun darin, daß wir voraussetzen, die Formen $CD4_r$ und $CD4_a$ seien einander komple-mentär, könnten sich also aneinander binden. Die Zweckmäßigkeit dieser Annahme wollen wir im folgenden überprüfen. Eine physikochemische Begründung soll weiter unten erbracht werden. Als Bezug auf die für die Figur 24 gewählten Symbole wird in der Folge der Ruhe-Idiotyp $CD4_r$ als »spitz« und der angeregte Anti-Idiotyp $CD4_a$ als »hohl« bezeichnet.

In der Figur 24b sehen wir einen Monozyten, also eine schwach erregte Zelle, mit dem »spitzen« Idiotyp der Ruheform $CD4_r$; ihr gegenüber liegt eine nichtaktivierte T4-Zelle ebenfalls mit dem Idiotyp $CD4_r$. Eine Bin-dung zwischen beiden erfolgt selbstverständlich nicht. In der Figur 24c se-hen wir anstelle des Monozyten einen reifen Makrophagen, eine hocherreg-te Zelle mit dem »hohlen« Anti-Idiotyp $CD4_a$, ihm gegenüber nach wie vor eine nichtaktivierte T4-Zelle mit dem »spitzen« Idiotyp $CD4_r$. Die bei-den können sich beim Kontakt aneinander binden. Dieser Kontakt kommt zustande, wenn der Makrophage nach Aufnahme eines Antigens mit der Ex-pression von IL-1 beginnt, in dessen Konzentrationsgradienten die T4-Zelle auf den Makrophagen zuwandert. Zwischen den beiden Kontaktproteinen entsteht eine feste Bindung (Figur 24d).

Durch diesen Kontakt wird die T4-Zelle aus nächster Nähe mit IL-1 über-schwemmt, das sich an die Membranrezeptoren der T4-Zelle bindet und sie

Die allosterische Umwandlung des Kontaktproteins CD4 bei der Aktivierung einer Zelle und ihre Rolle bei der Wechselwirkung zwischen Makrophagen und T4-Zellen.
a. Ein CD4-Molekül im Zustand der Ruhe (r) und der Angregung (a).
b. Zwischen einem unreifen Monozyten (r) und einer nicht aktivierten T4-Zelle (r) kann keine Bindung erfolgen.
c. Zwischen einem reifen Makrophagen (a) und einer T4-Zelle in Ruhe (r) kann im Prinzip eine Bindung erfolgen.
d. Gelenkt vom Konzentrationsgradienten des aus dem Makrophagen diffundierenden IL-1 wan-dert die T4-Zelle bis zur Berührung zwischen den beiden Kontaktproteinen und wird mit IL-1 gesättigt.
e. Durch die Bindung zahlreicher IL-1-Moleküle an ihre Membran wird die T4-Zelle aktiviert. Ihre CD4-Moleküle gehen in die aktivierte Konfiguration (a) über, und die beiden Zellen trennen sich wieder.

Figur 25:

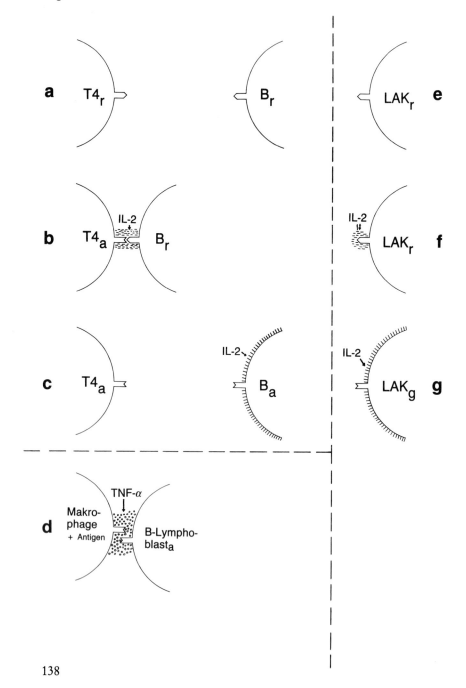

in den Anregungszustand versetzt. Ihr Kontaktprotein geht in die hohle Konfiguration CD4$_a$ über, haftet daher nicht mehr am Kontaktprotein des Makrophagen, und die beiden Zellen trennen sich wieder (Figur 24e).

In gleicher Weise kann man die Wechselwirkung zwischen der T4-Zelle und dem B-Lymphozyten interpretieren, wie es die Figur 25 illustriert. Im immunologischen Ruhezustand tragen sowohl die T4-Zelle als auch der B-Lymphozyt Kontakteiweiße der spitzen Konfiguration CD4$_r$. Die beiden Zellen haben keinerlei Tendenz, aneinander zu haften (Figur 25a). In der Figur 25b sehen wir eine durch den Kontakt mit einem Makrophagen aktivierte T4-Zelle. Ihr Kontaktepitop befindet sich im hohlen Zustand CD4$_a$, das Kontaktepitop des B-Lymphozyten bleibt zunächst nach wie vor im spitzen Zustand CD4$_r$. Da die aktivierte T4-Zelle beginnt, IL-2 zu exprimieren, wandert der B-Lymphozyt im IL-2-Gradienten auf die T4-Zelle zu, und da ihre beiden Kontaktepitope eine zueinander komplementäre Struktur haben, binden sich die Zellen aneinander.

Nunmehr belädt der B-Lymphozyt seine sämtlichen Membranrezeptoren mit IL-2, geht in den aktivierten Zustand über, wodurch sein Kontaktepitop ebenfalls die hohle Form CD4$_a$ annimmt, wie es die Figur 25c darstellt. Die beiden Zellen trennen sich dabei wieder.

Die auf diesem Wege aktivierte B-Zelle beginnt rasch zu proliferieren, wobei die Membran immer wieder ergänzt werden muß, so daß das Endprodukt der Proliferation, der B-Lymphoblast, nur noch wenige IL-2-Rezeptoren tragen dürfte. Dagegen bleibt der Lymphoblast empfindlich gegen die nicht rezeptorpflichtige Reizwirkung des Tumor-Nekrose-Faktors, der vom aktivierten Makrophagen aus diffundiert. Der Lymphoblast folgt dem

Die Wechselwirkung von T4-Zellen mit B-Zellen und mit LAK-Zellen. (Vgl. Figur 24)

a. Eine Ruhezelle T4(r) reagiert nicht mit einer Ruhezelle B.

b. Eine aktivierte und IL-2 exprimierende T4-Zelle zieht die B-Zelle chemotaktisch an und bindet sie.

c. Die mit IL-2 gesättigte und dadurch aktivierte B-Zelle trägt dementsprechend ein CD4(a); sie löst sich daher von der T4-Zelle.

d. Der Lymphoblast B, ein Proliferationsprodukt der B-Zelle, bleibt angeregt. Im Konzentrationsgradienten des vom Makrophagen exprimierten TNF-α bewegt er sich auf diesen hin, kann sich aber nicht an dessen Membranrezeptoren binden, wandert daher auf der Zelloberfläche herum und reichert sich mit den dort präsentierten Antigenen an.

e. Ein nicht aktivierter LA-Killer kann sich nicht an gp120 binden, da beide Bindungsepitope die gleiche Konfiguration aufweisen.

f. Er wandert aber genauso wie eine B-Zelle auf eine aktivierte T4-Zelle hin und sättigt sich dort mit IL-2.

g. Der aktivierte LA-Killer löst sich wieder von der T4-Zelle. Mit seinem allosterisch transformierten CD4-Kontaktprotein kann er jetzt gp120 exprimierende Zellen binden und lysieren.

Konzentrationsgradienten des TNF-α bis zum Kontakt mit dem Makrophagen, wobei er wieder zur Konfiguration hohl zurückkehrt. Da aber die CD4-Rezeptoren am Makrophagen und am B-Lymphoblasten dieselbe aktivierte Konformation $CD4_a$ haben, entwickelt sich zwischen den beiden keine Bindung, und der B-Lymphoblast wandert auf der Oberfläche des Makrophagen umher, wobei er sich mit dem von diesem präsentierten Antigenen bzw. mit einem Informationsträger in Form von RNA anreichert (Figur 25d). Da er dabei durch den TNF-α allseitig maximal gereizt wird, verliert er seine Fähigkeit, auf TNF-Gradienten zu reagieren, entfernt sich wieder vom Makrophagen und beginnt mit der Expression des Antikörpers.

Ähnlich ergeht es der Lymphokin-abhängigen Killerzelle LAK. Im Ruhezustand bindet sie sich nicht an die nicht-aktivierte T4-Zelle (Figur 25f). Wird die T4-Zelle aktiviert und beginnt sie, IL-2 zu exprimieren, dann wandert auch die LAK-Zelle auf die T4-Zelle zu und die beiden nunmehr in komplementärer Form vorliegenden Kontaktepitope binden sich aneinander (Figur 25f).

Durch die Belegung mit IL-2 geht auch die LAK-Zelle in den aktivierten Zustand über, ihr Kontaktepitop nimmt die hohle Konformation $CD4_a$ an, und sie trennt sich von der T4-Zelle. Genauso wie der aktivierte B-Lymphozyt beginnt auch die aktivierte LAK-Zelle, stark zu proliferieren. Im Gegensatz zu den B-Lymphoblasten wandern jedoch die T8-Lymphoblasten nicht im TNF-α-Gradienten zum Makrophagen. Das mag daran liegen, daß die LAK-Zellen stark mit Antigenen vom Typ MHS-I besetzt sind, was sie befähigt, aktiv nach Zellen mit allogenen MHS-I-Antigenen zu suchen. Dabei dürften diese spezifischen Reize stärker sein als die unspezifischen TNF-α-Gradienten. Die Orientierung erfolgt daher in Richtung Fremdzelle oder Parasit und nicht in Richtung Makrophage.

Im Gegensatz zu den LAK-Zellen haben die natürlichen Killer NK einen derartigen Aktivierungsmechanismus nicht nötig. Sie sind auch ohne zusätzliche Erregung ständig im Zustand der Aktivierung, tragen daher auch ein Kontaktprotein mit dem hohlen Epitop $CD4_a$ und können sich daher weder an aktive T4-Zellen noch an aktive Makrophagen binden. Monozyten sowie T4-Zellen und B-Lymphozyten im Ruhezustand können sie trotz der komplementären Kontaktepitope nicht angreifen, weil auf beiden Seiten die gleichen Histokompatibilitätsgene vorliegen, die den Angriff auf körpereigene Zellen verhindern. Als Zielzellen verbleiben für die NK-Zellen nur die körpereigenen entzündeten oder transformierten Zellen, bei denen das Histokompatibilitätsgen durch den Verlust des β_2-Mikroglobulins modifiziert worden ist, oder Fremdzellen, die *a priori* ein fremdes Histokompatibilitätsgen tragen.

Ähnlich dürfte es sich bei der Aktivierung der $T8_{supp}$-Lymphozyten verhalten, die ja im Laufe der Immunisierung zur Expression eines löslichen Suppressor-Faktors (SSF) veranlaßt werden. Es sind mir keine Arbeiten bekannt, die mir die Entscheidung erlaubten, ob diese Aktivierung nun durch das IL-1 oder das IL-2 erfolgt, ob also der Kontakt zu den Makrophagen oder zu den T4-Zellen gesucht wird. Lediglich einige Befunde bezüglich der Infizierbarkeit der Suppressor-Zellen durch das HIV (siehe auch nächster Abschnitt) rechtfertigen die Annahme, daß es sich auch bei diesen Zellen um den gleichen Typ von Kontaktproteinen handeln dürfte.

4.4.2 Die Kontaktproteine und die HIV-Infektion

Ich habe bereits darauf hingewiesen, daß die Kontaktepitope von B-Zellen gemeinsame Sequenzabschnitte mit dem Protein gp120 des HIV besitzen, und darf daher annehmen, daß es sich um immunologisch analoge Strukturen handelt, wobei das HIV-Epitop permanent die spitze Struktur $CD4_r$ tragen würde. Nicht auszuschließen wäre auch, daß dieses Epitop die gleichen allosterischen Eigenschaften wie das zellgebundene CD4 hätte, daß aber das starke negative Feld, das die Polysaccharide verursachen, das Epitop ständig in dem Ruhezustand blockieren. Es sind mir bisher keine experimentellen Befunde bekannt, die eine Entscheidung hierüber erlauben. Für die praktische Anwendung wäre dieser Unterschied auch wenig relevant.

Die Figur 26a (Seite 142) zeigt ein Virion des HIV mit einem Kontaktprotein im spitzen Zustand $CD4_r$. Die Figur 26b zeigt, daß dieses Virion sich keinesfalls an einen unerregten Monozyten zu binden vermag, da beide Kontaktproteine die gleiche spitze Konformation aufweisen. Dagegen ist aus der Figur 26c zu ersehen, daß bei einem reifen Makrophagen die Kontaktproteine in der hohlen Konformation $CD4_a$ vorliegen, was eine Bindung des HIV und eine Infektion ermöglicht.

Ebenso verhält es sich auch mit den T4-Zellen. Im Ruhezustand tragen sie ein Kontaktprotein der gleichen spitzen Konformation wie das HIV, was eine Infektion unmöglich macht (Figur 26d), im aktivierten Zustand dagegen stellt sich die hohle Konformation $CD4_a$ ein, die komplementär zur spitzen Konformation des gp120 des Virus ist, so daß eine Infektion erfolgt.

Wenn die hier entwickelten Vorstellungen richtig sind, so müßten unter bestimmten Bedingungen auch B- oder T8-Zellen von HIV infiziert werden können. Dies wäre zum Beispiel der Fall bei der in der Figur 25c (Seite 138)

Figur 26:

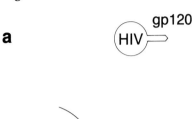

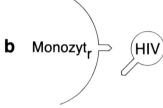

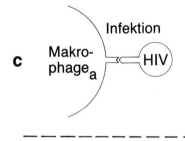

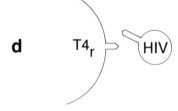

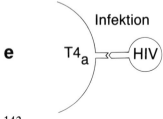

Das HIV-1 kann nur aktivierte Zellen infizieren. (Vgl. Figur 24 und 25)

a. Das Hüllprotein gp120 hat das gleiche Bindungsepitop wie das CD4(r) der Ruhezelle.

b. Eine Ruhezelle (Monozyt) kann kein HIV-Virion binden.

c. Ein daueraktivierter Monozyt (Makrophage) bindet das HIV und wird infiziert.

d. Eine T4-Zelle im Ruhezustand wird nicht infiziert.

e. Eine aktivierte T4-Zelle bindet das gp120 des HIV und wird infiziert.

dargestellten Situation. Der aktivierte B-Lymphozyt scheint in der Tat mit seinem hohlen Anti-Idiotyp im Prinzip infizierbar, nur dauert diese Periode sehr kurze Zeit. Denn sobald die Proliferation einsetzt, geht die Zahl der Membran-fixierten IL-2-Moleküle zurück, der Anregungszustand schwächt sich ab, und die CD4-Moleküle der B-Zellen kehren zur spitzen Konfiguration zurück. Daher wurde nur in seltenen Fällen eine HIV-Infektion von B-Lymphozyten beobachtet.

Günstiger sind jedoch die Bedingungen bei den B-Zellinien, bei denen es sich um transformierte, das heißt permanent aktivierte Zellen handelt. In diesen Kulturen läßt sich die Infektion von B-Zellen leicht realisieren (zum Beispiel Tozzi *et al.*, 1988). Mindestens in einem Falle wird dabei auch die Infektion nicht transformierter B-Zellen vermerkt.

Auch die B-Lymphoblasten tragen, wie in der Figur 25d dargestellt ist, ein Kontaktprotein, das eine Infektion ermöglichen sollte. Diese günstigen Bedingungen dauern aber nur so lange an, wie der Lymphoblast auf der Oberfläche des Makrophagen umherwandert. Dabei ist er aber auf seiner gesamten Oberfläche durch den TNF hochgradig erregt und könnte auf einen schwachen zusätzlichen Reiz, wie ihn das Endozytosesignal darstellt, nicht reagieren. Sobald er sich aber aus dem Bereich des Makrophagen entfernt, sinkt das Erregungsniveau, und sein Kontaktprotein verliert die hohle a-Konformation, welche eine Infektion ermöglichen würde. Mir ist auch keine Arbeit bekannt, in der die Infektion von B-Lymphoblasten durch das HIV gemeldet wurde.

Bei LAK-Zellen dürften die Verhältnisse ähnlich liegen wie bei den B-Lymphozyten. Auch dort wird kurz nach ihrer Aktivierung die Infektion durch den einsetzenden Proliferationsprozeß unmöglich gemacht. Bei ihnen, wie auch bei den B Lymphoblasten, dürfte außerdem hinzukommen, daß nach erfolgter Proliferation mit entsprechend starker Membranerneuerung nur sehr wenige CD4-Moleküle auf der Zelloberfläche verbleiben, so daß die Infektion der Endprodukte der Proliferation von vornherein wenig wahrscheinlich ist. Immerhin wurde in wenigen Fällen über eine HIV-Infektion von T8-Zellen berichtet (zum Beispiel Fouchard *et al.*, 1987).

Grundlage der ganzen Hypothese ist die Annahme, daß der Idiotyp des Kontaktproteins einer unreifen oder nicht angeregten Zelle durch Reize eine allosterische Umwandlung erfährt, die ihn nicht *irgendwie* verändert, sondern genau in den Anti-Idiotyp umwandelt. Mangels gezielter Untersuchungen kann diese Annahme noch nicht ausreichend experimentell belegt werden, doch lassen sich jetzt schon einige Befunde zu ihren Gunsten anführen.

143

Zu nennen ist da eine Arbeit von Schnitzlein-Bick *et al.* (1990), in der das Vorhandensein der zahlreichen, inzwischen bekannten Kontaktproteine bei verschiedenen Zelltypen mit entsprechenden monoklonalen Antikörpern untersucht wird. Das Kontaktprotein CD38 (Antikörper Leu17) findet sich bei aktivierten T-Zellen, bei natürlichen Killerzellen, bei Thymozyten (die wegen des hohen Gehalts des Thymus an TNF-α stets in angeregtem Zustand vorliegen) und bei einer kleinen Fraktion der B-Zellen (die wahrscheinlich den aktivierten und Antikörper-exprimierenden B-Lymphoblasten entsprechen). Dem Modell nach müßten die Bindungsepitope all dieser Zelltypen in der Konfiguration »hohl« vorliegen.

Das Kontaktprotein CD45R (Antikörper Leu18) findet sich bei der Mehrzahl der B-Zellen, bei unreifen T_{supp}-Zellen und LA-Killerzellen. Dem Modell entsprechend müßten diese Zelltypen ein Kontaktprotein mit dem Bindungsepitop in der Konfiguration »spitz« tragen.

Figur 27:

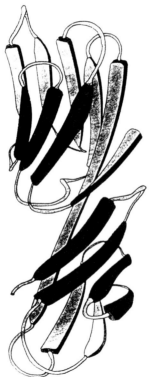

Zwei Monomere des Molküls CD4. Resultat einer Fourier-Synthese nach hochauflösender Röntgendiffraktion. Vgl. Figur 3 auf Seite 43. (Ruy *et al.*, 1990)

Die Annahme, die Kontaktproteine erlitten je nach dem Erregungszustand der Zelle allosterische Veränderungen, findet eine indirekte Bestätigung darin, daß die Struktur der terminalen Monomere des CD4 (Ryu *et
al.*, 1990; Figur 27) in vielen Aspekten mit der Struktur des Antikörpers
IgG übereinstimmt (Figur 3, Seite 43). Nun wissen wir aber, daß das IgG-
Molekül bei der Bindung eines elektrisch geladenen Antigens allosterische
Umwandlungen erleidet, die ihm erlauben, in diesem Zustand das Komplement-Molekül C1 zu binden (Segal und Segal, 1974). Es ist daher wahrscheinlich, daß ein Molekül nahezu gleicher Struktur bei Änderungen der
Membranpolarisation ebenfalls allosterisch verändert wird.

Bei Immunoglobulinen erfolgt diese allosterische Verschiebung, ebenso
wie bei vielen anderen allosterischen Molekülen, durch einen Übergang
von Peptidbindungen zwischen der Keto- und der Enol-Form (Figur 28). Dabei wird das elektronegative Feld bei $C=O^{(-)}$ durch das positive Feld bei

Figur 28:

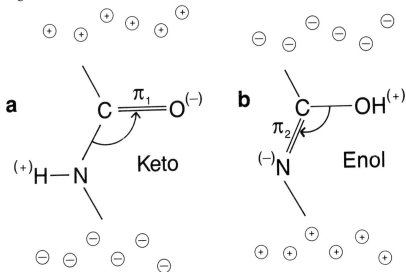

Eine Peptidbindung im Keto- und im Enol-Zustand.
a. In einem Polarisationsfeld werden zwei π-Elektronen in die energiereiche Position π_1 gedrängt.
b. Beim Erlöschen oder bei einer Umkehr der Polarisation kehren die beiden Elektronen in
die energieärmere Position π_2 zurück.
Beim Übergang in die Enol-Form entsteht der Antiidiotyp zur Keto-Form.

C–OH$^{(+)}$ ersetzt. An die Stelle des positiven Feldes bei N–H$^{(+)}$ tritt ein negatives Feld bei N$^{(-)}$. Die Struktur des elektrostatischen Feldes um die Peptidbindung verwandelt sich in eine ihm komplementäre Struktur, der Idiotyp wird zum Anti-Idiotyp. Die gewagt erscheinende Grundannahme des Modells wird dadurch physikochemisch unterbaut.

Einen direkten Beweis für die allosterische Strukturwandlung der Kontaktproteine erbrachten Reed und Kinzel (1991). Sie identifizierten in der Bindungsdomäne für CD4 des Hüllproteins gp120 einen Bereich von 15 Aminosäuren, der bei 11 verschiedenen HIV-Varianten die gleiche Sekundärstruktur aufweist und sichtlich das Bindungsepitop für das CD4 darstellt. Bei Änderungen des Elektrolytmilieus springt dieser Bereich auf eine andre Konformation über, wobei die Polarität des Peptids sich grundlegend ändert und die Fähigkeit zur Bindung an das CD4 verlorengeht.

Aufgrund einer heute überholten Vorstellung betrachten die Autoren diese allosterische Umwandlung als einen Übergang von einer α-Helix- zu einer β-Faltblatt-Struktur. Ein solcher Übergang ist topologisch nicht möglich und würde außerdem zirka 100 kcal (418 J) erfordern, die bei Verschiebungen von Ionenaktivitäten unmöglich freigesetzt werden können. Die Beschreibung entspricht jedoch genau den Bedingungen, unter denen Keto-Enol-Übergänge von Peptidbindungen erfolgen. Aber wie dem auch sei, es unterliegt keinem Zweifel, daß das Bindungsepitop des gp120 in Abhängigkeit von elektrischen Feldern der Umgebung von einer bindenden zu einer nicht-bindenden allosterischen Struktur springt.

Dadurch werden weitere Zusammenhänge klar. In Abwesenheit äußerer elektrischer Felder und bei neutralem und basischem pH befinden sich die Peptidbindungen vorzugsweise in der Enol-Form, weil ein Paar Bindungselektronen π die energetisch niedrigere Bahn π_2 besetzen. Ein elektropositiver Ligand am N-Pol des Moleküls oder ein elektronegativer Ligand am C-Pol bringen diese Elektronen auf die energiehohe π_1-Bahn und stellen die Keto-Konfiguration her.

Ein CD4-Molekül in der Membran einer nicht aktivierten T4-Zelle befindet sich in einem starken Polarisationsfeld. Seine freien Peptidbindungen liegen in der Keto-Form vor, und sein Bindungsepitop entspricht der Konfiguration »spitz«. Das Bindungsepitop des gp120 liegt ebenfalls in der Konfiguration »spitz« vor. Die nicht aktivierte T4-Zelle kann daher vom HIV nicht infiziert werden. Wird die T4-Zelle aber aktiviert, so sinkt, wie bei jeder Erregung, die Membranpolarisation stark ab. Die Peptidbindungen kehren spontan in die energetisch günstigere Enol-Form zurück, und das Bindungsepitop nimmt die Konfiguration »hohl« an. Da das Bindungsepitop von gp120 in der Konfiguration »spitz« verbleibt, kann die aktivierte T4-Zelle vom HIV infiziert werden.

Bekanntlich vermag auch lösliches, rekombinantes CD4 sich an gp120 zu binden. Seine Moleküle sind an keine polarisierte Membran gebunden, sondern schwimmen frei in einer Kulturlösung von etwa pH 7; seine Peptidbindungen nehmen die Enol-Form an, und sein Bindungsepitop hat die Konfiguration »hohl«. Es stellt so einen Anti-Idiotyp zu gp120 dar und wird von ihm gebunden.

Das in diesem Abschnitt vorgeschlagene Modell der Wechselwirkung von immunkompetenten Zellen gestattet nicht nur eine einfache und zum ersten Mal kausale Darstellung der wichtigsten Stufen des Immunisierungsprozesses. Es bezieht auch wichtige Elemente der Physikochemie der Eiweiße in die Betrachtung ein, was ihm einen gewissen Grad an Zuverlässigkeit verleiht. Es ist wahrscheinlich in seinem ersten Ansatz zu einfach und wird später durch ein komplexeres Modell ersetzt werden. Aber selbst in seiner gegenwärtigen Form stellt es einen geeigneten Ausgangspunkt zur Analyse von Immunfunktionen und ihren pathologischen Veränderungen dar.

4.4.3 Die Rolle der Lymphknoten

Dadurch, daß ich in meine Betrachtung nicht nur die Anwesenheit, sondern auch das Konzentrationsgefälle der Lymphokine einbezog, konnte ich die Wahrscheinlichkeit des Zusammentreffens immunkompetenter Zellen verschiedenen Typs etwas steigern. Dennoch ist es nicht vorstellbar, daß in der freien Blutbahn mit ihren komplizierten Strömungsverhältnissen regelmäßige Konzentrationsgradienten überhaupt eingehalten werden können. Außerdem ist die räumliche Trennung der einzelnen weißen Blutzellen in der Blutflüssigkeit derart groß, daß ihr Zusammentreffen recht unwahrscheinlich sein dürfte. Die dazwischengepackten sehr zahlreichen Erythrozyten dürften die Ausbildung von Konzentrationsgradienten noch mehr erschweren, und die chemotaktische Annäherung der Zellen aneinander, die ja durch amöboide Bewegung zustandekommt, wäre in einem flüssigen Medium ohne festes Substrat sowieso wirkungslos.

Anders verhält es sich in den Lymphknoten, in denen ein lockeres Stromanetz die verschiedenen Typen weißer Blutkörperchen in hoher Dichte zusammenhält, ohne daß sie ihre Beweglichkeit dabei einbüßen. Die nur langsame Strömung innerhalb des Lymphknotens würde die Ausbildung von Konzentrationsgradienten ermöglichen, und das Stroma würde das solide Substrat für eine zielgerichtete Kriechbewegung der Zellen abgeben.

Außerdem stellt der Lymphknoten eine Art Reuse dar, in der Antigene größerer Dimension, also vorwiegend Viren und Bakterien, sich fangen und konzentriert werden, was den Kontakt zu den Makrophagen wahrscheinlicher macht. Dies ist vielleicht der Grund dafür, daß mikromolekulare Antigene, die an sich nur wenig wirksam zu sein pflegen, weit bessere Immunisierungen ergeben, wenn sie mit einer groben Trägersubstanz, etwa mit einer Emulsion, assoziiert sind, da sie dann in den Lymphknoten konzentriert werden können.

Es ist daher anzunehmen, daß der überwiegende Teil der Immunisierungsprozesse sich nicht in der freien Blutbahn, sondern in den Lymphknoten abspielt, und daß nur die Endprodukte dieser Prozesse in Form von zirkulierenden Antikörpern oder von Killerzellen die Lymphozyten verlassen und, durch das Blut getragen, im gesamten Organismus wirksam werden.

Die gleiche Überlegung gilt auch für die HIV-Infektion. Reife Makrophagen und aktivierte T4-Zellen finden sich in weit größerer Dichte in den Lymphknoten als im peripheren Blut, und auch die Viren dürften sich im Lymphknoten stärker anreichern. Der überwiegende Teil der infizierten Zellen dürfte also in den Lymphknoten zu finden sein. Auch die Immunaktivität wäre in den Lymphknoten konzentriert. Das Verhalten der infizierbaren Zellen im peripheren Blut wäre daher für das gesamte pathologische Verhalten wenig repräsentativ.

Kapitel 5
Das Makrophagen-Syndrom

Wir verfügen jetzt über die Elemente, die es uns gestatten, die einzelnen Phasen der AIDS-Erkrankung genau zu analysieren. Der besseren Übersicht halber betrachten wir hierbei getrennt die Krankheitserscheinungen, die über die Infektion von Makrophagen vermittelt werden, und diejenigen, denen eine Infektion der T4-Zellen zugrunde liegt. Ich beginne daher mit der Betrachtung des Makrophagen-Syndroms, wobei ich natürlich jede Gelegenheit ergreifen will, um seine Beziehungen zu dem parallel ablaufenden T4-Syndrom in die Betrachtung einzubeziehen.

5.1 Die Inkubation

Es herrscht heute Einigkeit darüber, daß in der weitaus überwiegenden Zahl der Fälle die HIV-Infektion des Patienten über die Makrophagen des zirkulierenden Blutes erfolgt.

Begründet wird dieser Umstand in verschiedener Weise. So behauptet zum Beispiel Gallo (1988), zu Beginn der Infektion seien die HIV genetisch nicht in der Lage, T4-Zellen zu infizieren, und müßten sich auf die Makrophagen beschränken. Erst im Verlaufe der Krankheit würden sich durch Punktmutationen Typen mit einem Tropismus für die T4-Zellen entwickeln.

Dieser Meinung vermag ich nicht zu folgen. Erstens ist allgemein bekannt, daß sich das HIV an Makrophagen und an T4-Zellen über den gleichen Membranrezeptor CD4 bindet, was eine Beschränkung des Tropismus auf die Makrophagen recht unwahrscheinlich erscheinen läßt. Zwar ist es bekannt, daß aus dem ZNS isolierte HIV die Makrophagen leichter infizieren als die T4-Zellen (Cheng-Mayer et al., 1989). Man müßte dann aber zusätzlich annehmen, daß jeder neue Kranke sich nur über die ZNS-Makrophagen und nicht über die Zellen der Blutbahn ansteckt, wofür es keinerlei Hinweise gibt. Außerdem teilen Monte et al. (1990) mit, daß aus Makrophagen des Bluts isolierte HIV die T4-Zellen mit der gleichen Leichtigkeit angreifen wie die Makrophagen.

Zudem ist diese ganze Hypothese völlig unnötig, denn es ist wohl bekannt, daß T4-Zellen nur infiziert werden, wenn sie vorher aktiviert worden sind, während die Makrophagen einer derartigen Aktivierung nicht bedürfen. Wird ein vorher gesunder Mensch durch HIV infiziert, so befinden sich seine T4-Zellen in einem Virus-resistenten Zustand, während die Makrophagen empfänglich sind. Also muß die Infektion über die Makrophagen erfolgen, und erst wenn die Makrophagen nach Aufnahme des Antigens über das Interleukin-1 die T4-Zellen aktivieren, können auch diese vom Virus befallen werden. Die erste Phase der Krankheit beruht also auf einer reinen Makrophagen-Infektion. Eine Ausnahme bilden eventuell solche Patienten, die im Moment der HIV-Infektion dabei sind, Antikörper gegen eine andere infektiöse Krankheit zu produzieren. In diesem Falle würden sich auch genügend aktivierte T4-Zellen finden, die dann direkt vom Virus befallen werden. In der Regel dürfte dies aber nicht der Fall sein.

Im Kapitel 4 wird ausführlich begründet, daß der reife Makrophage sich in einem hoch erregten Zustand befindet, also auch direkt HIV-infizierbar sein muß, während die T4-Zelle hierfür eine Aktivierung über chemische Reizstoffe oder über das IL-1 benötigt. Zwei Faktoren können dafür verantwortlich gemacht werden. Im Kapitel 2 wurde gezeigt, daß die Endozytose von einem hohen Erregungsgrad der Zelle abhängt, was eine wirksame Infektion wenig erregter Zellen unmöglich machen sollte. Da für die verschiedensten Virusinfektionen die Regel gilt, daß eine Zelle im Ruhezustand nicht infizierbar ist, könnte dies auch hier zutreffen. Für den besonderen Fall der HIV-Infektion wäre auch zu berücksichtigen, daß allem Anschein nach der für die Bindung verantwortliche Membranrezeptor CD4 bei der Erregung eine allosterische Umwandlung erleidet, wodurch erst die Bindungsfähigkeit zum HIV hergestellt wird. Diese Verhältnisse werden in den Figuren 24, 25 und 26 im einzelnen dargestellt. Gallos Hypothese erscheint daher zur Erklärung des Tatbestandes nicht erforderlich.

Zu den gleichen Schlußfolgerungen gelangen auch Gartner und Popovic (1990). Erstens stellen sie nochmals experimentell fest, daß zu Beginn der HIV-Infektion der wichtigste Sitz der Virus-Vermehrung durch die Makrophagen dargestellt wird.

Zweitens stellen sie fest, daß frisch abgenommene, das heißt nicht in permanenten Zellkulturen gezüchtete HIV-1-Isolate einen doppelten Tropismus besitzen, das heißt auf Makrophagen und T4-Zellen in gleicher Weise reagieren. Interessant ist auch ihre Mitteilung, daß die Übertragung des HIV-1 von Makrophagen zu T4-Zellen besonders häufig während der »Präsentation spezifischer Antigene« erfolgt. Ich hatte im Kapitel 4 gezeigt, daß nach der Erarbeitung spezifischer Antigene durch den Makrophagen dieser mit der Expression von IL-1 beginnt, die T4-Zelle chemotaktisch anzieht und sie dann über Membranrezeptoren bindet, woraufhin die T4-Zelle aus nächster Nähe durch das IL-1 maximal aktiviert wird. Erst jetzt wird die

T4-Zelle voll infizierbar, und natürlich ist dieser Zustand des intimen Kontaktes für eine Infektion der T4-Zelle günstiger als der spätere Zustand, in dem die beiden Zellen sich wieder voneinander getrennt haben.

Angaben über die Dauer der Inkubation sind sehr uneinheitlich, was verständlich ist, da der Zeitpunkt der Infektion nur in seltenen Fällen genau festgelegt werden kann. Dies ist am besten möglich bei Bluttransfusionen, bei denen eine massive Virusinfektion erfolgt; hierbei sind die Inkubationszeiten zumeist recht kurz. Die kürzeste mir bekannte Inkubationsperiode von sechs Tagen wurde von MacLean et al. (1985) bei dem Empfänger einer »Blutwäsche«, einer massiven Austauschtransfusion, beschrieben. Bei Infektionen auf sexuellem Wege werden Inkubationszeiten bis zu Monaten genannt.

Infiziert man eine Kultur gesunder, jedoch aktivierter T4-Zellen, so verzeichnet man nach durchschnittlich 11 Tagen einen signifikanten Anstieg der RT-Aktivität gegenüber dem Grundwert. Da die Expression neuer Virionen bereits nach 24 Stunden erfolgt, handelt es sich hier nicht um eine Verzögerung der Infektion, etwa durch einen dormancy-Effekt, sondern um die Auswirkung der relativ langsamen Ausbreitung der Infektion, die für einen Infektionszyklus 24 Stunden erfordert. Bei Makrophagen-Kulturen dauert es sogar etwa 21 Tage, bis die RT-Aktivität merkbar ansteigt. Der Unterschied dürfte darauf beruhen, daß in der Membran des Makrophagen weniger CD4-Rezeptoren vorhanden sind als in der Membran der T4-Zelle, was die Infektionswahrscheinlichkeit entsprechend herabsetzt.

Bei der Transfusion handelt es sich um eine massive Infektion von zirka 100 000 HIV/ml. Bei einer sexuellen Übertragung gerät nur eine oder nur wenige infizierte Zellen in die Blutbahn, also in eine Plasma-Menge von 2 500 ml. Hinzu kommt, daß reife Makrophagen in der Blutbahn relativ selten sind, da sie größtenteils sofort in die verschiedenen Organe abwandern. Unter willkürlichen, jedoch plausiblen Annahmen für die Infektiositätsrate, die daraus resultiert, gelangt man zu Inkubationszeiten, die eine Größenordnung von zwei bis drei Monaten erreichen. Diese Berechnungen sind natürlich mit größter Vorsicht zu handhaben. Sicher ist, daß die Inkubationszeit ein Mehrfaches von dem betragen kann, was wir in vitro bei Makrophagen-Kulturen beobachten. Für die Länge und für die sehr ungleiche Dauer der Inkubationsperiode benötigen wir somit keine besondere Erklärung.

Seit der Einführung der hochempfindlichen PCR-Technik wurden mehrfach Inkubationszeiten von einem und sogar von zwei Jahren Dauer vermerkt. Diese sehr langen Zeiten werden vielfach auf einen Zustand der *dormancy* zurückgeführt. Ich will diese Möglichkeit nicht *a priori* ablehnen, verweise jedoch darauf, daß der gleiche Effekt durch die besser bekannte Erscheinung der unproduktiven Infektion erklärt werden kann. Bei sehr geringen Virusmengen ist die Wahrscheinlichkeit der Infektion einer gesunden Nachbarzelle nur sehr gering, und wenn das Auftreten neu infizierter Zellen nicht häufiger als das Verschwinden der vorher infizierten durch das natürliche *turnover* ist, kann sich die Infektion unbegrenzt lange auf einem extrem niedrigen Niveau halten, das immunologisch nicht erfaßbar ist. Wenn aber, zum Beispiel durch das Hinzutreten einer zusätzlichen Infektionskrankheit beliebiger Art die Zahl der aktivierten T4-Zellen anwächst und die Wahrscheinlichkeit ihrer Infektion durch das HIV steigt, dann beginnt die exponentielle Vermehrung des Virus, die in wenigen Wochen zum Auftreten der Primärinfektion führen kann. Dabei kann die erhöhte Infektionswahrscheinlichkeit sowohl auf einer verstärkten Virenexpression als auch auf einer begünstigten Infizierbarkeit noch gesunder Zellen beruhen.

5.2 Die Primärinfektion und die symptomlose Phase

Wir müssen damit rechnen, daß die klinischen Symptome der Primärinfektion zunächst durch das Eindringen infizierter Makrophagen in verschiedene Organe bestimmt werden. Eine Bestätigung hierfür bietet uns eine Arbeit von Lacey *et al.* (1987). Entzündete Zellen, auch wenn sie nicht direkt infiziert sind, verlieren eine Domäne des MHS-Antigens der Klasse I, die sich als β_2-Mikroglobulin im Blutplasma wiederfindet. Bei gesunden Personen finden diese Autoren eine Konzentration von etwa 1,45—1,6 μg/ml. Beim Primärinfekt steigt dieser Wert im Durchschnitt auf 3,8 μg/ml, sinkt bei seropositiven Patienten in der symptomlosen Phase auf 2,6 μg/ml, bleibt auch bei permanenter Lymphadenopathie auf dem niedrigen Wert von 2,48 μg/ml und steigt dann wieder beim Einsetzen des ARC auf 3,8 μg/ml und beim Vollbild-AIDS sogar auf 4,73 μg/ml. Die bereits im Kapitel 1 entwickelte Vorstellung, wonach die Zahl der infizierten Makrophagen in der Primärinfektion stark ansteigt, in der symptomlosen Phase wieder absinkt und dann beim ARC und AIDS wieder kräftig anwächst, spiegelt sich in diesem Verhalten des β_2-M wider. Die Annahme, daß die klinischen Symptome bei der Primärinfektion und beim ARC auf eine hohe Zahl infizierter Makrophagen zurückzuführen sind, wird hierdurch erhärtet.

Interessant in diesem Zusammenhang ist auch die Feststellung der Autoren, daß das β_2-M ähnlich hohe Werte zwischen 2,5 μg/ml und 3,6 μg/ml bei verschiedensten anderen Infektionen, so bei Arthritis, Gastroenteritis und bei Syphilis im Sekundärstadium erreicht. In allen diesen Fällen treten entzündlich veränderte Zellen auf, und es erfolgt eine allosterische Abstoßung der β_2-M-Domäne. Die klinischen Symptome der Primärinfektion werden von Sinieco et al. (1990) ausführlich besprochen. Sie sind in jeder Hinsicht mit den Symptomen des ARC vergleichbar, und ich werde sie mit diesen zusammen im Abschnitt 5.3 behandeln. Nur dauert die Primärinfektion im Gegensatz zum ARC nur etwa zwei bis drei Wochen, und die Symptome entwickeln sich nicht zu der Stärke, wie wir sie im Spätstadium des AIDS antreffen. Auch die für das ARC so charakteristischen neuropathologischen Veränderungen lassen sich ansatzweise auch bei der Primärinfektion in Form von Störungen des Kurzzeitgedächtnisses oder der motorischen Koordination in sehr vielen Fällen nachweisen. Enzensberger und Fischer (1987) betonen hierzu ausdrücklich, daß diese Symptome auch ohne jede Behandlung spontan nach wenigen Wochen restlos verschwinden. Es kommt sichtlich in diesem Stadium zu keiner Nekrose von Zellen, sondern lediglich zu einer reversiblen Entzündung, die beim Aussetzen der Noxe in kurzer Zeit zurückzugehen pflegt.

Erst mit dem Einsetzen der Primärinfektion steigt die Zahl der Viren so stark an, daß die Schwelle der Immunreaktion erreicht wird. Jetzt werden auch T4-Zellen aktiviert, und die B-Zellen beginnen mit der Expression von Antikörpern. Es werden, wie bei allen banalen Infektionen, zunächst Immunoglobuline vom Typ IgM und dann solche vom Typ IgG gebildet (Sinieco et al.). Durch das Zurückgehen der Virämie sinkt der Antikörperspiegel auf einen nicht mehr erfaßbaren Wert, und erst bei der Serokonversion treten wieder meßbare Antikörpermengen auf.

Im Gegensatz zu vielen anderen Infektionskrankheiten ist bei der HIV-Infektion damit keine völlige Heilung erreicht. Das liegt daran, daß der Erreger in direkte Wechselwirkung mit Kontaktproteinen tritt, die für die Immunwirkung von entscheidender Bedeutung sind. Die von den reifen Virionen abgeworfenen gp120-Moleküle binden sich an die aktivierten CD4-Moleküle der T4-Zellen und blockieren sie. Nach dem im Abschnitt 4.4.1 dargestellten Modell dienen diese Rezeptoren der Kommunikation mit den B-Lymphozyten (Figur 25b, Seite 138). Wenn die CD4-Moleküle der T4-Zellen zum großen Teil durch das gp120 belegt sind, wird die Helferfunktion gestört und die Expression von Antikörpern herabgesetzt. Die T4-Zellen werden dabei nicht abgetötet, aber sie können den monoklonalen Antikörper, durch den wir sie erfassen, nicht mehr binden und werden als solche nicht mehr erkannt. Nach Sinieco *et al.* sinkt die Zahl der Helfer-Zellen scheinbar auf 489 ± 99/l. Ganz gleich, ob sie nun tatsächlich zerstört oder nur funktionsuntüchtig sind, die Zahl der aktiven Helfer-Zellen sinkt etwa auf ein Drittel der Norm, was sich bei der Bildung der Antikörper bemerkbar machen müßte.

Über eine Hemmung der Immunfunktion von Helfer-Zellen durch virales gp120 berichten unter anderen Oyaizu *et al.* (1990).[1] Diese Frage wird im Abschnitt 6.1.4 im Zusammenhang mit der Depletion der T4-Zellen eingehend diskutiert werden.

Eine andere Schwächung des Immunapparates dürfte daraus resultieren, daß die im Anfangsstadium der Infektion gebildeten Antikörper anti-gp120 nicht nur einen Anti-Idiotyp zum Bindungsepitop des gp120 tragen, sondern auch einen Anti-Idiotyp zu dem ebenso geformten Kontaktprotein der B-Zellen darstellen und sein Bindungsepitop ebenfalls blockieren müßten (Figur 25a). Die zahlreichen Meldungen über die Hemmung der Immunfunktion der B-Zellen durch den Antikörper anti-gp120, denen wir im folgenden Text mehrfach begegnen werden, könnten darin ihren Ursprung haben.

Die Zerstörung des HIV während der Primärinfektion dürfte aus diesen beiden Gründen zwar weitgehend, aber keinesfalls vollständig sein. Die Zahl der in die Gewebe einwandernden infizierten Makrophagen ist dann sehr gering, und da die zuerst eingewanderten nur eine Lebenserwartung von drei bis vier Wochen haben, werden sie durch den normalen *turnover* eliminiert. Die klinisch erfaßbaren Symptome verschwinden. Es verbleibt jedoch eine durch die restliche Immunaktivität stark eingedämmte Zahl von Viren, die bei günstigen Proliferationsbedingungen die Krankheit wieder akut aufflammen lassen.

Nach dem Abklingen der Primärinfektion setzt eine oft sehr lang andauernde Phase ohne klinische Symptome ein. Allerdings zeugen die serologischen und hämatologischen Parameter davon, daß der Krankheitsprozeß weiter anhält und weiter fortschreitet. Sehr auffällig ist hierbei eine fortschreitende Depletion der T4-Zellen, die auf eine sich entwickelnde Immunschwäche hinweist. An diesem Prozeß sind die infizierten Makrophagen

---

[1] Hierbei handelt es sich nicht um eine Infektion der T4-Zellen durch HIV-Virionen, sondern um eine passive Blockierung ihrer CD4-Rezeptoren durch gp120-Moleküle, die sich von Virionen ablösen, die in Makrophagen vermehrt wurden. Obgleich hierdurch die Funktion der T4-Zellen beeinträchtigt wird, handelt es sich hier eindeutig um eine Erscheinung des Makrophagen-Syndroms.

154

zunächst nur wenig beteiligt. Die führende Rolle übernehmen hier die T4-Lymphozyten. Dieser Aspekt des Krankheitsprozesses wird als *T4-Syndrom* im Kapitel 6 getrennt behandelt.

5.3 Der *AIDS-Related Complex*

Das Ende der symptomlosen Phase des AIDS ist daran zu erkennen, daß der Titer der Antikörper anti-p24 zumeist relativ rasch absinkt. Sofern Blutproben in genügend kurzen Abständen entnommen werden, ist regelmäßig festzustellen, daß Wochen oder Monate später ein Anstieg des Antigens p24 erfolgt, womit eindeutig die Beziehung zwischen Ursache, das heißt Abnehmen des Antikörpertiters, und Wirkung, das heißt vermehrte Virusvermehrung, festgelegt ist. Die Frage, warum plötzlich die Bildung von anti-p24 abnimmt, werden wir im Abschnitt 6.2.3 im Zusammenhang mit dem T4-Syndrom diskutieren. Der Anstieg des Titers des Antigens p24 deutet auf eine starke Vermehrung der Viren hin. Die bald darauf folgenden Symptome des ARC, welche die gleichen Erscheinungen reproduzieren wie bei der Primärinfektion, wenn auch in verstärktem Maße, deuten darauf hin, daß diese verstärkte Virusproliferation vorwiegend in den Makrophagen stattfindet.

In dieser Auffassung werden wir noch bestärkt durch den Umstand, daß bei der Maedi-Visna-Krankheit des Schafs genau die gleichen Symptome auftreten, daß aber beim Schaf lediglich die Makrophagen und nicht die T4-Zellen vom Virus erfaßt werden. Als erster hat wohl Dawson (1987) ausdrücklich auf die Ähnlichkeit zwischen der Maedi-Visna-Krankheit und dem ARC des AIDS hingewiesen. Er verweist darauf, daß in beiden Fällen verschiedene Organe befallen werden können und daß es sich jedesmal um eine Infektion durch Virus-tragende Makrophagen handelt.

Schon 1954 zeigte Sigurdson, daß die gleiche Krankheit sich als Maedi, das heißt als Lungenentzündung, oder als Visna, das heißt als Enzephalopathie, manifestieren kann. Gudnadottir (1974) konnte bereits zeigen, daß beide Krankheiten durch das gleiche Virus hervorgerufen werden, jedoch bei natürlicher Infektion nur selten gleichzeitig auftreten. Sehr viel öfter geschieht das nach experimenteller Infektion, das heißt, wenn dem Versuchstier auf einmal größere Virusmengen injiziert werden. Es bedeutet, daß bei geringen Virusmengen nur das jeweils am meisten prädisponierte Organ die Krankheit entwickelt, während bei massiver Infektion mehrere von ihnen gleichzeitig erfaßt werden können.

In diesem Zusammenhang will ich an die große Ähnlichkeit erinnern, die zwischen dem pädiatrischen AIDS (PAIDS) und der Visna-Krankheit besteht, und über die ich am Ende des ersten Kapitels ausführlich berichtete. Bei Kindern, ebenso wie beim Schaf vor der Schlachtreife, ist die Involution des Thymus noch nicht abgeschlossen, und seine Zerstörung durch den TNF-α der infizierten Makrophagen wird entsprechend gestört. Dadurch wird wiederum der Eintritt des Vollbild-AIDS mit seinen opportunistischen Krankheiten hinausgezögert. Die Mortalität wird daher in beiden Fällen durch die Symptome des ARC bedingt und nicht, wie beim adulten Menschen, durch opportunistische Infektionen.

Ich zitierte bereits die Arbeit von Lacey *et al.* (1987), die zeigten, daß die Menge der β_2-Mikroglobuline beim Primärinfekt auf etwa 3,8 μg/ml ansteigt, in der symptomlosen Phase auf etwa 2,6 μg/ml abfällt, beim ARC wieder auf 3,8 μg/ml ansteigt und beim Vollbild-AIDS schließlich Durchschnittswerte von 4,73 μg/ml erreicht. Das bedeutet, daß beim ARC, ebenso wie beim Primäreffekt, zahlreiche Makrophagen infiziert werden. Es zeigt ferner, daß beim Eintreten des AIDS die Entwicklung des ARC durchaus nicht abgebrochen wird, sondern daß auch diese Symptome sich unabhängig von den opportunistischen Infektionen weiter verstärken. Bei Kindern und bei Schafen, bei denen sichtlich das Auftreten der opportunistischen Infektionen verzögert ist, erreichen die Symptome des AIDS letale Dimensionen.

Über einen möglichen Weg der Pathogenese durch infizierte Makrophagen habe ich bereits im Abschnitt 4.1 ausführlich berichtet. In Erfüllung ihrer *feeder*-Funktion wandern Makrophagen in verschiedene Gewebe ein. Als hocherregte Zellen mit intensivem Energiestoffwechsel geben sie an die interzellulären Räume ihrer neuen Umgebung große Mengen von Wasserstoff-Ionen und etwas TNF-α ab, welche das funktionelle Erregungsniveau der eigentlichen Gewebszellen steigern. Ist der Makrophage HIV-infiziert, das heißt hypererregt, so gesellt sich eine verstärkte Sekretion des Tumor-Nekrose-Faktors hinzu, der entzündungsähnliche Zustände verursacht.

Die Infektion muß nicht auf die neu infiltrierten und bereits infizierten Makrophagen beschränkt bleiben. Auch die zunächst in nicht infiziertem Zustand infiltrierten Makrophagen behalten ja ihre CD4-Rezeptoren und können sekundär ebenfalls infiziert werden.

Hinzu kommt noch, daß viele Gewebe Zellen enthalten, die sich von den Monozyten/Makrophagen ableiten und daher ebenfalls CD4-Rezeptoren tragen. Das ist der Fall bei den Langerhans-Zellen der Haut, bei den Kupffer'schen Zellen der Leber oder bei den Zellen der Mikroglia des

Gehirns. Um sie herum können sich neue Entzündungsherde bilden, so daß selbst bei einer kleinen Zahl primär infizierter Makrophagen schließlich doch schwere Gewebsschäden entstehen können.

Gelegentlich wird auch von einer HIV-Infektion von Zellen berichtet, die keine CD4-Rezeptoren tragen und daher nicht infizierbar sein sollten. Das ist zum Beispiel bei den Neuronen der Hirnrinde der Fall. Nun wissen wir durch zahlreiche Arbeiten (zum Beispiel Cheng-Mayer, Luciw und J. A. Levi, 1986), daß das HIV sich in den verschiedensten menschlichen und tierischen Zellen zu vermehren vermag, wenn sein Genom einmal künstlich in die Zelle transfiziert worden ist. Eine derartige Transfektion kann dadurch zustandekommen, daß Virionen in den nur 20 nm breiten interzellulären Raum exprimiert werden, das heißt gegen die Nachbarzellen gepreßt werden, so daß eine Anheftung des Virions über ein CD4-Molekül nicht erforderlich ist. Auch ohne diese Bindung übt die elektrische Ladung des Virions den für die Endozytose erforderlichen Reiz aus, und auf diesem Wege kann eine CD4-negative Zelle gelegentlich ebenfalls infiziert werden.

5.3.1 Somatische Symptome

Es besteht kein prinzipieller Unterschied zwischen den ARC-Schäden an den verschiedenen Organen unseres Körpers und am zentralen Nervensystem. Da es aber über dieses letztere Thema eine reichhaltige Spezialliteratur gibt, will ich diese beiden Komplexe getrennt behandeln, spreche also zunächst von den somatischen Symptomen, das heißt von den Symptomen an allen Organen des Körpers mit Ausnahme des Zentralnervensystems.

Generell ist zunächst festzustellen, daß bei den Patienten unterschiedliche Organgruppen befallen werden. Rao et al. (1986) untersuchten zum Beispiel 400 AIDS-Patienten auf Nierenschäden. Sie fanden sie nur in 35 Fällen: 28mal Nephrose, 7mal Azotämie mit leichter Proteinurie. Bei keinem von ihnen war eine anderweitige Infektion außer AIDS nachzuweisen. Von diesen Patienten verstarben während der Beobachtungszeit 27 an einem irreversiblen Nierenversagen. Symptome des ARC können also, wenn auch relativ selten, den letalen Ausgang der Krankheit bewirken.

Ähnlich steht es mit der Pneumonitis, die bei juvenilen Patienten für einen großen Teil der Mortalität verantwortlich ist. Laubenstein et al. (1986) untersuchten 440 erwachsene AIDS-Kranke auf dieses Symptom, fanden es jedoch nur in 3 Fällen. Auch dieses Beispiel zeigt, daß selbst bei Erwachsenen gelegentlich Symptome des ARC lebensbedrohende Dimensionen erreichen können. Travis *et al.* (1991) dagegen, die über Autopsien an 50 AIDS-Toten berichten, fanden in 47 Fällen eine leichte chronische interstitielle Pneumonitis.

Lebererkrankungen sollten im Rahmen der ARC-Symptome sehr häufig sein. Die Kupffer'schen Zellen stellen das größte Reservoir von gebundenen Makrophagen in unserem Körper dar (Schmitt *et al.*, 1989). Diese Autoren erhielten in Kulturen von Kupffer'schen Zellen typische HIV-Virionen sowohl frei als auch in Vacuolen, daneben auch Knospenformen in der Membran. Außerdem tragen auch die Endothel-Zellen der Leber CD4-Rezeptoren, an die sich entsprechende monoklonale Antikörper binden können. Dies ist verständlich, da ja auch die Endothelzellen von Makrophagen abstammen und CD4-Rezeptoren tragen (Langhoff *et al.*, 1991). Steffan *et al.* (1989) konnten in Kulturen von Endothel-Zellen völlig normale Virionen in der Zellmembran und auch in Zellvacuolen züchten. Um so erstaunlicher ist es, daß mit einer einzigen Ausnahme (Rachmanowa *et al.*, 1989) kaum etwas über Leberkomplikationen im ARC berichtet wird.

Rachmanowa *et al.* finden solche Leberschäden in praktisch allen Fällen persistierender Lymphadenopathie. Sie wären also das am frühesten auftretende ARC-Symptom. In späteren Stadien der Krankheit gehen die Symptome auffällig zurück, möglicherweise weil bei Untersuchungen in einer späteren Phase die Leberschäden der Aufmerksamkeit entgingen.

Erst 1991 wurden ihre Befunde von Hatzakis *et al.* bestätigt, die bei 25,4 Prozent der symptomlosen und bei 43,3 Prozent der symptomatischen Patienten eine Hepatomegalie vorfanden. Als Kriterium galt, daß die Leber mindestens zwei Zentimeter unter dem Rippenrand ertastbar war.

Die HIV-Infektion des Darmtraktes fand eine vielseitige Beachtung, ist doch die Diarrhöe ein häufiges Symptom, sowohl bei der Primärinfektion als auch beim ARC. Für den letzteren erhob sich jedoch die Frage, ob nicht das Symptom durch eine sekundäre Infektion anderer Erreger hervorgerufen wurde. In der Tat ist es bekannt, daß schon während der asymptomatischen Periode die Zahl der Darminfektionen gegenüber einer vergleichbaren HIV-freien Population stark anwächst. Das läßt sich zwanglos dadurch erklären, daß infolge der Schädigung der T4- und der B-Zellen die Bildung zirkulierender Antikörper schon in diesem Stadium beeinträchtigt wird und damit auch der Schutz gegen bakterielle und virale Infektionen.

Dieser Faktor scheint tatsächlich eine Rolle zu spielen. Smith *et al.* (1988) untersuchten 20 AIDS-Patienten mit Durchfällen. Bei 17 Patienten konnten sie einen oder mehrere Krankheitserreger identifizieren. Nur bei 3 von ihnen schien es sich tatsächlich um eine direkte HIV-Infektion zu handeln.

Den direkten Nachweis für die Rolle des HIV erbrachten Nelson *et al.* (1988), die HIV-seropositive Patienten mit chronischen Durchfällen, bei denen keiner der bekannten Darmkeime gefunden wurde, eingehend untersuchten. In den meisten Fällen wurde entweder das HIV aus dem Biopsiematerial direkt gezüchtet oder es wurden HIV-infizierte Zellen durch *in-situ*-Hybridisierung nachgewiesen. Im übrigen ist es durchaus wahrscheinlich, daß auch in den Fällen, in denen andere Darmerreger gefunden wurden, als Grundlage der Erkrankung eine HIV-Infektion vorlag. Dafür spricht jedenfalls der Umstand, daß Durchfälle bei der Primärinfektion außerordentlich häufig sind, während in diesem Stadium der Krankheit noch keine bedeutende Schwächung des Immunsystems und daher keine auf ihr beruhende Häufung sekundärer Darminfektionen vorliegen sollte.

Die für die ARC-Phase so charakteristische Kachexie wurde zunächst mit derartigen HIV-gebundenen Störungen der Darmfunktionen in Verbindung gebracht, wobei eine geschwächte Resorptionsfähigkeit der Darmschleimhaut hierfür verantwortlich gemacht wurde. Eine starke Gewichtsabnahme bei unverändert gutem Appetit ist übrigens auch für die Maedi-Visna-Krankheit des Schafs charakteristisch.

Diese einfache Deutung der Erscheinung mußte aufgegeben werden, denn parenteral ernährte Patienten, die eine ausreichende Nährstoffzufuhr erhielten, zeigten den gleichen Gewichtsverlust wie die anderen ARC-Patienten. Außerdem tritt diese Kachexie auch bei Fällen auf, in denen keinerlei Darmsymptome nachzuweisen sind. Eine andere Interpretation mußte also gesucht werden.

Wir müssen hierbei bedenken, daß im Zustand des ARC und des AIDS im Gesamtorganismus eine mäßige systemische Entzündung vorherrscht, und daß in den direkt vom HIV befallenen Organen zusätzlich eine hochgradige Entzündung besteht, die sich den physiologischen Bedingungen in einer Tumorzelle nähert.

Es ist bekannt, daß Tumoren im Laufe der Zeit von der aeroben Glykolyse zur anaeroben übergehen. Dabei verbrauchen sie zur Erzeugung der gleichen Menge ATP die neunfache Menge Glukose. Der Rest an potentieller Energie wird in Form von Milchsäure ungenutzt ausgeschieden. Selbst ein Tumor von relativ geringem Gewicht verbraucht dadurch derartig hohe Glukosemengen, daß sich dieses Verhalten in der Gesamtenergiebilanz des Organismus bemerkbar macht. Dieses Verhalten des Tumors wird als »Glukose-Falle« bezeichnet.

Ähnlich ist das Verhalten des Tumors gegenüber Aminosäuren. Nur im Überschuß vorhandene Aminosäuren werden normalerweise desaminiert und zur Energiegewinnung der Glykolyse unterzogen. In der Tumorzelle sind jedoch die desaminierenden Enzyme so sehr aktiviert, daß sie wahllos alle Aminosäuren erfassen, selbst die biologisch so bedeutsamen essentiellen Aminosäuren, wodurch auch diese in unökonomischer Weise verheizt werden. Ein Tumor verbraucht daher für seinen Eiweißstoffwechsel weit mehr Aminosäuren als ein gleich großes Stück gesundes Gewebe. Der Tumor wirkt also nicht nur als »Glukose-Falle«, sondern auch als »Eiweiß-Falle«. Ein ähnliches Verhalten muß sich also auch in den von infizierten Makrophagen befallenen Geweben wiederfinden, selbstverständlich aber auch bei anderen Entzündungszuständen, soweit sie sich über größere Bezirke des Organismus ausdehnen.

Drei Arbeiten, die auf der AIDS-Tagung in Montreal, 1989, vorgelegt wurden, bestätigen diese Auffassung. Hommes *et al.* (1989) führen den Gewichtsverlust von ARC- und AIDS-Patienten, der sich nicht durch eine verringerte Resorption erklären läßt, auf einen erhöhten Ruhestoffwechsel zurück. Sie bestimmen den REE *(resting energy expenditure)* bei sechs AIDS- und acht ARC-Patienten im Vergleich zum REE bei elf Kontrollpersonen unter gleicher Nahrungsaufnahme. Der REE-Wert von AIDS- und ARC-Patienten betrug 27 ± 3 kCal/kg/Tag. Bei Kontrollpersonen wurde ein REE von 23 ± 2 kCal/kg/Tag gemessen. Die Differenz ist hochsignifikant, mit einem t-Wert von < 0,01. Der Ruhestoffwechsel der Patienten war also signifikant höher als der von Kontrollpersonen.

Es wurden ebenfalls die Differenzen zwischen Patienten und Kontrollpersonen hinsichtlich der verschiedenen, den Stoffwechsel steuernden Faktoren bestimmt (Catecholamin, Cortisol, Glukagon und Triiodothyronin). Dabei ergaben sich keinerlei statistisch relevante Unterschiede. Es handelt sich also sichtlich um eine vom Gesamtorganismus nicht gesteuerte Steigerung der Stoffwechselintensität in den erkrankten Geweben.

Einen Schritt weiter gehen Stein *et al.* (1989). Sie bestimmen getrennt einmal das PSR *(protein synthesis and reduction)*, den Proteinumsatz, und das G-Cyl *(glucosis cycling)*, also den Glukoseumsatz, bei 4 Gruppen von Versuchspersonen. Die Gruppe 1 entspricht neun symptomlosen Seropositiven, die Gruppe 2 drei Vollbild-AIDS-Patienten, die Gruppe 3 sechs seronegativen Kontrollpersonen und die Gruppe 4 ebenfalls sechs negativen Kontrollpersonen, deren Diät um 40 Prozent kalorienreduziert war. Ansonsten erhielten alle diese Personen vier Wochen lang die gleiche Diät. Die Tabelle V gibt die Versuchsresultate wieder. Der PSR-Wert, der in der Kontrolle 1,3 beträgt, steigt bei asymptomatischen Seropositiven auf 1,9 und bei AIDS-Kranken sogar auf 2,9. Der Anstieg von 1,3 auf 1,9 dürfte zum gro-

Tabelle V:
Proteinumsatz (*protein synthesis and reduction* = PSR) und Glucose-Umsatz (*glucosis cycling* = G-Cyl) bei vier Gruppen von Probanden (Stein *et al.*, 1989)

Gruppe	I	II	III	IV
n	9	3	6	6
PSR (g prot/kg/d)	1,9	2,9	1,3	0,9
G-Cyl (mg/kg/h)	77,0	194,0	97,0	89,0

I. Symptomlos seropositiv   II. Vollbild-AIDS   III. Kontrolle
IV. Kontrolle, um 40 Prozent kalorienreduziert   n = Zahl der Probanden

ßen Teil auf die systemische Entzündung zurückzuführen sein, der Anstieg auf 2,9 bei den AIDS-Patienten dürfte durch die zusätzliche Entzündung von Organen beim ARC hervorgerufen werden.

Die Autoren betonen ausdrücklich, daß dieser Anstieg des PSR sich in vergleichbarer Weise bei schweren Traumata, bei Sepsis und bei Tumoren manifestiert.

Auch der Glukoseumsatz ist bei den AIDS-Kranken signifikant auf etwa den doppelten Wert angestiegen. Bei seropositiven Patienten ist er dagegen gegenüber der Kontrolle etwas gesunken. Die Autoren machen allerdings darauf aufmerksam, daß zunächst ein Teil des Energiebedarfs aus der gesteigerten Desaminierung von Aminosäuren gedeckt wird, was den Glukoseumsatz reduzieren muß. Bei weiterem Anstieg des Entzündungsniveaus ist allerdings auch hier ein starker Anstieg des Glukoseverbrauchs bemerkbar, denn hier setzt die anaerobe Glykolyse ein, bei der zur Gewinnung der gleichen Energie neunmal so viel Glukose abgebaut wird wie bei der normalen Zellatmung.

Die Ähnlichkeit zwischen dem Verhalten eines Kranken im Endstadium des AIDS und einem Tumorpatienten wird besonders durch eine Arbeit von Althoff (1989) demonstriert. Der Autor bestimmt 21 Aminosäuren im Hungerplasma von 23 Patienten. Bei allen Aminosäuren fand er eine deutliche Abnahme, besonders stark bei Serin (−38,3 %), Glutamin (−30,0 Prozent), Alanin (−43,0 Prozent), *Valin* (−26,2 Prozent), *Methionin* (−40,6 Prozent), *Isoleucin* (−41,5 Prozent), *Leucin* (−33,7 Prozent), Thyronin (−22,2 Prozent), Histidin (−45,7 Prozent), *Threonin* (−48,4 Prozent), *Trytophan* (−50,2 Prozent). In dieser Aufstellung sind die essentiellen Aminosäuren *kursiv* gedruckt. In sechs der acht essentiellen Aminosäuren besteht also ein ganz starkes Defizit. Daraus muß eine Schwächung der Proteinsynthese des Patienten resultieren.

Die angeführten Zahlen gelten für AIDS-Patienten. Prinzipiell gleiche, wenn auch weniger ausgeprägte Verringerungen findet man auch bei Patienten mit ARC. Verluste von Aminosäuren in diesem Ausmaß sind ein ausreichender Grund für die Kachexie, die die meisten AIDS-Fälle auszeichnet, auch wenn sie nicht von Darmaffektionen begleitet sind. So vermerkt Althoff, daß mehr als 60 Prozent der AIDS-Patienten schon bei der Aufnahme ein Untergewicht aufweisen. Grund hierfür ist nicht die krankheitsbedingte Verringerung der Resorption von Nährstoffen im Darm, sondern eine Verschiebung des Stoffwechsels durch den Entzündungsprozeß in den infizierten Geweben.

Odeh (1990) betont die Korrelation zwischen der Kachexie beim AIDS und den Phasen gesteigerter TNF-α-Expression durch infizierte Makrophagen. Er erinnert auch daran, daß der TNF-α auch den zweiten Namen *Kathectin* trägt. Dabei ist es klar, daß das Kathectin die Abmagerung nicht direkt verursacht. Es bewirkt jedoch in den HIV-infizierten Geweben einen überhöhten und fehlgesteuerten Stoffwechsel mit unmäßigem Verschleiß an Proteinen und Kohlenhydraten.

Es ist wahrscheinlich, daß diese stoffwechselbedingte Kachexie durch eine geschwächte Nährstoffresorption im Darm unterstützt wird. So konnte Zeitz (1991) Störungen von Wachstum und Funktion der Darmepithelzellen, die für Nahrungsaufnahme verantwortlich sind, nachweisen. Zuin *et al.* konnten eine Malabsorption von Eisen, Xylose und Laktose im Darm von AIDS-Patienten auch direkt messen.

Unter den Ernährungsbedingungen, wie sie in den entwickelten Industriestaaten herrschen, hat die AIDS-bedingte Kachexie keinen lebensbedrohenden Charakter. Ganz anders steht es in vielen Ländern der 3. Welt. Die Eiweißmangelkrankheit Kwashiorkor, die vor allem Kinder und stillende Frauen befällt und tötet, wenn ihr nicht durch zusätzliche eiweißreiche Nahrung Einhalt geboten wird, ist besonders in Äquatorialafrika verbreitet. In Ländern, in denen seit Jahrhunderten traditionell Eiweißmangel herrschte, wird der Schaden wenigstens zum Teil durch eiweißreiche Pflanzennahrung ausgeglichen. Die Sojabohne in China oder die schwarze Bohne in Mexiko enthalten zwar nicht die für die menschliche Ernährung optimale Zusammensetzung an Aminosäuren, sie verhindern jedoch den akuten Eiweißmangel. In Afrika dagegen erfolgte sehr rasch der Übergang von einer gemischten Nahrung mit Wild- und Haustieren als Eiweißquelle zu einer fast ausschließlichen Pflanzennahrung, vorwiegend auf der Grundlage von Maniok und Hirse, die beide extrem eiweißarm sind. Bei Kindern führte dies zum oft tödlichen Kwashiorkor. Die Erwachsenen mit ihrem geringeren Eiweißbedarf hielten sich dabei hart an der Grenze des Pathologischen. Kam bei ihnen jedoch eine AIDS-bedingte Kachexie hinzu, dann entwickelten sich diese sonst relativ harmlosen Symptome zum tödlichen *slim disease*.

Es ist mehrfach versucht worden, für das Auftreten des *slim disease* in Afrika ein besonderes afrikanisches AIDS-Virus verantwortlich zu machen, falls man nicht die Beziehung zwischen *slim disease* und AIDS überhaupt leugnete. Es handelt sich aber offensichtlich nicht um ein spezifisch afrikanisches Virus, sondern um spezifisch afrikanische Ernährungsverhältnisse.

Zu den Symptomen des ARC gehört auch die Schädigung des haematopoetischen Systems, die sich durch Thrombopenie und Neutropenie manifestiert. Gauser und Hoelzer (1987) finden, daß bei Patienten mit ARC oder AIDS die Zahl der verschiedenen Stammzellen auf einen Bruchteil reduziert ist. Auch die Zahl der *in vitro* auswachsenden Kolonien ist entsprechend reduziert. Interessanterweise geht die Hemmung nicht von Makrophagen, sondern von T4-Zellen aus. Beseitigt man aus der Kultur die T4-Zellen, so steigt die Zahl der Kolonien auf das Dreifache an; durch Zusatz der T4-Zellen wird sie wieder reduziert. Entfernung und Zusatz von adhärierenden Makrophagen erweist sich dagegen als wirkungslos. Ebenso wirkungslos ist der Zusatz von T4-Zellen von Gesunden.

Man darf vermuten, daß die hemmende Wirkung von dem IL-2 ausgeht, das von aktivierten und infizierten T4-Zellen ausgeschieden wird, nicht aber von T4-Zellen eines gesunden Organismus, die sich im Zustand der Ruhe befinden. In diesem Falle sollte man die Störungen der Blutbildung dem T4-Syndrom des AIDS zuordnen.

Im Kapitel 6 wird belegt, daß nicht nur die direkt infizierten T4-Zellen physiologisch verändert sind. Durch Reizung mittels der Bindung von freien gp120-Molekülen und durch systemische Entzündung sind sie alle soweit biochemisch aktiviert, daß sie möglicherweise Interleukine zu exprimieren beginnen und die Vermehrung benachbarter Zellen beeinflussen können. Es scheint also, als könnte das T4-Syndrom zur Ausbildung des ARC einen Beitrag leisten. Speziell die im ARC häufig auftretende Thrombopenie könnte durch diesen Faktor begünstigt werden.

Leiderman *et al.* (1984) züchten normale Blutzellen auf einem *feeding layer* aus Knochenmarkzellen von Gesunden und von AIDS-Patienten. Im letzteren Falle geht die Zahl der Kulturen um 75 Prozent zurück. Auch hier erweist es sich, daß das haematopoetische System durch HIV-infizierte Zellen gehemmt wird. Aus den Arbeiten von Leiderman *et al.* ist bedauerlicherweise nicht zu ersehen, welcher Zelltyp des *feeding layer* für die Hemmung der Zellproliferation verantwortlich ist.

Zu den somatischen Organen, die von Makrophagen infiltriert werden und im Rahmen des ARC krankhafte Veränderungen erleiden, gehört auch der Thymus. Ich habe schon mehrfach darauf hingewiesen, daß der Ausfall seiner Funktionen, die beim Erwachsenen nur noch in der Reifung von T-Lymphozyten bestehen, in der Endphase des AIDS zu einem völligen Zusammenbruch der Immunfunktionen führt und daher den Weg für die opportunistischen Infektionen öffnet. Angesichts ihrer Bedeutung soll diese Erscheinung im Kapitel 7 getrennt und ausführlich behandelt werden.

5.3.2 Die Symptome des Zentralnervensystems

In schwerer, manchmal auch lebensbedrohender Form manifestieren sich die Symptome des ZNS beim AIDS vorwiegend in der letzten Phase der Krankheit zugleich mit den opportunistischen Infektionen. Dies darf uns jedoch nicht dazu verleiten, sie als Elemente des Vollbild-AIDS aufzufassen. In einer eingehenden Untersuchung wiesen Kenny *et al.* (1989) nach, daß diese Symptome sich zumeist noch vor dem Auftreten der opportunistischen Infektionen, das heißt in der ARC-Phase, bemerkbar machen. Bekanntlich treten sie, wenn auch in milder Form, bereits während der Primärinfektion auf. Alle ARC-Symptome sind hier bereits zu beobachten, obwohl von einem Zusammenbruch der Immunfunktion und vom Auftreten opportunistischer Infektionen noch keine Rede sein kann. Bei asymptomatischen Patienten, auch wenn aus ihrem Liquor bereits HIV-Virionen isoliert werden können, treten keine zentralnervösen Störungen auf (Tross *et al.*, 1988). Sie manifestieren sich mit der Zunahme des Antigens p24 im Serum und der Abnahme aller Typen von T-Zellen, was ja beides für den Beginn des ARC-Stadiums charakteristisch ist (Berger *et al.*, 1989). Eindeutig ist die Situation bei der Visna-Krankheit des Schafes und beim juvenilen AIDS des Menschen. Infolge der unvollständigen Involution des Thymus wird das Auftreten opportunistischer Infektionen hinausgezögert, und die Enzephalopathien erweisen sich eindeutig als zum ARC zugehörig.

5.3.2.1 Die infizierten Zelltypen

Da es sich bei den Enzephalopathien offensichtlich um Erscheinungen des ARC handelt, ist zu vermuten, daß auch bei ihnen die Infiltration infizierter Makrophagen die entscheidende Rolle spielt. Gestützt durch zahlreiche Untersuchungen fassen Price *et al.* (1988) den damaligen Stand des

Wissens zusammen, wonach die Makrophagen, also gehirnfremde Zellen, für die Symptome in erster Linie verantwortlich sind. In einem geringeren Ausmaß sind hieran auch Glia-Zellen, ihr im Gehirn fest angesiedeltes Äquivalent, verantwortlich.

Die Arbeiten der Jahre 1987 bis 1989 bringen vielfach widersprechende Befunde hinsichtlich der Natur der beim ZNS-AIDS infizierten Zellen, was zum Teil mit unterschiedlichen Untersuchungsmethoden zusammenzuhängen scheint. Beschränkt man sich auf Arbeiten aus dem Jahre 1990, so wird das Bild übersichtlicher. Immer (zum Beispiel Watkins *et al.*, 1990) erwiesen sich die Makrophagen und Mikroglia-Zellen als infizierbar, wenn hierfür ein an Makrophagen adaptierter Stamm benutzt wurde. An T-Lymphozyten adaptierte Stämme erwiesen sich als unwirksam.[1] Astrozyten, die zur Makroglia gehören, werden nicht infiziert. Das gilt jedoch anscheinend nur für Zellkulturen. *In vivo* scheinen die Astrozyten in einzelnen Fällen infiziert zu werden und auch Viren zu exprimieren, wie es Mirra und del Rio (1989) elektronenmikroskopisch nachweisen konnten. Vielleicht erfolgt *in vivo* diese Infektion durch Kontakt-Transfektion.

Die Neuronen erweisen sich in primären Kulturen als nicht durch HIV infizierbar. Dem widersprechen zwar verschiedene Befunde (zum Beispiel Li *et al.*, 1990), doch handelt es sich in allen diesen Fällen nicht um primäre Zellkulturen, sondern um Zell-Linien, das heißt um transformierte Zellen, und diese zeigen ein pathologisch verändertes Aktivierungsniveau und vermögen wahrscheinlich auch für die Normalzelle nicht typische CD4-Rezeptoren zu exprimieren.

Für den pathologischen Prozeß ist es nicht erforderlich, daß die Neuronen direkt infiziert werden. Sie liegen stets in unmittelbarer Nachbarschaft von Mikroglia-Zellen, und da diese, ohne direkt an der nervalen Signalübermittlung beteiligt zu sein, die Funktionsparameter der Neuronen regulieren, muß ihre Entzündung schwere Störungen im Signalmechanismus der Neuronen hervorrufen.

Zudem bildet sich um eine infizierte Mikroglia- oder Makrophagenzelle herum durch die Diffusion des TNF-α ein Entzündungshof, der auch die Neuronen erfaßt. Bei der Primärinfektion wird dabei der Grad der Nekrose nicht erreicht, und die neuralen Symptome bleiben reversibel. Beim ARC

---

[1] Wie am Anfang dieses Kapitels vermerkt, trifft dies für die aus dem Blut gezüchteten Viren nicht zu. Die T4-infizierenden Stämme sind in gleichem Maße auch für die Makrophagen virulent (Gartner und Popowic, 1990). Diese Verhältnisse bedürfen einer weiteren experimentellen Klärung.

bilden sich jedoch nekrotische Herde aus, die besonders durch die Zerstörung der weißen Substanz als vacuolare Myelopathie auffällig werden (Eilbott et al., 1989). Diese Erscheinung ist verständlich, denn die das weiße Myelin bildenden Schwann'schen Zellen gehören zur Mikroglia, stammen von Makrophagen ab und sollten daher direkt infizierbar sein.

Diese Veränderungen von Funktionsparametern von Neuronen und Zerstörungen von Leitungsbahnen erklären in ausreichendem Maße die bis zur Dementia führenden psychophysiologischen Störungen. Die gleichen Veränderungen in subkortikalen Bereichen bewirken Störungen des vegetativen Systems, die letale Auswirkungen haben können.

Offen bleibt zunächst die Frage, ob die erstmalig durch die Makrophagen in das ZNS eingeschleppten HIV sich dort ausreichend weiter vermehren, so daß der Krankheitsverlauf im ZNS unabhängig von der Virämie im Blut voranschreitet. Wäre dies der Fall, dann müßten die virostatischen Therapeutika die Blut-Liquor-Schranke durchdringen können, um auch den ZNS-Symptomen Einhalt zu bieten.

Zahlreiche Autoren haben nachgewiesen, daß bei der HIV-Infektion des ZNS intrathekale Antikörper gebildet werden. Das läßt eine ausreichende intrathekale Proliferation der Viren vermuten. Dem widersprechen jedoch die voneinander unabhängigen Versuche von Jackson et al. (1988) und von Karpas et al. (1989). In beiden Fällen wurden Patienten mit Vollbild-AIDS Seren mit hohem Titer des Antikörpers anti-p24 infundiert. Neben einer raschen Unterdrückung der Virämie und dem Abklingen der somatischen ARC-Symptome vermerken beide Autorengruppen auch einen starken Rückgang der ZNS-Symptome. Da es jedoch völlig ausgeschlossen ist, daß die großen IgG-Moleküle die Blut-Liquor-Schranke passieren, müssen wir annehmen, daß die intrathekale HIV-Proliferation zur Aufrechterhaltung der ZNS-Symptome nicht ausreicht. Das erweckt die Hoffnung, daß auch eine ausschließlich extrathekal wirkende virostatische Therapie zur Bekämpfung der ZNS-Symptome beizutragen vermag.

Insgesamt darf man sagen, daß das Problem der ZNS-Symptome beim AIDS zwar noch bei weitem nicht gelöst ist, daß aber wenigstens klare Fragestellungen sich herauszuschälen beginnen.

5.4 Die Rolle der Antikörper beim Makrophagen-Syndrom

Nach der Primärinfektion kehrt die Zahl der erkennbaren T4-Zellen rasch zum Normalwert zurück. Ein neuerliches Absinken dieser Zahl tritt in der Regel erst nach der Serokonversion auf. Alle vorangehenden Prozesse einschließlich der Serokonversion selbst sind unabhängig von einer Schwächung der Helferfunktion und müssen daher im Rahmen des Makrophagen-Syndroms behandelt werden. Dabei müssen wir mit der Feststellung beginnen, daß der Ablauf der Immunkörper bildenden Prozesse beim AIDS in mancherlei Hinsicht anders verläuft, als wir es von anderen Infektionskrankheiten her kennen. Antikörper der Klasse IgG treten normalerweise etwa 8 bis 10 Tage nach der Infektion auf und erreichen einen hohen Titer bereits nach 14 Tagen. Beim AIDS ist die Serokonversion zumeist um mehrere Wochen, wenn nicht Monate hinausgezögert.[1] Während bei sonstigen Infektionen die Antikörperbildung so lange anhält, wie Antigene im Blut vorhanden sind, stellen wir beim AIDS fest, daß der sehr wichtige Antikörper anti-p24 spontan zu schwinden beginnt und bis auf den Nullwert absinkt, während zugleich die Freisetzung des Antigens p24 rapide ansteigt. Merkwürdig ist auch, daß die Primärinfektion lange vor der Serokonversion restlos abklingt, daß also der Organismus mit diesem Teil des Infektionsgeschehens scheinbar ohne die Hilfe von Antikörpern fertig wird, was ebenfalls allen unseren immunologischen Erfahrungen widerspricht.

Diese Anomalien müssen analysiert und verstanden werden, wenn wir unserem Ziel, die AIDS-Krankheit nicht nur zu beschreiben, sondern sie auch zu beherrschen, näherkommen wollen. Generell ist hierzu zunächst zu sagen, daß unsere Überlegungen zumeist von Beobachtungen ausgehen, die am peripheren Blut gemacht werden. Ich habe bereits im Abschnitt 4.4.2 betont, daß die Verhältnisse im peripheren Blut die Immunaktivität nur verzerrt widerspiegeln. Die intensiven Wechselwirkungen zwischen den einzelnen immunkompetenten Zellen sind nur in den Lymphknoten möglich, wo diese Zellen in großer Zahl zusammengedrängt und dabei doch individuell beweglich konzentriert sind. Ebenso wies ich darauf hin, daß das Antigen, in diesem Falle das Virus, durch die Lymphknoten aus dem Blutplasma

---

[1] Die gleiche Verzögerung der Serokonversion wird auch bei der Visna-Krankheit des Schafs beobachtet (Dawson, 1987). Da das Visna-Virus nur Makrophagen, nicht aber die T4-Zellen infiziert, muß die verzögerte Serokonversion zu den Auswirkungen des Makrophagen-Syndroms gezählt werden.

herausfiltriert wird und dort ebenfalls in größerer Konzentration vorliegen muß. Ho *et al.* (1989) betonen, daß es im Plasma von Kranken nur wenige freie Viren gibt. Demgegenüber finden Tenner-Raez *et al.* (1988), daß bei Patienten mit generalisierter Lymphadenopathie, also in einem Stadium, in dem es im Plasma nur wenig Viren gibt, sehr viele freie Virionen zwischen den Falten der Follikularzellen in den Lymphdrüsen zu finden sind.

Die der Veröffentlichung beigefügte Photographie zeigt zirka fünf solcher Virionen. Sie haben alle einen gut ausgebildeten *core*, sind also reif. Ihre Hülle ist sehr dünn, und Knobs sind nicht zu erkennen. Es handelt sich also um alte Viren. Es ist durchaus wahrscheinlich, daß diese Viren nicht direkt im Lymphknoten exprimiert wurden, sondern daß es sich um Virionen handelt, die sekundär aus dem Blutkreislauf herausgefiltert wurden. In ihnen ist das Molekül gp41 nicht mehr durch das gp120 maskiert, und das würde erklären, warum Antikörper anti-gp41 in Patientenseren relativ häufig auftreten.

Im peripheren Blut ist ungefähr eine T4-Zelle von 10 000 durch HIV infiziert und nicht mehr als ein Makrophage von 1 000. In den Lymphknoten müssen die Kontakte zwischen Virionen und immunkompetenten Zellen sehr viel häufiger sein und der Anteil der infizierten Zellen etwa zehnmal größer sein als im peripheren Blut. Dennoch kann ein Ausfall selbst von einem Tausendstel der T4-Zellen und einem Hundertstel der Makrophagen keine nennenswerte Schwächung der Immunfunktion verursachen, da der Immunapparat mit einem großen Sicherheitsfaktor angelegt ist. Andererseits deutet aber die starke Verzögerung des Auftretens von Antikörpern darauf hin, daß die Immunaktivität beeinträchtigt ist. Diesem Widerspruch will ich im Abschnitt 5.4.2 nachgehen. Vorher wollen wir uns jedoch einen Überblick über die verschiedenen Typen der am Immungeschehen beim HIV beteiligten Antikörper verschaffen.

5.4.1 Die IgG-Antikörper beim AIDS

5.4.1.1 Die *core*-Antikörper anti-p24 und anti-p17

Von den Antikörpern, die sich bei der Serokonversion manifestieren, scheint der Antikörper gegen das *gag*-Protein p24 den meisten Einfluß auf das Krankheitsgeschehen zu haben. Solange er im Serum in nennenswerten Mengen vorliegt, bleibt der symptomlose Zustand erhalten. Sinkt der anti-p24-Spiegel, so beginnt die Konzentration des Antigens p24 zu steigen, das heißt die Expression des HIV verstärkt sich, und kurz nachdem dieser Antikörper völlig aus dem Plasma des Patienten verschwunden ist, setzen die schweren klinischen Symptome, der ARC und schließlich die opportunistischen Infektionen ein (Figur 1, Seite 20). Dieser Antagonismus zwischen dem Antigen p24 und dem Antikörper anti-p24 ist von zahlreichen Autoren beschrieben worden. Allein auf dem Stockholmer Kongreß 1988 wurden sechs weitgehend gleichsinnige Arbeiten zu diesem Thema vorgelegt. Ich brauche ihn daher nicht im einzelnen zu belegen.

Der virozide Effekt des Antikörpers anti-p24 läßt sich sowohl *in vitro* wie auch *in vivo* überprüfen. Jackson *et al.* (1988) sowie Karpas *et al.* (1990) injizierten Patienten mit Vollbild-AIDS, die kein eigenes IgG anti-p24 mehr produzierten, Seren von Spendern mit besonders hohem anti-p24-Titer. Sofort ging die Antigenämie auf einen unmeßbar kleinen Wert zurück, und verschiedene ARC-Symptome schwächten sich ab. Die Wirkung dieser Behandlung war noch nach elf Wochen nachzuweisen; da die Gammaglobuline mit einer Halbwertzeit von 23 Tagen in der Blutbahn verbleiben, ist die Wirkungsdauer von elf Wochen durchaus plausibel, ohne daß man hierzu eine zusätzliche Produktion von anti-p24 durch den Patienten anzunehmen brauchte.

Es ist nicht anzunehmen, daß das Antigen p24 sich in der Hülle des Virus vorfindet und so mit dem Antikörper reagieren kann. Jedenfalls ist es dort niemals nachgewiesen worden. Sicher ist dagegen, daß die beiden *gag*-Proteine des *core*, p24 und p17, in der Membran HIV-exprimierender Zellen vorhanden sind. Ikuta *et al.* (1989) konnten sie dort mit monoklonalen Antikörpern nachweisen. Es wurde schon im Abschnitt 2.1.1 gezeigt, daß p24 etwa das gleiche Molekulargewicht und die gleiche lineare dimere Struktur aufweist wie die meisten Basisproteine der Membranen, so daß sie etwa das gleiche hohe Dipolmoment aufweisen müssen und sich daher leicht in eine Zellmembran inkorporieren sollten. Das Protein p24 wird zunächst im Zytoplasma synthetisiert, wandert infolge seiner positiven Ladung zur Innenseite der Zellmembran, und es läßt sich bestimmt nicht vermeiden, daß eine Reihe von Molekülen vom spontanen Zusammenbau des Virions nicht erfaßt werden, sondern sich direkt in die Zellmembran der Wirtszelle integrieren. Sie ragen dann mit einem Pol in das Außenmedium hinaus und können dort mit dem Antikörper Kontakt aufnehmen.

Die Figur 29a (Seite 170) stellt schematisch diese Verhältnisse dar. Der monopolar ans Antigen gebundene Antikörper anti-p24 bindet seinerseits die Serie der Komplementproteine, die ja ständig im Blutplasma vorliegen; das letzte Glied dieser Kette, das Protein C9, ist eine Phospholipase, die die Phospholipid-Elemente der Membran auflöst und so Löcher in sie hinein-

Figur 29:

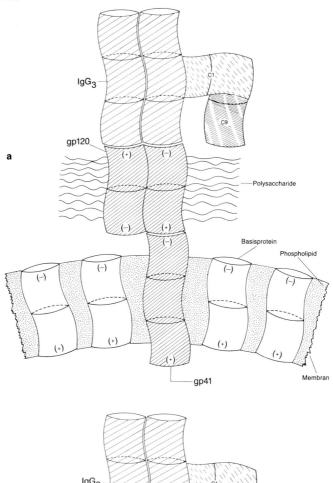

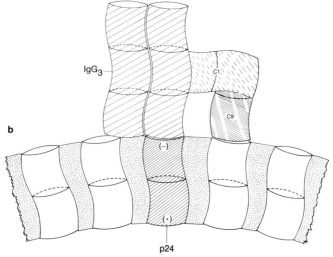

schneidet. Dies führt zur Lysis der Zelle, die damit aufhört, weitere Virionen zu exprimieren. Wir verfügen über verschiedene Belege dafür, daß das anti-p24 seine virostatische Wirkung tatsächlich mit Hilfe des Komplements ausübt. Knigge (1988) teilt mit, daß die Proliferation des HIV durch Zusatz von Seren mit Antikörpern gegen *core*-Proteine stark gehemmt wird. Da Serum jedenfalls Komplement enthält, spricht dieses sehr stark für eine komplementbedingte Lysis der HIV-infizierten Zellen. Yoshihara, Goldstein und Bestwick (1988) machen einen ähnlichen Versuch, benutzen jedoch im Laboratorium erzeugte monoklonale Antikörper anti-p24 und erhalten keinerlei virostatischen Effekt. Das ist verständlich, denn weder ihr Kulturmedium noch die zugesetzten Lösungen von Antikörpern enthalten Komplement, und eine komplementabhängige Lysis ist daher nicht möglich. Robinson *et al.* (1988) bestätigen die Vermutung, es handele sich bei der Wirkung des anti-p24 um eine komplementabhängige Lysis. Sie beobachten, daß in Kulturen HIV-infizierter Zellen die Zahl der lysierten Zellen stark ansteigt, wenn ein Patientenserum mit anti-p24 zugesetzt wird. Selbstverständlich enthält dieses Serum nicht nur anti-p24, sondern auch das Komplement. Bei einer Protein-A-Chromatographie, bei der die Proteine IgG und zum Teil IgA und IgM eliminiert werden, verschwindet auch diese zusätzliche Lysis, was zeigt, daß die Antikörper durchaus ihren Anteil daran haben. Sie verschwindet aber auch nach einer Erwärmung auf 56°C. Es ist bekannt, daß hierbei das Komplementprotein C3 inaktiviert wird, daß also der restliche Ablauf der Komplementwirkungskette abgebrochen wird. Man bezeichnet diese thermische Inaktivierung deshalb als Dekomplementierung. Dieser Befund spricht stark zugunsten der Annahme, daß die Zerstörung der HIV-exprimierenden Zellen durch den Antikörper anti-p24 auf dem Wege der komplementabhängigen Lysis erfolgt.

Eine weitere Bestätigung dieser Annahme verdanken wir zwei gleichzeitig veröffentlichten Mitteilungen von Ljunggren *et al.* (1988) und von Gregg *et al.* (1988), wonach die Antikörper gegen die *core*-Proteine, und nur sie allein, der komplementbindenden Unterklasse IgG$_3$ angehören, während

Die Wirkung der Komplementbindung bei membrangebundenen Molekülen gp120 und p24. Die räumlichen Proportionen sind annähernd wirklichkeitsgerecht dargestellt.
a. Das Molekül gp120 hängt oberhalb der Membran. Wird von ihm ein komplementbindendes Immunoglobulin IgG$_3$ gebunden und lagert sich an dieses der Komplement-Komplex an, so schwebt dessen aktive Phospholipase-Gruppe C9 etwa 8 nm über der Membran und kann diese nicht zerstören.
b. Das Molekül p24 ist gänzlich in die Membran inkorporiert. Bei der Bindung eines Antikörpers erreicht die Phospholipase C9 gerade die Membranoberfläche und kann eine Perforation bewirken.

Antikörper gegen die Hüllproteine und gegen die Polymerasen zur Untergruppe IgG$_1$ gehören, die das Komplement nicht zu binden vermögen. Wir dürfen daher in unseren weiteren Überlegungen ohne Bedenken von der Annahme ausgehen, daß das anti-p24 die komplementabhängige Lysis HIV-exprimierender Zellen bewirkt.

Ähnliches dürfte auch für den Antikörper anti-p17 gelten.[1] Von verschiedenen Seiten wurde auf eine »neutralisierende« Wirkung des anti-p17 hingewiesen. Besonders eindeutig sind die Bedingungen bei Goldstein *et al.* (1989). Diese Autoren synthetisieren ein dem HIV-1-p17 homologes Peptid, binden es an das Makromolekül Haemocyanin, das ein starkes Antigen ist, und injizieren diesen Komplex verschiedenen Tieren, die alle mit der Bildung eines anti-p17-Antikörpers reagieren. Dieser Antikörper hat eine eindeutig hemmende Wirkung auf die Vermehrung des HIV-1.

Es wurde bereits erwähnt, daß Ikuta *et al.* (1989) vermittels monoklonaler Antikörper das p17 in der Plasmamembran von HIV-infizierten Zellen nachwiesen. Um mit dem Antikörper reagieren zu können, müssen diese Moleküle bis zur Oberfläche der Membran vorstoßen, können dort mit Antikörpern reagieren, die ihrerseits Komplement binden und so die Lysis der Zelle verursachen. Ich erwähnte bereits, daß natürliche Antikörper gegen alle *gag*-Proteine, also auch gegen das p17, zu der Gruppe der IgG$_3$ gehören, also Komplement binden. Durch die Lysis HIV-exprimierender Zellen vermögen diese Antikörper die Proliferation des HIV einzudämmen. Wie weit die Antikörper anti-p17 in der Pathologie eine Rolle spielen, kann man auf Grund der bisher vorliegenden Befunde noch nicht beurteilen.

Die Antikörper anti-p24 und anti-p17 sind *sensu stricto* keine neutralisierenden Antikörper. Sie blockieren weder den Bindungslocus des Virions, das Protein gp120, noch das Rezeptormolekül in der Membran der Wirtszelle, das CD4, sondern werden erst zu einem viel späteren Zeitpunkt des Infektionsgeschehens wirksam, nachdem die infizierte Zelle bereits mit der Expression des Virus begonnen hat. Man sollte in diesem Fall differenzieren und bei einer Komplementlysis besser von einer virostatischen und nicht von einer neutralisierenden Wirkung des Antikörpers sprechen.

---

[1] In der Literatur wird dieses *gag*-Protein teils als p17, teils als p18 bezeichnet. Ich stellte bereits im Abschnitt 2.1.1 fest, daß die Einschätzung des Molekulargewichtes zu einem gewissen Teil von den Versuchsbedingungen abhängt. Der Unterschied zwischen p17 und p18 liegt durchaus in der Größenordnung dieser durch die Methode bedingten Abweichungen. In der Folge werde ich dieses Protein unabhängig von der Bezeichnung durch die jeweiligen Autoren stets als p17 führen, was den Befunden der Mehrzahl der Autoren entspricht. Die Bezeichnung p18 reserviere ich dadurch verwechslungsfrei für das von J. Levy isolierte Autoimmun-Antigen p18, auf das ich im Abschnitt 6.1.3 noch eingehen werde.

5.4.1.2 Der Antikörper anti-gp120

Im Gegensatz zu den Antikörpern anti-*gag* handelt es sich beim anti-gp120 um einen echten neutralisierenden Antikörper. Zahlreiche Versuche *in vitro* sowohl mit natürlichen Antikörpern als auch mit Antikörpern gegen synthetisierte Peptide aus diesem Molekül zeigen, daß die Verringerung der Virusproliferation hierbei dadurch erfolgt, daß die Zahl der infizierten Zellen herabgesetzt wird. Da das Bindungsepitop des gp120 komplementär sein muß zu einem Epitop des Rezeptors CD4, muß das Bindungsepitop am Antikörper eine ähnliche Struktur wie das CD4-Epitop, also die Konfiguration »hohl« nach Figur 24 bis 26, haben. Dies wird bestätigt durch Versuche mit rekombinantem löslichem rCD4. Es übt die gleiche neutralisierende Wirkung auf die Infektion aus wie die normalen biogenen Antikörper. Daraus, daß das Bindungsepitop des Antikörpers anti-gp120 ähnlich oder nahezu identisch ist mit dem Bindungsepitop des CD4, eines biologisch höchst relevanten Rezeptors verschiedener immunkompetenter Zellen, ergibt sich eine Reihe von Komplikationen, die im Abschnitt 5.4.2 analysiert werden.

In vivo erweist sich der Antikörper anti-gp120 als wenig wirkungsvoll. Während wir beim anti-p24 eine eindeutige Beziehung zwischen der Abnahme des Antikörpers und der Zunahme der Virusproliferation sowie dem Auftreten klinischer Symptome feststellen konnten, hat der zumeist hohe Titer von anti-gp120 offensichtlich keinerlei Einfluß auf das Krankheitsgeschehen. Der Titer bleibt bis ins Spätstadium der Krankheit und oft bis zum Tode des Patienten unverändert.

Zu einem Teil könnte man diesen mangelnden Effekt darauf zurückführen, daß jedes Virion nicht weniger als 72 Moleküle gp120 an seiner Oberfläche trägt, so daß sehr zahlreiche Moleküle des Antikörpers benötigt werden, um wenigstens den größten Teil dieser Bindungssites zu blockieren und die Wahrscheinlichkeit einer Infektion wesentlich herabzusetzen. *In vitro* kann man jede beliebige Menge Antikörper der Kultur hinzufügen. *In vivo* ist die Antikörperkonzentration beschränkt, und es ist leicht vorstellbar, daß sie zu einer rein physikalischen Neutralisierung der Infektion nicht ausreicht.

Neben der direkten Blockierung der Bindungssites an den Virionen kennen wir noch andere virostatische Wirkungsmöglichkeiten für Antikörper. Dazu gehört in erster Linie die Bindung des Komplements und die dadurch hervorgerufene Lysis der HIV-exprimierenden Zellen. Aus rein geometrischen Gründen kommt dieser Mechanismus für das anti-gp120 nicht in Frage. Die Figur 29b (Seite 170) stellt diese Verhältnisse schematisch dar. Das

Molekül gp41 durchdringt die Membran derart, daß innerhalb und außerhalb der Zelle noch ein freier Abschnitt übrig bleibt. Am extrazellulären Ende dieses Moleküls sitzt dann das Molekül gp120, an dessen distalem Pol sich in einer Entfernung von 9—10 nm von der Membran das Bindungsepitop befindet. Würde sich daran ein komplementbindender Antikörper anlagern, wie das in unserer Figur hypothetisch dargestellt ist, so würde das Endglied C9 der Komplementgruppe hoch über der Zellmembran schweben und in ihr keine Phospholipide zerstören können. Eine Zytolyse käme auf diesem Wege also nicht zustande.

Es ist durchaus denkbar, daß die Zwischenschaltung des funktionell unnötigen Knopfes zwischen die Oberfläche des Virions und das Bindungsepitop eine Anpassung des Virus darstellt, welche seine Zerstörung durch Komplementbindung verhindert. Das wäre eine Erklärung dafür, daß solche scheinbar völlig nutzlosen »Schmuckelemente« sich in der Hülle zahlreicher Viren befinden. Die biologische Sinnlosigkeit einer Komplementbindung unter derartigen geometrischen Bedingungen führte auf dem Wege der Selektion dahin, daß sämtliche uns bekannten Antikörper gegen Hüllproteine, einschließlich der Antikörper gegen das gp120 des HIV, zur Gruppe IgG_1 gehören, die das Komplement überhaupt nicht zu binden vermag.

Ein anderer virostatischer Mechanismus, der nicht auf der Neutralisierung der Bindungsepitope beruht, wurde im Abschnitt 4.2.2.2 eingehend besprochen. Es handelt sich um die ADCC *(antibody dependent cellular cytotoxicity)*. Während dieses Abwehrmittel bei anderen Viren außerordentlich wirksam ist, scheint es beim HIV keine besondere Rolle zu spielen. Ich erinnere daran, daß bei ADCC zunächst Lymphokin-abhängige Killerzellen durch die T4-Zellen aktiviert und zugleich zur Proliferation angeregt werden. Dabei entwickeln sich in ihrer Membran Rezeptoren für das Fc-Fragment des Antikörpers, in diesem Fall des anti-gp120. Seine Bindung an die Killerzellen gestattet diesen, gezielt Virus-exprimierende Zellen aufzusuchen und zu zerstören. Aber schon in einem relativ frühen Stadium der Krankheit erfolgt eine Depletion der T4-Zellen, die Aktivierung der Killerzellen durch IL-2 ist stark reduziert, was sich auch in der dann auftretenden Anergie ausdrückt, und dieser Teil des Abwehrmechanismus scheidet praktisch aus, noch bevor es zur Ausbildung klinischer Symptome kommen kann. Hier begegnen wir einer Wechselwirkung zwischen der Infektion der Makrophagen und der Infektion der T4-Zellen, also dem T4-Syndrom. Diesen Beziehungen werden wir im Kapitel 6 weiter nachgehen.

5.4.1.3 Der Antikörper anti-gp41

In neuerer Zeit wird auch dem Antikörper anti-gp41 eine gewisse Bedeutung im Krankheitsprozeß zugeschrieben. So stellen Klasse, Pipkorn und Blomberg (1989) fest, daß eine enge Korrelation zwischen dem Absinken des Titers des anti-gp41 und dem Auftreten klinischer Symptome besteht.
Der Mechanismus einer derartigen antiviralen Wirkung ist schwer zu verstehen. Das gp41 ist ein Transmembran-Molekül, dessen nach außen ragender Pol normalerweise vom gp120 völlig maskiert wird und daher nicht mit Antikörpern reagieren kann. Zwar löst sich einige Zeit nach der Reifung des Virions das Molekül gp120 vom gp41 ab und setzt dessen extrazellulären Pol auf diese Weise frei, doch würde in diesem Fall ein Antikörper bestenfalls zur Zerstörung eines infektionsunfähigen Virions beitragen, was pathologisch nicht von Bedeutung wäre. Auch eine Zerstörung Virus-exprimierender Zellen durch diesen Antikörper ist nicht anzunehmen. Zwar wissen wir, daß die Virus-exprimierende Zelle in ihrer Membran auch einzelne Moleküle des Komplexes gp41+gp120 einlagert, wie es Dubois-Dalq 1976 am Visna-Virus zeigte. Doch löst sich in diesem Fall das gp120-Molekül nicht von seinem Träger ab, und während der ganzen Existenz der Zelle bleibt das gp41 maskiert. Erst kurz vor dem Tod der Zelle verschwindet der Potentialgradient, der dem gp41-Molekül sein hohes Dipolmoment verleiht. Aber wenn zu diesem Zeitpunkt das gp120-Molekül auch abgestoßen würde, so hätte die Zerstörung einer bereits absterbenden Zelle durch Antikörper doch keinen virostatischen Effekt.
Ich ziehe daher folgende Interpretation vor: Gegen Ende der symptomlosen Phase der Krankheit treten Bedingungen auf, welche die Expression gewisser Antikörper, zu denen anti-p24 und auch anti-gp41 gehören, erschweren und schließlich völlig unterdrücken. Die Antikörper anti-p24 haben einen starken virostatischen Effekt, und ihre Unterdrückung ruft eine verstärkte Virus-Proliferation und die Entwicklung klinischer Symptome hervor. Hier besteht eine eindeutige Beziehung zwischen Ursache und Wirkung.
Die Antikörper anti-gp41 weisen keinen virostatischen Effekt auf. Sie werden gebildet, weil bei der Zytolyse HIV-exprimierender Zellen zwangsläufig als Antigen wirkende Moleküle des gp41 freigesetzt werden. Eine Schutzwirkung üben sie jedoch nicht aus. Setzt die Zytolyse durch die Abnahme der Antikörper anti-p24 aus, werden weniger Antigene gp41 freigesetzt und weniger anti-gp41 gebildet. Zwischen dem pathologischen Effekt der anti-p24-Abnahme und dem Sinken des anti-gp41-Spiegels entsteht dadurch eine

zeitliche Korrelation. Die Beobachtung von Klasse *et al.* kann durchaus den Tatbestand korrekt widerspiegeln, den Beweis für eine Wirksamkeit des Antikörpers anti-gp41 als Abwehrmittel gegen das HIV erbringt sie jedoch nicht.

Über die Faktoren, die den Zusammenbruch in der Produktion des Antikörpers anti-p24 verursachen, können wir bislang nur Hypothesen aufstellen. Mit großer Wahrscheinlichkeit spielt hierbei die Depletion der T4-Zellen eine Rolle. Diese Frage soll daher im Zusammenhang mit dem T4-Syndrom im Abschnitt 6.2 wieder aufgegriffen werden.

5.4.2 Die Antikörper in der symptomlosen Phase

Um die Anomalien zu interpretieren, die bei der Immunisierung nach HIV-Infektion auftreten, müssen wir von einem detaillierten Bild des normalen Ablaufs der Immunreaktion ausgehen. Wir benutzen hierzu die klassische Darstellung von Uhr und Finkelstein (1963), die in der Figur 18 (Seite 102) veranschaulicht wird. Bei diesen Versuchen wurden Meerschweinchen abgetötete Coli-Phagen injiziert, die ein ähnlich grobkörniges und daher wirksames Antigen darstellen wie die Viren. Bereits am 3. Tag tritt in nachweisbaren Mengen ein Antikörper vom Typ IgM, ein Makromolekül mit einem Sedimentationskoeffizienten von 19 S, in Erscheinung. Etwa am 9. Tag erreicht seine Expression den Maximalwert und sinkt dann etwa bis zum 15. Tag bis auf einen nicht mehr nachweisbaren Rest wieder ab. Dabei findet diese Reaktion ohne jeden anamnestischen Effekt statt, das heißt es kommt nicht zur Bildung von Gedächtniszellen. Wiederholt man die Injektion nach vier Wochen, so läuft die neue Reaktion mit denselben Zeitkonstanten und denselben Titern ab wie beim ersten Mal.

Erst am 9. Tag nach der Injektion des Antigens beginnt die Bildung von Antikörpern der Klasse IgG, mittelgroßen Molekülen mit dem Sedimentationskoeffizienten von 7 S. Der Höchstwert wird nach etwa 19 Tagen erreicht, wonach der Titer nur sehr langsam abklingt, was für die Ausbildung von Gedächtniszellen spricht. Ganz eindeutig wird dies bei der zweiten Injektion. Der Anstieg des Titers beginnt nicht am 9., sondern spätestens am 4. Tag nach der neuen Injektion, das Maximum wird nicht am 19., sondern schon am 11. Tag erreicht, und der Titer steigt auf etwa den hundertfachen Wert des nach der ersten Injektion erreichten Maximums.

5.4.2.1 Die Abwehrprozesse bei banalen Virusinfektionen

Unter banalen Infektionen verstehe ich hier die Infektionen, deren Erreger nicht die immunkompetenten Zellen schädigen oder in ihrem Verhalten verändern. Das ist bei den meisten Viren bekanntlich der Fall. Nachdem durch die Virusproliferation eine ausreichende Menge an Antigen akkumuliert wurde, treten zunächst die IgM-Antikörper in Aktion. Es sind primitive Antikörper, die bereits bei Fischen nachgewiesen wurden. Sie sind wenig spezifisch, auch haben sie eine nur geringe Avidität, das heißt Bindungsvermögen an das Antigen. Dafür sind sie in ihrer Wirkung sehr vielseitig. Sie agglutinieren, was bei Bakterien-Infektionen von Bedeutung sein kann, bei Viren aber wahrscheinlich keine wesentliche Rolle spielt. Sie binden das Komplement und sind daher imstande, Antigen-exprimierende Zellen zu lysieren. Außerdem binden sie sich an Zellmembranen von Killerzellen, die durch IL-2 aktiviert sind, wodurch ebenfalls die Zerstörung Virus-exprimierender Zellen bewirkt wird. Mit größter Wahrscheinlichkeit werden hierbei nicht alle solche Zellen zerstört. Die Expression des IgM hält nur kurze Zeit an, und Zellen, die relativ spät infiziert wurden und daher beim Abklingen des IgM-Titers erst schwach Viren exprimierten, können dabei überleben.

Inzwischen setzt jedoch die Expression der IgG-Antikörper ein. Sie sind hochspezifisch und verfügen über eine hohe Avidität, sind also äußerst wirksam. Durch den anamnestischen Charakter ihres Bildungsprozesses verbleiben sie sehr lange in der Blutbahn, oder genauer, sie werden durch Gedächtniszellen immer wieder neu gebildet, solange auch nur Spuren des Antigens in die Blutbahn geraten. Sie gehören zu verschiedenen Klassen mit entsprechend verschiedenen Aufgaben. Gegen das Antigen p24 bilden sich Antikörper der Unterklasse IgG_3, die Komplement binden und auf diese Weise Virus-exprimierende Zellen zerstören. Gegen das Hüllprotein gp120 bildet sich ein Antikörper der Klasse IgG_1, der kein Komplement bindet, aber mit seinem Fc-Fragment an aktivierten Killerzellen haftet und so ebenfalls die gerichtete Zytolyse der Virus-exprimierenden Zellen bewirkt.

Die anamnestische Reaktion ist schnell und höchst empfindlich. Flammt auch nur der geringste Infektionsherd neu auf, wird er sofort auf einem der beiden hier beschriebenen Wege wieder ausgelöscht. Das Ganze wirkt sich so aus, als würde die Feuerwehr einen Brand zunächst generell mit Wasserschläuchen unter Kontrolle bringen, dann aber die immer wieder aufflammenden lokalen Herde mit Handfeuerlöschern gezielt bekämpfen, bis kein solcher Herd mehr aktiv wird. In den meisten Fällen wird auf diese Weise eine völlige Heilung der Krankheit bewirkt.

5.4.2.2 Die Anomalien in der HIV-Immunabwehr

Die uns zur Verfügung stehenden Beschreibungen des zeitlichen Ablaufs der Immunreaktionen bei der HIV-Infektion unterscheiden sich oft weitgehend voneinander, wenn sie sich nicht geradezu widersprechen. Dies kann gar nicht anders sein, da sich hierbei individuelle Differenzen der Patienten überschneiden mit den Unterschieden bei der Untersuchungstechnik.

Zum Beispiel wird ein Autor, der jeden Monat eine Blutprobe entnimmt, um die Entwicklung der Antikörper zu verfolgen, in den meisten Fällen das Auftreten der IgM-Antikörper nicht erfassen. In den wenigen Fällen, wo es doch geschieht, wird er es als »untypisches Verhalten« nur wenig beachten. Ein Autor dagegen, der die Blutproben zweimal im Monat abnimmt, wird das IgM mit großer Wahrscheinlichkeit als erste Phase der Immunreaktion beobachten. Es ist in vielen Fällen möglich, Widersprüche zwischen verschiedenen Befunden auf ähnliche Weise aufzuklären, doch würde die Analyse all dieser Sonderfälle viel Raum beanspruchen und wenig zum Verständnis der Gesamterscheinung beitragen. Ich werde mich daher auf eine sehr eingehende Analyse eines Krankheitsverlaufs konzentrieren, den ich und auch andere Autoren als typisch ansehen. Nur gelegentlich werde ich darauf hinweisen, wie individuelle Reaktionen des Patienten oder abweichende Bedingungen des Versuchs und der Beobachtung zu abweichenden Resultaten führen können.

Ich vermerkte schon, daß die Hauptursache des abweichenden Verhaltens der Immunreaktionen bei der HIV-Infektion darin zu suchen ist, daß diese Reaktion Auswirkungen auf die immunkompetenten Zellen hat. Im Abschnitt 4.4.1 und in den Figuren 24 bis 26 entwickelte ich eine bequeme, wenn auch nicht eindeutig bewiesene Hypothese, wonach der gleiche Rezeptor CD4 in zwei verschiedenen allosterischen Konfigurationen die Wechselwirkung der verschiedenen immunkompetenten Zellen ermöglicht. Demnach tragen das Molekül gp120 des HIV und die nicht aktivierte B-Zelle ein entweder identisches oder doch weitgehend ähnliches Epitop. Ein Antikörper gegen das Bindungsepitop des gp120 muß also zwangsläufig auch von der B-Zelle gebunden werden und ihre Rezeptoren blockieren (Figur 30). Diese Rezeptoren spielen aber eine wichtige Rolle bei der Aktivierung der B-Zelle durch die T4-Zelle. Ohne diese Aktivierung kommt es nicht zur Bildung von Antikörpern. Die Ausschüttung von Antikörpern gegen das Hüll-

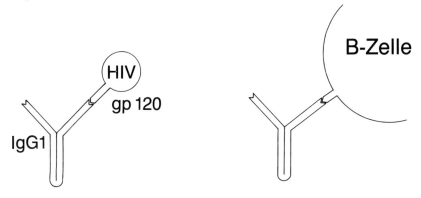

Die Bindungsisotope des gp120 in der Hülle des HIV und die Membranrezeptoren der ruhenden B-Zelle haben die gleiche Konfiguration. Daher vermag ein Immunoglobulin anti-gp120 auch die Rezeptoren der Zellmembran der B-Lymphozyten zu blockieren.

protein gp120 des HIV hätte also zur Folge, daß die weitere Bildung aller Typen von Antikörpern gehemmt oder gar vollständig verhindert wird.

Dabei kann es sich genausogut um die einfache Blockierung der Rezeptoren an der B-Zelle durch angelagerte Antikörper handeln wie auch um eine völlige Zerstörung dieser B-Zellen, wenn es sich um eine Killerzellen-vermittelte ADCC handelt. Solche Erscheinungen dürften sich, wenn überhaupt, so nur sehr schwach im zirkulierenden Blut widerspiegeln. Aber ich erwähnte schon mehrfach, daß der Großteil der immunbiologisch wichtigen Ereignisse sich in den Lymphknoten abspielt, wo die Mehrzahl der immunkompetenten Zellen des Körpers auf einem geringen Raum zusammengedrängt ist, wodurch die Reaktionen zwischen diesen Zellen überhaupt erst ermöglicht werden. Es ist daher nicht erstaunlich, wenn wir bis jetzt keinerlei Informationen über eine eventuelle Depletion der B-Zellen des peripheren Blutes in diesem Frühstadium der Infektion haben.

Der zeitliche Ablauf der Immunreaktionen, wie ihn die Figur 18 (Seite 102) illustriert, macht eine solche Wirkung durchaus wahrscheinlich. Die IgG-Antikörper treten erst am neunten Tag in Erscheinung, die IgM-Antikörper jedoch schon am dritten Tag. Bis in dem langsamen Prozeß der IgG-Induktion die B-Zellen aktiviert werden, sind sie bereits von so vielen IgM-anti-gp120-Antikörpern mit anti-B-Wirkung umgeben, daß ihre Inhibition durchaus plausibel ist.

Auch ihre eventuelle Zerstörung durch die Killerzellen liegt durchaus im Rahmen des zeitlichen Ablaufs. Bekanntlich setzt die verzögerte Hautreaktion, die ja auch auf der Tätigkeit der aktivierten Killerzelle beruht, nach etwa 48 Stunden ein. Die Killerzellen wären also bereits aktiviert und mit dem anti-gp120-IgM belegt, bevor die B-Zellen für die Bildung der IgG-Moleküle aktiviert werden.

Um bei unserem Vergleich zu bleiben: Die Feuerwehrleute haben durch den starken Wassereinsatz zwar den Brand unter Kontrolle gebracht, zugleich aber auch ihre Schaumlöscher überschwemmt und unbrauchbar gemacht; das Feuer kann jetzt unter der Oberfläche glühen und gelegentlich wieder zum Ausbruch gelangen.

5.4.2.3 Die Serokonversion

Im Gegensatz zu anderen Krankheiten treten beim AIDS die Antikörper der Klasse IgG erst Wochen, zumeist sogar Monate nach den ersten klinischen Symptomen der Primärinfektion auf, wofür bisher keine befriedigende Erklärung vorlag. Ausgehend von der Annahme, daß Membranrezeptoren der B-Lymphozyten in Wechselwirkung mit dem CD4-Rezeptor der T-Lymphozyten treten und daher auch eine dem Bindungsepitop des gp120-Proteins immunologisch analoge Struktur haben müßten, ergibt es sich, daß die ersten anti-gp120-Antikörper der Klasse IgM, die zeitlich etwa eine Woche vor den Antikörpern der Klasse IgG gebildet werden, die Rezeptoren der B-Zellen blockieren. Auf diese Weise wird die Bildung der später zu exprimierenden IgG-Antikörper erschwert oder unmöglich gemacht. Das würde erklären, warum während der Endphase der Primärinfektion oder im Anschluß an sie häufig keine Antikörper der Klasse IgG beobachtet werden. So finden zum Beispiel Sinieco et al. (1990) bei 12 Patienten mit einer HIV-Primärinfektion das Antigen p24 in 9 Fällen, den entsprechenden Antikörper IgM in 9 Fällen, einen Antikörper IgG jedoch nur in 3 Fällen.

Durch den vorübergehenden Ausfall der IgG-Antikörper überleben einige Viren oder virusinfizierte Zellen. Sogar bei ungestörter Proliferation muß es mehrere Wochen dauern, bis ihre Zahl groß genug wird, um eine Immunreaktion auszulösen. (Selbst bei virenreichen Kulturen vergehen bei T4-Zellen 11 Tage, bei Makrophagen sogar 21 Tage bis zum ersten merklichen Anstieg der RT-Aktivität.) Danach dauert es noch 9 bis 10 Tage, bis IgG-Antikörper durch die inzwischen regenerierten B-Zellen in nachweisbaren Mengen gebildet werden. Die Serokonversion tritt daher mindestens mehrere Wochen nach dem Abklingen der Primärinfektion ein. Vielfach dürfte aber die Virusproliferation durch die Bildung der ersten, noch nicht nachweisbaren IgG-Antikörper noch verlangsamt werden. So kann es zu Serokonversionen mehrere Monate nach der Primärinfektion kommen.

Eine weitere Verzögerung der Serokonversion ergibt sich höchstwahrscheinlich daraus, daß die Antikörper anti-gp120 sich irreversibel an die Rezeptoren der B-Zellen binden und diese Zellen endgültig funktionsunfähig machen. Erst wenn sie mit einem *turnover* von etwa einem Monat durch neue Zellen ersetzt worden sind, können Antikörper in nennenswerten Mengen gebildet werden. In der Figur 18 erkennen wir, daß der Titer der IgG-Antikörper schon wenige Tage nach ihrem ersten Auftreten den Maximalwert erreicht. Nach der Serokonversion dauert es dagegen Monate, bis die Höchstwerte erreicht werden. Auch das erklärt sich durch die Annahme, daß Antikörper nur in dem Maße gebildet werden, wie der langsame *turnover* frische B-Zellen bereitstellt. Vorher müssen aber die bereits vorhandenen Antikörper anti-gp120 mit einer Halbwertzeit von 23 Tagen aus dem Blut entfernt werden. Eine Verzögerung der Serokonversion um Monate ist also durchaus verständlich.

Um den genauen Ablauf dieser Phase zu erfassen, müssen zahlreiche Messungen in geringen Intervallen durchgeführt werden, was nur in den seltensten Fällen geschehen ist. Blutabnahmen in Intervallen von einem oder gar von drei Monaten verwischen natürlich viele Details. Eine sehr genaue Darstellung der Erscheinungen bei der Serokonversion verdanken wir Gregg *et al.* (1988). Als erstes tritt das lösliche Antigen p24 in Erscheinung, und zwar in Form eines einzigen Peaks, der etwa zwei Wochen andauert. Danach treten zunächst Antikörper anti-*gag*, das heißt auch anti-p24 auf. Da wir bereits gesehen haben, daß der anti-p24-Antikörper zu der Klasse IgG$_3$ gehört und Komplement bindet, ist es verständlich, daß die Virusexpression und die Antigenfreisetzung stark abnehmen, sobald die Antikörper anti-p24 auftreten.

Erst Wochen später treten auch die Antikörper anti-*env*, insbesondere anti-gp120, in Erscheinung. Es ist durchaus denkbar, daß beide Antikörper, anti-p24 und anti-gp120, in Wirklichkeit zu gleicher Zeit exprimiert werden, daß aber ein großer Teil des gebildeten anti-gp120 von den Viren und den B-Lymphozyten, vielleicht auch von den LA-Killern, gebunden wird, so daß der Grenzwert zum Nachweis dieses Antikörpers erst etwas später erreicht wird, da nur freie Antikörpermoleküle durch die Nachweismethoden erfaßt werden.

Noch später treten die Antikörper anti-*pol* auf, und das ist nicht weiter erstaunlich. Jedes Virion enthält wahrscheinlich nur etwa 20 Moleküle reverse Transkriptase. Der Schwellenwert für die Antigenkonzentration wird für dieses Eiweiß erst erreicht, wenn die Virusproliferation weiter fortgeschritten ist. Auch wird dieses Antigen erst freigesetzt, wenn HIV-exprimierende Zellen lysiert werden, was erst nach der Bildung des Antikörpers anti-p24 erfolgen kann. Die verzögerte Bildung von anti-*pol*-Antikörpern ist daher zu erwarten.

Wenn es stimmt, daß die Antikörper anti-gp120 zum Teil von den B-Lymphozyten gebunden werden und daher immunologisch zunächst nicht nachweisbar sind, so muß durch die Blockierung der B-Zellen auch die gesamte Produktion von Antikörpern aller Typen beeinträchtigt werden. In der Tat ist der Antikörpertiter beim AIDS im Vergleich zu anderen Krankheiten außerordentlich niedrig. Mit den klassischen Präzipitationsmethoden lassen sich die Antikörper anti-HIV überhaupt nicht nachweisen. Erst die Ankopplung eines sekundären Verstärkermechanismus, zum Beispiel einer Enzymreaktion beim ELISA, gestattet ihren sicheren Nachweis. Es ist wahrscheinlich, daß die lange Verzögerung der Serokonversion zum Teil darauf zurückzuführen ist, daß es sehr lange dauert, bis eine auch mit diesen Methoden erfaßbare Konzentration des Antikörpers erreicht wird. So kommt es, daß Huisman *et al.* (1987) mit einem auf Bindung des radioaktiven Jods aufgebauten Nachweisverfahren, das genauso selektiv, aber zehnmal empfindlicher als ELISA ist, das Auftreten von Antikörpern um zirka zwei Wochen früher nachweisen konnten. Übrigens bestätigen auch sie, daß der Antikörper anti-p24 zumeist wesentlich vor den Antikörpern anti-gp120 und anti-gp41 in Erscheinung tritt.

Etwas widersprüchlich sind die Befunde in bezug auf die Antikörper der Klasse IgM, die logischerweise am Anfang der Serokonversion in Erscheinung treten müßten. Den meisten Autoren entgeht dieser Antikörper schon deshalb, weil sein Riesenmolekül nur schwer durch die Gel-Masse beim Immunoblot diffundiert, was besondere Maßnahmen erforderlich macht, um diesen Antikörper überhaupt zu erfassen.

Bedaria *et al.* (1986) sowie Pary und Mortimer (1986), die systematisch nach IgM-Antikörpern suchten, fanden sie in vielen Fällen in der Tat. Antikörper dieser Familie traten zumeist etwa acht Wochen vor den Antikörpern der Klasse IgG auf. Es ist anzunehmen, daß die zuerst entstehenden IgM-Antikörper anti-gp120 durch Blockierung der B-Lymphozyten eine hemmende Wirkung auf die Ausbildung der IgG-Antikörper ausüben, so daß es sehr lange dauert, bis auch diese Antikörper eine nachweisbare Konzentration im Blut erreicht haben. Bei vielen Patienten waren IgM-Antikörper überhaupt nicht nachzuweisen. Das beruht möglicherweise darauf, daß ihre Bildung so schwach war, daß sie die Nachweisgrenze nicht erreichten. Auch in der bereits zitierten Arbeit von Gregg *et al.* wurde auf das Auftreten der IgM-Antikörper geachtet, jedoch bemerken die Autoren, daß diese

Klasse der Antikörper in ihren Beobachtungen niemals nachzuweisen war. Da alle diese Befunde an der Grenze der Empfindlichkeit des Nachweises liegen, sind die widersprechenden Resultate der verschiedenen Autoren verständlich.

Je vollständiger die Blockierung oder die Zerstörung der B-Lymphozyten am Ende der Primärinfektion war, um so größer dürfte die Zahl der überlebenden Virus-exprimierenden Zellen sein, und um so rascher erfolgt der Anstieg des Antigens bis zur Konzentration, die die Bildung neuer Antikörper induziert. Je größer dagegen die Zahl der (wenn auch nur partiell funktionsfähigen) B-Zellen war, um so vollständiger war die Zerstörung der HIV-exprimierenden Zellen, so daß in extremen Fällen nur wenige von ihnen überlebten. Dann entsteht die gleiche Situation, wie ich sie beim Beginn der Infektion bei normalem sexuellen Verkehr beschrieben habe: Es werden nur wenige Virionen exprimiert, die Infektion ist »unproduktiv« oder nur sehr wenig produktiv, so daß es unter Umständen sehr lange dauern kann, bis der zur Induktion der Antikörper erforderliche Antigenspiegel erreicht ist. Imagawa *et al.* (1989) beschreiben eine Reihe von Fällen, wo die Serokonversion bis zu 35 Monate nach der Infektion stattfand. In 3 dieser Fälle wurden mittels der hochempfindlichen PCR-Reaktion HIV-infizierte Zellen bereits 23 oder sogar 35 Monate vor der Konversion nachgewiesen. Insgesamt zitieren sie 27 Fälle, die über 35 Monate seronegativ blieben.

Verschiedene Autoren halten eine so späte Serokonversion nicht für möglich und vermuten methodische Fehler in der Arbeit von Imagawa *et al.* Konkrete Fehler sind jedoch meines Wissens nicht aufgezeigt worden. Wir müssen die Frage daher offen lassen. Der hier beschriebene Mechanismus wäre im Prinzip in der Lage, in Ausnahmefällen die Serokonversion selbst um Jahre hinauszuschieben.

Zwischen diesen beiden Extremen, der weitgehenden Zerstörung oder Inaktivierung der B-Lymphozyten bei partieller Schonung HIV-infizierter Zellen einerseits und der unvollständigen Hemmung der B-Zellen-Aktivität unter weitgehender Vernichtung HIV-exprimierender Zellen andererseits, kann die Serokonversion in weiten Grenzen verschoben werden. Es ist mir bewußt, daß diese Hypothese die Sachlage weitgehend vereinfacht und daß sie mangels gezielter experimenteller Arbeit durch klinische Befunde noch nicht ausreichend belegt werden kann. Sie soll lediglich zeigen, daß es möglich ist, selbst so eigenartige Erscheinungen wie die langen und stark variierenden Zeiten zwischen der Primärinfektion und der Serokonversion im Rahmen unserer gewohnten immunologischen Vorstellungen zu diskutieren.

Bei dieser Gelegenheit sei noch daran erinnert, daß eine Verzögerung der Serokonversion um etwa die gleiche Zeit auch bei der Visna-Krankheit des Schafs mehrfach beschrieben wurde (zum Beispiel Dawson, 1987). Da beim Schaf die T4-Zellen nicht in den Krankheitsprozeß einbezogen werden, gehört dieses Phänomen eindeutig zum Makrophagen-Syndrom.

Kapitel 6
Das T4-Syndrom

Im Normalfall erfolgt die HIV-Infektion von T4-Zellen erst als Folge der Primärinfektion. Diese ist eine vollwertige Infektionskrankheit mit systemischer Entzündung und Antikörperbildung. Durch das von Makrophagen emittierte Interleukin-1 werden T4-Zellen aktiviert und somit für HIV zugänglich gemacht. Wenn auch keine gezielten experimentellen Untersuchungen darüber vorliegen, so ist es durchaus denkbar, daß die von der systemischen Entzündung erfaßten T4-Lymphozyten stärker chemotaktisch auf den IL-1-Gradienten ansprechen. Wir hätten es somit mit einem Regelmechanismus zu tun. Je stärker die Infektion, um so höher die durch systemische Infektion bedingte Erregung der T4-Zellen, um so größer auch die Zahl der T4-Zellen, die auf den gegebenen IL-1-Konzentrationsgradienten ansprechen, und um so größer auch die Zahl der aktivierten Helfer-Zellen, die durch den direkten Kontakt zwischen T4-Zellen und Makrophagen schließlich zustande kommen. Um so höher ist dann auch die Zahl der von Helfer-Zellen aktivierten B-Lymphozyten und um so größer die Menge der von ihnen gebildeten Antikörper. Je stärker die Krankheit, um so größer die Immunabwehr. Es ist ein klassischer, auf negativer Rückkopplung beruhender Regelmechanismus.

Im Falle des AIDS kehren sich diese Beziehungen um: Je größer die Schädigung der verschiedenen Organe durch die infizierten Makrophagen ist, um so größer ist auch die Zahl der aktivierten und damit infektionsfähig gemachten T4-Lymphozyten. Die Rückkopplung wird positiv. In diesem Stadium greift also die Infektion auf die T4-Zellen über. Und da wir wissen, daß die T4-Zellen sehr viel reicher als die Makrophagen mit den CD4-Rezeptoren ausgestattet sind, ist es verständlich, daß die Proliferation der Viren sich schwerpunktmäßig auf die T4-Zellen verlagert, was manche Autoren zu der Schlußfolgerung führte, ihre Proliferation in den Makrophagen hätte keine pathologische Bedeutung; die Makrophagen seien lediglich ein passives Virusreservoir. Diese Auffassung wurde noch durch den Umstand bekräftigt, daß das erste quantitativ erfaßbare Symptom des AIDS nach abgeklungener Primärinfektion eine Depletion der T4-Zellen ist. Durch sie konnte man *grosso modo* den Zusammenbruch des Immunapparats und somit die weitere Entwicklung des AIDS erklären. Weitere Faktoren erschienen unnötig, und bis heute wird vielfach der Gesamtverlauf des AIDS lediglich als eine Folge der Veränderung in den T4-Zellen angesehen.

6.1 Die Depletion der T4-Helfer-Zellen

Ein auffälliges Absinken der Zahl der T4-Zellen schon im Anfangsstadium des AIDS wurde bereits von Gottlieb, dem Entdecker des AIDS, 1982 festgestellt. Dies lenkte die Aufmerksamkeit der Virologen auf die T-lymphotropen Retroviren, was schließlich zur Entdeckung des HIV führte. Nehmen wir als Norm eine Zahl von 1 500 T4-Zellen/μl an, so sinkt nach der Serokonversion diese Zahl progressiv auf etwa 1 000/μl, im späteren Verlauf der symptomlosen Phase auf etwa 500/μl. Während dieser Zeit steigt jedoch die Zahl der T8-Zellen leicht an, so daß die Gesamtzahl der T-Zellen etwa unverändert bleibt oder ganz leicht anwächst. Die Tabelle VI zeigt ein Beispiel hierfür (Brodt et al., 1989). In der Arbeit wurden 507 Patienten über fünf Jahre hindurch regelmäßig untersucht. In den ersten drei Jahren nach der Serokonversion sank die Zahl der T4-Zellen um 57 Prozent, man darf aber nicht vergessen, daß diese Abnahme sich auf den sofort nach der Serokonversion gemessenen Ausgangswert bezieht, der an sich schon unter der Norm zu liegen pflegt. Gegenüber dem Blut von Gesunden würde das einer Abnahme von etwa 65 Prozent entsprechen. Die Zunahme der T8-Zellen scheint wesentlich höher zu sein als die Abnahme der T4-Zellen. Das liegt aber daran, daß die Ausgangszahl der T8-Zellen von vornherein kleiner ist, so daß in den Jahren zwei und drei die Zunahme und die Abnahme sich etwa ausgleichen. Lediglich im ersten Jahr nach der Serokonversion

Tabelle VI:
Abnahme der CD4$^+$-Zellen und Zunahme der CD8$^+$-Zellen bei 507 über 5 Jahre beobachteten Patienten (Brodt et al., 1989)

(Die Abnahme der CD4$^+$-Zellen, die durch eine Zunahme der CD8$^+$-Zellen kompensiert wird, stabilisiert sich zwischen dem 2. und 3. Jahr; im 4. Jahr setzt eine neue Depletion ein, die diesmal die CD4$^+$- und die CD8$^+$-Zellen erfaßt – Autoren)

Jahre	CD4$^+$	CD8$^+$
1	– 16 Prozent	+ 68 Prozent
2	– 56 Prozent	+ 73 Prozent
3	– 57 Prozent	+ 75 Prozent
4	– 68 Prozent	+ 13 Prozent
5	– 72 Prozent	– 18 Prozent

scheint die Zunahme der T8-Zellen die Abnahme der T4-Zellen deutlich zu übersteigen.

Etwa vom vierten Jahr an tritt in der von Brodt untersuchten Gruppe die Depletion der T4-Zellen in ein neues Stadium ein. Sie wird nicht nur wesentlich stärker, was in der Folge sogar zu einem nahezu völligen Verlust der Helfer-Zellen führt (Tabelle I, Seite 26/27). Die Depletion erstreckt sich jetzt aber auch auf die T8-Zellen, die in etwa der gleichen Weise wie die T4-Zellen zu sinken beginnen. Dieses unterschiedliche Verhalten ist in der Figur 1 (Seite 20) dargestellt. Der Nahtpunkt zwischen der Phase 1 und der Phase 2 entspricht dem starken Absinken der Antikörper anti-p24, dem Anwachsen der Virusexpression und dem Einsetzen von Symptomen des ARC, also praktisch dem Ende der symptomfreien Phase der AIDS-Entwicklung. Diese gleichzeitige Abnahme aller Typen von T-Lymphozyten beruht auf der beginnenden Depletion des Thymus. Sie hat nichts mit der Infektion der einzelnen T-Zellen zu tun. In der ersten Phase jedoch werden nur die T4-, nicht aber die T8-Zellen reduziert, und nur die T4-Zellen sind infizierbar. Sichtlich beruht in der Phase 1 die Depletion der T4-Zellen direkt auf ihrer Infizierbarkeit.

Angesichts der fehlenden klinischen Symptome während der Phase 1 der T4-Zellen-Depletion und auch wegen der langsamen Progression dieser Erscheinung wird vielfach darauf geschlossen, daß in dieser Phase die Infektion latent wird, möglicherweise die Viren in einen Zustand der *dormancy* verfallen, und daß die eigentliche Krankheit erst dann einsetzt, wenn durch äußere Faktoren die Viren wieder zur Aktivität erweckt werden. Entsprechend wird zumeist der Zustand des Patienten in der symptomlosen Phase nicht als »krank«, sondern als *at risk for AIDS* bezeichnet. Dieser Irrtum wirkt sich in bedenklicher Weise auch auf die therapeutische Strategie aus, worauf ich im Kapitel 9 zurückkommen werde.

Die Vorstellung von Viren, die jahrelang in einer T4-Zelle schlafen, hält der Betrachtung nicht stand. Wie alle Leukozyten unterliegen auch die T4-Lymphozyten einem raschen *turnover*, der, wie es die Kurzzeitkulturen von T4-Zellen zeigen, auf einer Lebensdauer von zehn Tagen aufgebaut ist. Bei einer latenten Infektion würden die infizierten oder geschädigten Zellen rasch eliminiert werden. Wenn die Zellschädigung nicht nur bestehen bleibt, sondern, wenn auch langsam, voranschreitet, dann muß während der gesamten symptomlosen Phase ein akuter Infektionsprozeß ablaufen.

Genaue Angaben darüber gestattet eine Untersuchung von Scollay *et al.* (1978). Diese Autoren stellen fest, daß der Thymus einer gesunden Maus täglich 2×10^6 reife T-Zellen ausstößt, von denen 70 Prozent, also zirka

1,4 x 10⁶, Lyt1-Zellen sind, die das Äquivalent der T4-Zellen beim Menschen darstellen. Nun hat eine Maus von 20 g Körpergewicht 1,5 ml oder 1 500 μl Blut und in jedem von ihnen etwa 1 000 Lyt1-(T4)-Zellen, im Gesamtblut also 1,5 x 10⁶ von ihnen. Wenn der Thymus täglich 1,4 x 10⁶ dieser Zellen in die Blutbahn abgibt, so sollte der vollständige Austausch einmal täglich erfolgen. Das ist natürlich nicht der Fall, denn der größte Teil der Lymphozyten befindet sich nicht in der freien Blutbahn, sondern in den Lymphknoten. Aber selbst wenn wir annehmen wollten, daß neun Zehntel aller Lymphozyten in den Lymphknoten angesammelt sind, dann würde ein völliger Austausch der T4-Lymphozyten innerhalb von zehn Tagen erfolgen. Würde jede dieser Zellen mit hoher Wahrscheinlichkeit innerhalb von zehn Tagen zerstört oder immunochemisch unerkennbar gemacht werden, dann würde das bei einem *turnover* von zehn Tagen einen Verlust von 50 Prozent der erkennbaren Zellen erfordern; damit ein Verlust von 75 Prozent eintritt, müßte jede T4-Zelle innerhalb von fünf Tagen mit großer Wahrscheinlichkeit zerstört werden. Denn wir dürfen nicht vergessen, daß die Depletion des Thymus in der symptomlosen Phase noch nicht begonnen hat, und daß er nach wie vor täglich seine 2 x 10⁶ reifen T-Zellen (bei der Maus) in die Blutbahn abgibt.

Der Zustand in der symptomlosen Phase entspricht also nicht einer annähernden Ruhe, sondern einer dramatischen pathologischen Aktivität, bei der Zerstörung und Kompensation einander annähernd die Waage halten. Die Zahl der zählbaren T4-Zellen wirkt hierbei als empfindliches Differenz-Anzeigegerät, dessen Ausschläge uns selbst geringfügige Verschiebungen zwischen diesen antagonistischen Faktoren widerspiegeln.

6.1.1 Zytotoxische Depletion

Über den Mechanismus der Depletion der T4-Zellen herrschen zur Zeit keine klaren Vorstellungen. Der Gedanke liegt nahe, daß derselbe zytotoxische Effekt, der in Zellkulturen die infizierten T4-Zellen abtötet, auch für ihre Zerstörung in der Blutbahn des Patienten verantwortlich sei. Bei der Besprechung dieser zytotoxischen Funktion im Abschnitt 2.7 wies ich jedoch darauf hin, daß sie nur auftritt, wenn eine Zelle von zahlreichen Virionen infiziert worden ist, so daß sie unter dem Druck der Aktivator-Gene des HIV nicht mehr in der Lage ist, neben den Viruseiweißen auch die für ihre eigenen Funktionen erforderlichen Zelleiweiße zu synthetisieren. Eine Herabsetzung der Zahl der Infektionen pro Zelle oder eine Schwächung des Aktivator-Apparats hebt die zytotoxische Wirkung auf.

Folks *et al.* (1985) arbeiten mit einer Linie von T4-Zellen, die, als Tumorzellen, keine physiologische oder chemische Aktivierung benötigen, um infiziert zu werden. Bei sinkender Zufuhr von HIV verschwindet der zytotoxische Effekt.

Strebel *et al.* (1987) produzieren eine HIV-Mutante ohne das Gen »A« (neuer Name: *vif* = *virus infectivity factor*). Dieses Gen ist ein Teil des Aktivator-Systems des Virus, und seine Unterdrückung reduziert die Proliferation um etwa 1000 mal. Die Viren vermehren sich nach wie vor und infizieren auch neue Zellen, ein zytotoxischer Effekt ist jedoch nicht zu beobachten. Auch Fisher *et al.* (1986) aus Gallos Laboratorium finden, je nachdem welcher Anteil des Genoms mutiert wird, eine schwächere oder eine stärkere Proliferation des Virus. Entsprechend verschwindet im ersten Fall die Zytotoxizität und wird im zweiten Fall extrem verstärkt.

In dem Maße, wie die verbesserte Technik solche Versuche erleichterte, wuchs auch die Zahl entsprechender Veröffentlichungen. Allein aus dem Jahre 1990 liegen drei Veröffentlichungen über künstliche Mutationen bei Aktivator-Genen vor (Ikuta *et al.*, 1990; Sakai *et al.*, 1990; Cohen *et al.*, 1990). Sie alle besagen, daß bei einer Schädigung des Gens die Proliferation und auch die Zytotoxizität abnehmen und daß sie bei der Restaurierung des Gens anwachsen.

In Viruskulturen *in vitro* bestehen günstige Bedingungen für eine Superinfektion. Robinson und Zinkus (1990) finden mit der PCR-Methode *(polymerase chain reaction)* im Durchschnitt etwa 80 Kopien der Virus-DNA pro infizierter Zelle. Die Voraussetzungen für einen zytotoxischen Effekt sind also gegeben. In der Blutbahn sind dagegen nur wenige Viren vorhanden, und die Infektionswahrscheinlichkeit ist entsprechend klein. Simmonds *et al.* (1990) untersuchten mit der hochempfindlichen Doppel-PCR-Methode sieben asymptomatische Patienten im CDC-Stadium II und fanden auf 6000 bis 80000 gesunde Zellen eine infizierte. Mit einer einzigen Ausnahme enthielten die infizierten Zellen nur ein Protovirus. Fünf Patienten im Stadium IV hatten zwar eine infizierte Zelle auf nur 700 bis 3300, aber auch diese Zellen enthielten bis auf eine Ausnahme nur ein Protovirus. Es scheint also sicher zu sein, daß ein zytotoxischer Effekt sich nur *in vitro,* keinesfalls aber *in vivo* auswirken kann.

Außerdem wäre zu bedenken, daß selbst wenn jede auch nur einfach infizierte Zelle dem zytotoxischen Effekt erliegen würde, dies doch im peripheren Blut nur eine Zelle auf zehntausend, im Lymphknoten vielleicht eine Zelle auf einige hundert betreffen würde, was bei dem raschen *turnover* der T4-Zellen keinen meßbaren Effekt ergeben würde. Es muß also nach einem Mechanismus gesucht werden, bei dem auch nichtinfizierte Zellen in großer Zahl durch den Krankheitsprozeß zerstört oder immunochemisch nicht erkennbar gemacht werden.

6.1.2 Die Depletion der T4-Zellen durch Synzytienbildung

In HIV-exprimierenden Kulturen von T4-Zellen oder von Makrophagen findet man häufig Riesenzellen mit etwa 20 Kernen, die zweifellos auf der Fusion vieler Einzelzellen beruhen. Einhellig wird die Erscheinung so interpretiert, daß in der Membran einer HIV-exprimierenden Zelle einzelne Moleküle von gp120 inkorporiert sind. Die noch nicht infizierten Zellen tragen zahlreiche freie CD4-Rezeptoren, die sie befähigen, sich passiv an die gp120-exprimierenden infizierten Zellen zu binden.

Auch die im Abschnitt 4.4.1 entwickelten Vorstellungen über die allosterischen Umwandlungen der Bindungsepitope von CD4 entsprechen gut diesen Befunden. Bei Makrophagen handelt es sich um permanent aktivierte Zellen, deren Membranrezeptoren dem Typ des aktivierten CD4-Rezeptors entsprechen. Bei Kulturen von T4-Zellen handelt es sich entweder um Zellen, die chemisch aktiviert wurden, oder um Zellinien, die als Tumorzellen permanent aktiviert sind. In allen diesen Fällen haben wir es mit CD4-Rezeptoren in aktiviertem Zustand zu tun, die in der Lage sind, sich an das gp120-Molekül zu binden.

Zahlreiche experimentelle Kontrollen bestätigen diese Vorstellung. Sowohl Antikörper gegen CD4 als auch gegen gp120 inhibieren die Synzytienbildung. Lifson *et al.* (1986) infizierten CD4$^+$-Zellen mit einem rekombinanten Virus aus *vaccinia* und gp120 aus dem HIV. Es wurde als einziges HIV-Eiweiß das gp120 exprimiert und in die Zellmembran inkorporiert. Brachte man solche Zellen mit nichtinfizierten CD4$^+$-Zellen zusammen, kam es zu einer Synzytienbildung. Mit CD4$^-$-Zellen wurden keine Riesenzellen gebildet. Wurden aber CD4$^-$-Zellen durch Transfektion infiziert und dann mit CD4$^+$-Zellen zusammengebracht, entstanden zahlreiche Riesenzellen. Wurden infizierte Zellen mit einem Antikörper anti-gp120 behandelt, so kam es nicht zur Synzytienbildung — ebensowenig, wenn die nichtinfizierten CD4$^+$-Zellen einem Antikörper anti-CD4$^+$ ausgesetzt worden waren. Antikörper anti-CD3, anti-CD5 und anti-CD7 hatten keinen Einfluß auf die Synzytienbildung.

Diese und zahlreiche ähnliche Befunde von verschiedenen Seiten zeigen ganz eindeutig, daß eine infizierte und gp120-exprimierende Zelle bis zu 20 uninfizierte, CD4-Rezeptoren tragende Zellen zu binden vermag. Es ist auch nicht ausgeschlossen, daß nach der Fusion in die neue Membran gp120-Moleküle inkorporiert werden und ihrerseits nichtinfizierte CD4$^+$-Zellen zu binden vermögen, was die gelegentlich beschriebenen Synzytien mit bis zu 100 Zellkernen erklären könnte.

Selbstverständlich sind solche Synzytien nicht lange lebensfähig. Wenn sich die Zellmasse um den Faktor 20 vergrößert, die Oberfläche dabei jedoch nur um den Faktor 7,4, dann muß es Schwierigkeiten mit der Ausscheidung von Stoffwechselprodukten geben. Besonders verdächtig sind die Wasserstoff-Ionen, die im Laufe des aeroben Energiestoffwechsels anfallen und durch sogenannte Wasserstoffpumpen (spezialisierte, in die Membran inkorporierte Eiweißmoleküle) ständig hinausgepumpt werden müssen. Wird die Membranoberfläche im Verhältnis zur Zellmasse auf ein Drittel reduziert, dann können die Wasserstoffpumpen die anfallende Arbeit nicht mehr leisten, und die Akkumulation der Wasserstoff-Ionen im Zytoplasma führt zu einer gesteigerten Erregung, dann zu einer Entzündung und schließlich zu einer Nekrose des Synzytiums. Damit wäre ein Mechanismus gegeben, durch den eine geringe Zahl infizierter Zellen eine größere Zahl nicht von der Infektion direkt erfaßter Zellen zerstören könnte und ganz spezifisch die CD4$^+$-Zellen, bei denen tatsächlich eine Depletion zu beobachten ist.

Dies gilt aber nur für die Verhältnisse *in vitro*, für Zellkulturen, bei denen im Bodensatz jede Zelle in direktem Kontakt mit zahlreichen anderen Zellen ist. Außerdem sind das alles aktivierte Zellen, also Zellen mit herabgesetzter Membranpolarisation, die sich nicht durch ihre gleichsinnigen Ladungen gegenseitig abstoßen. *In vivo* sehen die Verhältnisse jedoch völlig anders aus. Die T4-Zellen sind durch weite Abstände voneinander getrennt, und der Raum zwischen ihnen ist von dicken Erythrozyten-Paketen ausgefüllt, so daß eine zufällige Berührung auch nur zwischen zweien von ihnen ein seltenes Ereignis darstellen müßte, und erst recht ein Zusammentreffen von 20 gleichartigen Zellen ohne zwischengepackte rote Blutkörperchen. Die Synzytienbildung kann nur ein Kunstprodukt sein, das durch die besonderen Verhältnisse der Kultivierung eines einzigen Zelltyps auf engstem Raum ermöglicht wird, *in vivo* jedoch mit Sicherheit keine Rolle spielen kann.

6.1.3 Die Depletion der T4-Zellen durch Autoimmun-Antikörper

Es ist bekannt, daß ein körpereigenes Antigen, wenn es an ein körperfremdes Hapten gebunden ist, die Bildung von Antikörpern gegen diesen Komplex hervorrufen kann, wobei diese Antikörper dann gegen das Antigen in reiner Form, das heißt ohne Hapten, ebenfalls wirksam sind. Auf diesem Prinzip beruht, wenn auch in verschiedenen Abwandlungen, die Entstehung von Autoimmun-Krankheiten.

Ähnliche Verhältnisse entstehen, wenn die körpereigene T4-Zelle in ihrer Membran ein körperfremdes Protein, das p24 oder gp120, inkorporiert. Es ist durchaus denkbar, daß sich ein Antikörper gegen den Komplex (Membranprotein + p24) ausbildet, der sich auch an das Membranprotein in Abwesenheit des p24, also an die Membran einer gesunden Zelle, anzuheften vermag. Handelt es sich dabei um einen komplementbindenden Antikörper, so kann das zur Lysis der Zelle führen, auch wenn sie selbst nicht infiziert ist. Wenige infizierte T4-Zellen könnten auf diese Weise zur Bildung einer großen Zahl von Autoimmun-Antikörper-Molekülen führen, die ihrerseits zahlreiche nichtinfizierte T4-Zellen lysieren könnten. Ein solcher Mechanismus könnte in der Tat die Depletion zahlreicher T4-Zellen bei nur wenigen infizierten T4-Zellen erklären.

In der Tat ließen verschiedene Arbeiten die Anwesenheit von Autoantikörpern im Blut von AIDS-Patienten vermuten, ohne jedoch das Ziel-Antigen erkennen zu lassen. Klarheit in diese Verhältnisse brachte eine Arbeit von Stricker, J. A. Levi et al. (1987). Diese Autoren wiesen in der Tat einen Autoantikörper gegen ein Antigen mit dem Molekulargewicht von 18 000 D nach. Normale T4-Zellen exprimieren dieses Antigen nicht, wohl aber HIV-infizierte oder solche Zellen, die künstlich, zum Beispiel mit einem Lectin, aktiviert worden sind. Dieser Autoantikörper ist ein IgG, das imstande ist, Komplement zu binden und auf diesem Wege die Zellen zu lysieren, welche das Antigen p18 exprimieren.

In einer weiteren Arbeit (1988) stellen die gleichen Autoren fest, daß das Antigen p18 zu mehr als 90 Prozent identisch ist mit dem Histon H2B, einem Glykoprotein, das in der normalen Zelle ständig vorliegt. Es hat also nichts mit den bisher von uns diskutierten Membranrezeptoren zu tun. In dieser zweiten Arbeit wird nochmals bestätigt, daß das Antigen p18 in normalen T4-Zellen nie exprimiert wird, daß es aber auftritt, nachdem die Zellen chemisch aktiviert wurden.

Im Verlauf der Krankheit tritt der Antikörper anti-p18 erst relativ spät auf. Bei 14 anti-HIV-positiven Kontrollpersonen, die keinerlei klinische Symptome aufwiesen, konnte der Antikörper anti-p18 in keinem Falle nachgewiesen werden. Dagegen war er vorhanden im Blut von Patienten mit klinischen Symptomen, Lymphadenopathie, ARC oder AIDS. Da die Depletion der T4-Zellen bereits zum größten Teil vor dem Auftreten dieser Symptome vollzogen ist, kann man schwerlich annehmen, daß dieser

Autoantikörper anti-p18 dabei eine entscheidende Rolle spielt. Über eine eventuelle biologische Funktion dieses Autoantikörpers äußern sich die Autoren nicht. Diese ist jedoch leicht zu verstehen. Die rezeptorpflichtigen Reizstoffe, zu denen auch das Lectin, vor allem aber das IL-1 gehört, haben die Eigenschaft, an den Rezeptoren fest, praktisch irreversibel, zu haften. Eine durch Kontakt mit einem Makrophagen aktivierte T4-Zelle bleibt aktiviert und übt ihre Helferfunktion aus, solange sie nicht aus der Blutbahn eliminiert worden ist. Dieses dauert, wie wir gesehen haben, im Durchschnitt wahrscheinlich 10 Tage, stochastisch kann sich für die einzelne Zelle auch eine Überlebenszeit von 20 Tagen oder mehr ergeben. Während dieser ganzen Zeit würde sie ihre Helferfunktion ausüben und B-Zellen zur Produktion von Antikörpern bringen, ob sie nun benötigt werden oder nicht. Sie würde als ein Einrastrelais wirken und jede Regelfunktion unmöglich machen.

Hier greift nun der Autoantikörper ein. Schon kurze Zeit nach ihrer Aktivierung exprimiert die T4-Zelle das Antigen p18 und wird bald danach durch den Antikörper anti-p18 lysiert und auf diese Weise unwirksam gemacht. Erweist sich eine weitere Antikörperbildung als erforderlich, dann stehen, durch den raschen *turnover* der T-Zellen gesichert, stets frische T4-Zellen zur Verfügung, die ihrerseits aktiviert werden können und die Antikörper-Synthese durch die B-Plasmozyten bewirken. Durch die ständige Beseitigung einer irreversiblen Komponente im Reglersystem wird also die Reglerfunktion ständig aufrechterhalten.

Für den Immunologen sind diese Befunde von höchstem Interesse, weil sie uns einen neuen Einblick in die Reglerfunktion der Helfer-Zellen gestatten. Als Ursache der Depletion der T4-Zellen während der symptomlosen Phase des AIDS scheiden die Autoimmun-Antikörper jedoch aus.

Eine Arbeit von Moran et al. (1989) weist uns auf eine andere Möglichkeit hin, CD4-positive Zellen mit Hilfe von Antikörpern zu zerstören. Bei symptomlosen, jedoch bereits infizierten und serokonvertierten Patienten finden die Autoren Killerzellen, die uninfizierte CD4$^+$-Zellen lysieren. Wir wissen, daß Killerzellen sich mit Antikörpern beladen und sich dann gezielt an die entsprechende Antigen-tragende Zelle binden und sie dann lysieren. Dieser Mechanismus wird als ADCC *(antibody dependent cellular cytolysis)* bezeichnet. Infizierte und das gp120 in ihrer Membran tragende Zellen werden von solchen Killerzellen angegriffen und zerstört. Es erhebt sich die Frage, wodurch uninfizierte Zellen solche Antikörper-beladenen Killerzellen anziehen können. Nun habe ich mich schon mehrfach einer Hypothese bedient, wonach der Rezeptor CD4 je nach dem Erregungszustand der Zelle allosterische Umwandlungen erleidet. Diese Bedingungen sind in den Figuren 24, 25 und 26 (Seite 136 ff) dargestellt. Nach dieser Hypothese wäre der CD4-Rezeptor einer nicht aktivierten T4-Zelle immunologisch äquivalent dem Bindungsepitop des gp120. Und ein Antikörper gegen dieses Protein müßte sich auch an den CD4-Rezeptor der nicht infizierten und noch nicht aktivierten T4-Zelle binden, was in diesem Falle zu ihrer Lysis führen müßte.

Dieser Mechanismus dürfte kaum einen wesentlichen Beitrag zur Depletion der T4-Zellen leisten. Die ADCC ist eine Funktion der Lymphokinabhängigen Killerzellen. Sie werden durch das von den aktivierten T4-Zellen exprimierte IL-2 zur Proliferation und zur Bildung von Rezeptoren für das Fc-Fragment der Antikörper angeregt. Schon bei einer geringen Depletion der T4-Zellen kurz nach der Serokonversion erleidet die ADCC-Funktion starke Einbußen und verschwindet bald völlig. Wir glauben daher nicht, daß der von Moran et al. beschriebene Mechanismus für den Krankheitsverlauf von größerer Bedeutung ist, auch wenn er *in vitro* zu einem deutlichen Abbau der T4-Zellen zu führen vermag.

6.1.4 Die scheinbare Depletion von T4-Zellen

Damit der Fluoreszenz-Durchflußzähler eine sinkende Zahl von T4-Zellen anzeigt, ist es nicht unbedingt erforderlich, daß diese T4-Zellen tatsächlich zerstört worden sind. Gegen den zytotoxischen Ursprung der T4-Depletion spricht zum Beispiel der Umstand, daß nicht nur diese Zellen, sondern auch die Monozyten/Makrophagen in HIV-infizierten Patienten stark reduziert sind. So finden Rieber et al. (1986), daß bei normalen Personen 60 bis 80 Prozent dieser Zellen CD4-positiv sind, im Verlauf der Krankheit diese Zahl jedoch auf 2 bis 10 Prozent absinkt. Nun besteht Einigkeit darüber, daß das HIV gegenüber dem Makrophagen keine zytotoxische Wirkung ausübt. Die Depletion der Makrophagen, die offensichtlich parallel zur Depletion der T4-Zellen verläuft, muß daher einen anderen Ursprung haben.

In den folgenden Abschnitten werden wir einige Bedingungen diskutieren, unter denen sich falsche Meßwerte bei der Zählung der T4-positiven Zellen ergeben können.

6.1.4.1 Die Maskierung der CD4-Rezeptoren

Gelderbloms Entdeckung, daß die HIV-Virionen nach der Reifung ihre gp120-Proteine der Hülle abwerfen, erschließt uns neue Denkmöglichkeiten. Zahlreiche Versuche erwiesen, daß sich diese monomolekularen

Proteine an die CD4-Rezeptoren binden; sie müssen sie daher für Antikörper unzugänglich machen. T4-Zellen werden jedoch in der Praxis nur so nachgewiesen, daß man sie mit fluorochromierten anti-CD4-Antikörpern inkubiert und sie nach Auswaschen durch ein Fluoreszenz-Durchflußzytometer leitet. Zellen, deren CD4-Rezeptoren durch ein gp120-Molekül belegt sind, können keine fluorochromierten Antikörper mehr binden und werden vom Zähler nicht als CD4-Zellen erkannt.

Da sich bei solchen Verfahren eine minimale Restfluoreszenz niemals vermeiden läßt, werden die Meßwerte stets so eingestellt, daß sie einen nach unten scharf begrenzten Meßbereich haben. Es ist also nicht unbedingt erforderlich, daß sämtliche CD4-Rezeptoren der Zelle maskiert werden, es genügt, daß es bei der überwiegenden Zahl der Fall ist, damit die Zelle unterhalb des *cut-off*-Wertes zu liegen kommt und daher nicht mitgezählt wird. Wird sie jedoch mitgezählt, so bedeutet das keinesfalls, daß es sich dabei um eine noch vollwertig erhaltene Zelle handelt. Eine Zelle, bei der beispielsweise 75 Prozent der CD4-Rezeptoren maskiert sind, wird bei einem derartigen Meßwertverfahren noch oberhalb des *cut off* liegen und daher mitgezählt werden. Wir haben jedoch im Abschnitt 4.4.1 gesehen, daß der CD4-Rezeptor nicht nur einen immunologischen Marker darstellt, sondern auch eine große physiologische Rolle bei der Wechselwirkung sowohl zwischen Makrophagen und T4-Zellen als auch zwischen T4-Zellen und den B-Lymphozyten spielt. Wenn beispielsweise die Hälfte der T4-Zellen nicht mehr als solche erfaßt werden, so bedeutet das, daß 100 Prozent aller T4-Zellen in größerem oder geringerem Ausmaße funktionsgeschwächt sind, daß die Helferfunktion daher nur noch sehr unvollkommen ausgeübt wird.

Pro Virion werden 72 Moleküle gp120 abgestoßen. Wie rasch sie wieder abgebaut oder eliminiert werden, darüber liegen zur Zeit keine Informationen vor. Wenn sie aber, ähnlich wie die etwa gleichschweren Gammaglobuline, monatelang in der Blutbahn verweilen können, so kann sich ihre Zahl mit der Zeit kumulieren, und es ist durchaus denkbar, daß unter solchen Umständen die meisten, wenn nicht gar alle T4-Zellen eine mehr oder weniger große Zahl von gp120-Molekülen einfangen.

Kornfeld *et al.* (1988) behandeln gesunde Lymphozyten mit einer Lösung von gp120. Während vor der Behandlung 60 Prozent der Lymphozyten CD4-positiv waren, verblieben nach der Behandlung nur noch 15 Prozent Positive, das heißt, die Zahl der zählbaren CD4-positiven Zellen war auf ein Viertel herabgesunken, was etwa auch den Verhältnissen beim AIDS entspricht. Natürlich überlebten die Zellen hierbei, und eine Depletion wurde lediglich durch die Blockierung der CD4-Rezeptoren vorgetäuscht.

Kürzlich zeigten Amadori *et al.* (1991), daß hierbei die T4-Zellen tatsächlich die gp120-Moleküle binden. Blutlymphozyten von HIV-infizierten Patienten fixieren den monoklonalen Antikörper Leu-3a, der spezifisch mit dem gp120 reagiert. Es handelt sich also um eine echte Maskierung und nicht um eine Depletion der T4-Zellen.

Bekanntlich tragen die gp120-Moleküle infolge ihres großen Besatzes an Glykosiden eine starke elektronegative Ladung. Ihre Anlagerung an eine T4-Zelle muß also einem kathodischen Reiz, also einer Stimulierung, entsprechen. In der Tat vermerken Kornfeld *et al.* eine Verstärkung der lokomotorischen Aktivität solcher Zellen von 100 Prozent auf 216 Prozent. Nun muß man aber annehmen, daß eine gesunde T4-Zelle hinsichtlich ihrer Helferaktivität optimiert ist. Jede Verschiebung ihrer physiologischen Ausgangssituation muß also die Helferaktivität beeinträchtigen. Die Bindung freier gp120-Moleküle an die T4-Zellen, wie sie in der Blutbahn eines HIV-Infizierten unvermeidlich ist, wird also nicht nur die CD4-Rezeptoren blockieren, sondern auch durch eine physiologische Umstimmung der Zelle die Helferwirkung herabsetzen. Für eine Schwächung der Helferfunktion ist es also durchaus nicht erforderlich, daß bei der Depletion der T4-Zellen diese tatsächlich zerstört werden. Schon allein durch die Bindung von gp120-Molekülen an eine T4-Zelle wird der gleiche Effekt erreicht wie bei ihrer Vernichtung.

Oyaizu *et al.* (1990) belegen T4-Zellen mit löslichem gp120. Dosisabhängig wird die Proliferation durch Mitogene und die Produktion von IL-2 herabgesetzt, also die Immunaktivität der T4-Zellen geschwächt. Auch hier überleben die inaktivierten Zellen, aber durch die Belegung der CD4-Rezeptoren durch gp120 wird ihre immunochemische Identifizierung erschwert.

Dabei ist es möglicherweise gar nicht nötig, daß alle CD4-Rezeptoren der Zelle durch *knobs* besetzt werden. Eine Hemmung der Helferfunktion könnte schon durch die Maskierung eines Teils der Rezeptoren bewirkt werden. Fluoreszenz-optisch noch als solche erkennbare T4-Zellen können funktionell bereits geschädigt sein.

Neu an dieser Erkenntnis ist, daß bei der zytotoxischen Depletion lediglich die direkt infizierten Zellen erfaßt werden. Und das ist, wie wir gesehen haben, jeweils eine Zelle auf 10 000 oder gar eine Zelle auf 40 000. Bei der Maskierung werden jedoch sämtliche Zellen, infizierte oder nicht infizierte, in ihrer Funktion beeinträchtigt, und nur ein Teil solcher funktionsgeschwächter Zellen wird bei den heute üblichen Meßmethoden vom Fluoreszenzzähler erfaßt.

Dies löst ganz nebenbei ein schwieriges Problem, das unseres Wissens bisher nirgends offen genannt wurde, aber bestimmt viele Immunologen beschäftigt. Wie bei vielen lebenswichtigen Funktionen unseres Organismus ist auch der Apparat für die Immunabwehr so großzügig ausgelegt, daß ein partieller Ausfall keine schweren Folgen nach sich zieht. Im Falle der AIDS-Infektion stellen wir jedoch fest, daß in der symptomlosen Phase die Zahl der T4-Zellen etwa auf die Hälfte und schließlich auf ein Viertel der Norm absinkt, was doch relativ unbedeutend ist, daß aber dieses Absinken von so schweren Begleiterscheinungen wie einer partiellen oder einer totalen Anergie begleitet wird. Verständlich wird dieses Verhalten durch die Erkenntnis, daß wir es nicht mit 25 Prozent gesunden und 75 Prozent toten Zellen zu tun haben und daß dieses Alles-oder-Nichts-Verhalten uns nur durch den *cut off* des optischen Zählers vorgetäuscht wird. In Wirklichkeit werden sämtliche Zellen dieses Typs mehr oder weniger schwer in ihrer Funktion geschädigt, wobei nur die am schwersten Geschädigten nicht mehr vom Zählwerk erfaßt werden können.

Als eine Bestätigung dieser Vorstellung darf man einen Versuch von Baker jr. *et al.* (1988) ansehen. Lymphozyten aus HIV-exprimierenden Patienten wurden mit monoklonalen fluorochromierten Antikörpern gegen verschiedene Virusproteine behandelt und im Anschluß daran im Durchflußzytometer gezählt. Bei Patienten mit > 400 CD4$^+$/μl hatten bis zu 26 Prozent aller Lymphozyten, das heißt etwa 50 Prozent aller T4-Zellen, den Antikörper anti-gp120 gebunden. Natürlich kann es sich dabei nicht um gp120 handeln, das in der Membran von HIV-exprimierenden Zellen auftritt, denn es ist höchstens eine infizierte Zelle auf 10 000 in der Blutbahn vorhanden. Es muß sich um freie gp120-Moleküle handeln, die von den CD4-Rezeptoren der T4-Zellen eingefangen wurden. Etwa die Hälfte der T4-Zellen muß also reichlich mit diesen gp120-Molekülen belegt sein. Daß bei den gleichen Patienten mehr als 400, das heißt die Hälfte der T4-Zellen, noch in der Lage sind, Antikörper anti-CD4 zu binden, spricht dafür, daß hier anti-CD4-Moleküle und gp120-Moleküle je nach Zufall gebunden werden. Wir müssen also damit rechnen, daß die freien, an die T4-Rezeptoren gebundenen gp120-Moleküle für einen großen Teil der scheinbaren Depletion der T4-Zellen verantwortlich sind.

Aus zahlreichen Quellen wissen wir, daß ein signifikanter Abfall der T4-Zellen-Zahl gleichzeitig mit der Serokonversion beobachtet wird. Allein auf der Pariser Konferenz (1986) wurde diese Feststellung in sieben unabhängigen Beiträgen gemacht (Poster 330—335, 337). Die Serokonversion erfolgt bekanntlich dann, wenn die Virusexpression genügend stark geworden ist, um eine Antigen-Reaktion des Immunapparates auszulösen. Entsprechend steigt auch die Zahl der jeweils freiwerdenden gp120-Moleküle, die wiederum von den CD4-Rezeptoren eingefangen werden und sie maskieren.

6.1.4.2 Die allosterische Umwandlung der CD4-Rezeptoren

Mehrfach bereits wurde darauf hingewiesen, daß die Membranrezeptoren vielfach allosterischen Veränderungen unterliegen, da sie in dem starken Potentialgefälle der Plasmamembran lokalisiert sind und dieses Potential sich in Abhängigkeit von der physiologischen Aktivität der Zelle stark ändert. So wird zum Beispiel das Protein CD4 in der HIV-infizierten Zelle genauso synthetisiert wie in der gesunden, denn in beiden Fällen liegt das hierfür spezifische mRNA in gleichen Mengen vor. In der Membran der infizierten Zelle ist aber dieser Marker immunologisch nicht nachweisbar, sichtlich weil er dort eine allosterische Umwandlung erlitten hat. Sehr interessant ist in diesem Zusammenhang die Mitteilung von Boros et al. (1989) über den Rezeptor CD16 in der Membran von neutrophilen Zellen, die von der HIV-Infektion überhaupt nicht erfaßt werden sollten. Dennoch wächst die Zahl der CD16-negativen Neutrophilen im Verlauf des Krankheitsprozesses und erreicht den höchsten Wert bei Patienten mit Vollbild-AIDS.

Wie bereits ausgeführt, wird jede Infektionskrankheit, also auch das AIDS, von einer systemischen Entzündung begleitet. Diese erfaßt auch die Zelltypen, die von dem jeweiligen Krankheitserreger überhaupt nicht berührt werden. Die Abnahme CD16-positiver Neutrophiler im Verlauf der HIV-Infektion könnte sehr wohl auf einer fortschreitenden systemischen Entzündung beruhen.

Das gleiche müßte auch für die T4-Zellen zutreffen. Voth et al. (1988) teilen zum Beispiel mit, daß die Zahl der T4-Zellen bei grippalen Infekten temporär abnimmt. Von einer direkten Aggression der T4-Zellen durch das Grippevirus ist nichts bekannt. Auch ein CD4-maskierendes Protein von dem Typ des gp120 kommt hier kaum in Frage. Mit großer Wahrscheinlichkeit müssen wir daher damit rechnen, daß auch hier die systemische Entzündung eine allosterische Umwandlung des Markers CD4 bewirkt und so die Bindung des fluorochromierten Antikörpers anti-CD4 verhindert. Auch die systemische Entzündung wächst mit der Proliferation des Erregers. Eine Verstärkung der Virusvermehrung könnte daher mitverantwortlich sein für die scheinbare CD4-Depletion, die mit der Serokonversion einhergeht.

6.1.4.3 Die Rolle der verschiedenen Phaenotypen von T-Zellen bei der T4-Depletion

Im Bestreben, das Problem zu vereinfachen, wird bei der Diskussion der T4-Depletion von der Annahme ausgegangen, es gäbe nur entweder CD4-positive und CD8-negative oder aber nur CD4-negative und CD8-positive T-Zellen. Bei der Besprechung der Reifung von T-Lymphozyten kamen wir jedoch durch die zahlreichen experimentellen Befunde am Mäusen zu der Feststellung, daß auch beim Menschen diese beiden Rezeptoren diploid exprimiert werden und daß es daher die verschiedenen Kombinationen von Markern geben müßte, zum Beispiel $CD4^{++}$, $CD8^{++}$, $CD4^{+-}$, $CD8^{+-}$ usw. Bestätigung dieser Auffassung bietet die Arbeit von Ziegler-Heitbrock *et al.* (1987). Sie unterscheiden zwischen »hellen« Zellen und »schwachen« Zellen. Leider ist die Zahl der Arbeiten, in denen eine derartige quantitative Differenzierung vorgenommen wird, noch äußerst klein, und es erscheint verfrüht, den Einfluß dieser Faktoren auf die T4-Zählung zu diskutieren. Nur in einem Punkt können wir bereits jetzt kausale Zusammenhänge erkennen. Bekanntlich haben alle T-Lymphozyten einen gemeinsamen Marker CD3, den pan-T-Marker. Die Summe CD4-positiver und CD8-positiver Zellen müßte theoretisch genau der Zahl der CD3-positiven T-Zellen gleichen, ist aber in Wirklichkeit stets wesentlich größer. Das bedeutet, daß eine Reihe von Zellen doppelt gezählt und sowohl als $CD4^+$ als auch als $CD8^+$ bewertet werden.

Ziegler-Heitbrock *et al.* stellen in der Tat das Vorhandensein von Zellen mit dem Phaenotyp $CD8^{++}CD4^+$ fest; bei gesunden Personen beträgt ihre Zahl etwa 3 Prozent, steigt beim AIDS-Kranken jedoch bis auf 40 Prozent.

Sehr deutlich werden diese Verhältnisse in einer Arbeit von Krensky *et al.* (1982), die aus einer Linie von Lymphozyten 4 Stämme mit ungleichem Phaenotyp züchteten (Tabelle VII, Seite 200). Im Stamm 1 sind 83 Prozent der Zellen CD3-positiv. Jedoch sind bei der Auszählung 33 Prozent CD4-positiv und 56 Prozent CD8-positiv, insgesamt also CD4 + CD8 = 89 Prozent der Zellen, woraus sich ergibt, daß 6 Prozent der CD3-positiven Zellen zugleich den CD4- und den CD8-Marker tragen müssen. Die Stämme 2, 3 und 4 sind miteinander identisch. Keine ihrer Zellen trägt den Marker CD8, keine kann doppelt gezählt werden, und die Zahl der CD4-Zellen gleicht genau der Zahl der CD3-Zellen.

Kunze, Gelderblom und Koch (1988) stellen fest, daß die Zahl der mit dem pan-T-Zell-Marker erfaßten Zellen etwa 15 Prozent niedriger ist als die Summe der CD4- und CD8-positiven T-Zellen. Auch hier werden sichtlich

Tabelle VII:
Membranrezeptoren in vier verschiedenen Stämmen aus einer Lymphozytenlinie (Krensky *et al.*, 1982)

(Beim Stamm I ist die Summe der CD4$^+$-Zellen und der CD8$^+$-Zellen um 6 Prozent höher als die Zahl der CD3$^+$-Zellen. 6 Prozent der Zellen müssen also bei der Zählung doppelt erfaßt worden sein – Autoren)

Phänotyp	Stamm I	Stamm II	Stamm III	Stamm IV
CD3$^+$	83 Prozent	>97 Prozent	>95 Prozent	>99 Prozent
CD4$^+$	33 Prozent	>97 Prozent	>95 Prozent	>99 Prozent
CD8$^+$	56 Prozent	0	0	0

viele Zellen doppelt erfaßt, was bedeutet, daß sie sowohl CD4- als auch CD8-Marker tragen. Dieses Mißverhältnis ändert sich nicht beim Vergleich normaler Personen mit Patienten im asymptotischen, im LAS- oder ARC-Stadium, im Gegensatz zur Mitteilung von Ziegler-Heitbrock *et al.*, wonach dieses Mißverhältnis bei fortschreitendem AIDS ansteigt. Für die Deutung dieser unterschiedlichen Befunde reicht das bisher vorliegende Material nicht aus. An der Existenz von T-Lymphozyten mit gemischtem, das heißt sowohl CD4- als auch CD8-positivem Phaenotyp kann jedenfalls kaum ein Zweifel bestehen.

Es gibt noch eine Erscheinung, die die Vermutung aufkommen läßt, daß ein reiner, das heißt absolut CD4- oder CD8-negativer Typ nicht die Regel darstellt. So oft die Abnahme der T4-Zellen bei einem Patienten über einen längeren Zeitraum verfolgt wird, kann man immer wieder beobachten, daß der Verlust der T4-Zellen recht genau durch eine entsprechende Zunahme der T8-Zellen kompensiert wird. Hier zitiere ich nur ein Beispiel. Werner *et al.* (1986) zählen beim gleichen Patienten die Lymphozyten vor und nach der Serokonversion. Am 26. 11. 84 finden sie 808 CD4$^+$/μl und 684 CD8$^+$/μl, insgesamt also 1 492. Am 20. 10. 85 finden sie 529 CD4$^+$/μl und 1 005 CD8$^+$/μl, insgesamt also 1 534. Angesichts der starken Fluktuation der Lymphozytenzahlen darf man beide Werte als identisch ansehen.

Ich begnüge mich mit diesem einzigen Beispiel, da dieselbe Beziehung in allen von mir analysierten Arbeiten wiederzufinden ist. Während der ganzen symptomfreien Phase des AIDS bleibt die Summe der T4- und T8-Lymphozyten annähernd konstant. Nur in der Anfangsphase bemerkt man einen leichten Anstieg dieser Zahl, was wahrscheinlich darauf zurückzuführen ist, daß die von den T4-Zellen aktivierten Killerzellen zunächst proliferieren und dadurch die Zahl der CD8-positiven Zellen etwas erhöhen. Die Proliferationsprodukte sind jedoch nur kurzlebig. Beim Angriff auf die Zielzelle gehen sie nach manchen Autoren auch selbst zugrunde. Außerdem erfolgt ihre Vermehrung anscheinend durch amitotische Teilung (Björklund *et al.*, 1971), woraus ebenfalls eine sehr kurze Lebenserwartung resultiert. Aber auch die Proliferation setzt aus, wenn (im späteren Verlauf der symptomlosen Phase) durch die Inaktivierung von T4-Zellen die Aktivierung der Killerzellen unterdrückt wird. Von da an ist die Kompensation der T4-Verluste durch eine Zunahme von T8-Zellen stets recht genau. Es handelt sich hier offensichtlich nicht um eine Reihe von Zufällen, sondern um ein gesetzmäßiges Verhalten.

Diese Bedingungen treten selbstverständlich nur einige Zeit nach der Serokonversion ein, wenn bereits eine merkliche Depletion der T4-Zellen vorliegt. Kunagi *et al.* (1990) zeigten, daß ein Gemisch von PBL (peripherischen Blut-Lymphozyten) aus gesunden Spendern voll infizierbar ist, daß diese Infizierbarkeit jedoch bei PBL aus seropositiven Spendern verschwindet. Das liegt sichtlich an der Zerstörung infizierter Zellen durch CD8$^+$-Killer. Denn wenn diese Killer aus der Kultur eliminiert werden, wird die Infizierbarkeit in vollem Umfang wiederhergestellt. Zumindest im ersten Teil der symptomlosen Phase spielen die Killerzellen offensichtlich eine merkliche Rolle.

Der Umstand, daß ein Verlust der gezählten T4-Zellen recht genau durch eine Zunahme der gezählten T8-Zellen kompensiert wird, beruht zweifelsohne auf der Natur des hierfür benutzten Meßverfahrens.

Die Zahl der T4- und T8-Zellen wird heute mittels der Zweifarben-Durchfluß-Fluorometrie bestimmt. Die Zellen werden hierzu mit monoklonalen Antikörpern gegen das CD4 und gegen das CD8 inkubiert, wobei der eine Antikörper rot und der andere grün fluorochromiert wird. Die danach gewaschenen Zellen fließen durch eine flache mikroskopische Küvette, über der eine bildbegrenzende Spaltblende angeordnet ist. Der abbildende mikroskopische Strahl wird durch ein halb durchlässiges Prisma geteilt und danach durch einen Rot- bzw. Grünfilter durchgeschickt und schließlich von zwei Photozellen aufgefangen, die an die beiden Eingänge eines Differentialverstärkers angeschlossen sind. Beim Durchwandern einer farbig fluoreszierenden Zelle unter dem Spalt geht ein Stromimpuls durch den entsprechenden Eingang des Differenzverstärkers, und ein der dominierenden Farbe entsprechendes Zählwerk wird ausgelöst. Wird durch die Maskierung der CD4-Rezeptoren die Bindung des rot fluoreszierenden Antikörpers verhindert, dann gelangt kein Impuls in den Verstärker und der Zähler reagiert nicht.

Wenn aber die betreffende Zelle sehr viele CD4-Rezeptoren und nur wenige CD8-Rezeptoren trägt, und wenn die CD4-Rezeptoren sämtlich oder weitgehend blockiert worden sind, während die CD8-Rezeptoren erhalten blieben, dann dominiert der durch das anti-CD8 hervorgerufene grüne Lichtimpuls, und der CD8-Zähler spricht an. Eine Zelle, die ohne Maskierung als T4 registriert worden wäre, wird unter diesen Bedingungen als T8 gezählt. Gezählt wird sie aber auf jeden Fall, und jeder Verlust der T4-Seite wird automatisch durch einen Gewinn auf der T8-Seite kompensiert.

Die Annahme, daß sämtliche T4-Zellen auch einen kleinen Anteil an CD8-Rezeptoren tragen, würde also die zahlreichen Beobachtungen gut erklären. Sie bleibt aber eine Hypothese, solange nicht gezielte experimentelle Untersuchungen über die technischen Aspekte dieser Messung vorliegen.

Die Maskierung der CD4-Rezeptoren, sei es durch Bindung von gp120-Molekülen, sei es durch eine allosterische Transformation des Bindungsisotops, kann zur Zeit bei weitem nicht als bewiesen angesehen werden. Im Gegensatz zur zytotoxischen Depletion hat sie aber den Vorteil, daß sie bisher mit keiner uns bekannten biologischen Erscheinung im Widerspruch steht. Außerdem vermag sie uns zu erklären, warum nur wenige T4-Zellen infiziert sein müssen, damit eine globale Schwächung des Helfereffektes dieser Zellen zustandekommt. Ich werde mich daher in den folgenden Überlegungen an diese Vorstellung und nicht an die zytotoxische Depletion der T4-Zellen halten.

6.2 Der Ausfall der Helferfunktion

Nach der klassischen Vorstellung mußten wir annehmen, daß bei einer Abnahme der nachweisbaren T4-Zellen um 25 Prozent immer noch 75 Prozent vollwertige Helfer-Zellen zur Verfügung stehen. Diese Vorstellung müssen wir jetzt korrigieren. Wenn bei 25 Prozent der Zellen die Zahl der CD4-Rezeptoren, die noch mit dem monoklonalen Antikörper reagieren können, auf Null oder nahezu auf Null sinkt, so bedeutet es selbstverständlich, daß die Zahl der noch reaktionsfähigen Rezeptoren in den anderen Zellen ebenfalls drastisch absinkt, auch wenn sie oberhalb des *cut-off*-Wertes der Meßapparatur bleibt. Bereits bei einer sehr geringen Senkung der T4-Zahl müssen wir daher mit einer beträchtlichen Senkung der Helferaktivität rechnen. Spätestens bei der Serokonversion tritt ein solcher Abfall um 20—40 Prozent der normalen T4-Zahl ein. Das bedeutet, daß wir von diesem Zeitpunkt an auch mit Störungen im Immunverhalten des Patienten zu rechnen haben.

Diese Auffassung bestätigen die Untersuchungen von Miedema *et al.* (1990) über die funktionelle Schwächung der T4-Zellen in verschiedenen Stadien der HIV-Infektion. Sie fassen ihre Resultate wie folgt zusammen: »Qualitative Defekte in der Reaktion von T-Zellen können in HIV-infizierten asymptomatischen Patienten beobachtet werden, noch bevor die Depletion von CD4$^+$-T-Zellen in Erscheinung tritt ... Diese Befunde zeigen immunologische Funktionsstörungen und einen progressiven Verlust der funktionellen Leistung der T-Zellen schon in frühen Stadien der Infektion.«

Bei diesen Betrachtungen konzentrierte ich meine Aufmerksamkeit auf die CD4-Rezeptoren. Sie sind die einzigen Marker, die ausschließlich an die Helferfunktion gebunden sind, und außerdem treten sie direkt mit einem Hüllprotein des HIV in Wechselwirkung. Um die Rolle dieses Rezeptors zu verstehen, habe ich eine Arbeitshypothese entwickelt, die in den Figuren 24—26 eingehend dargestellt und diskutiert wurde. Es ist mir durchaus bewußt, daß dieses Modell eine erhebliche Vereinfachung darstellt, denn die T-Lymphozyten tragen eine ganze Reihe von Markern, von denen die CD3, CD4 und CD8 nur die am meisten zitierten sind. Das Pattern dieser Rezeptoren korreliert streng mit den funktionellen Aufgaben der einzelnen Typen der T-Lymphozyten, ist also an der Erfüllung dieser Funktion in einer uns noch unbekannten Weise beteiligt. Auch der Umstand, daß äquivalente Marker bei allen bisher daraufhin untersuchten Säugetieren nachgewiesen werden konnten, zeugt davon, daß es sich um biologisch relevante und funktionell bedeutsame Elemente der Funktion von Lymphozyten handelt.

Eine korrekte Darstellung des Immunisierungsablaufes wäre nur unter Einbeziehung der Funktion all dieser Rezeptoren möglich, jedoch sind unsere Kenntnisse hinsichtlich ihrer Funktionseigenschaften noch derart spärlich, daß es zur Zeit hoffnungslos erscheint, auch nur eine diesbezügliche Arbeitshypothese zu formulieren. Ich werde daher die pathologischen Erscheinungen des T4-Syndroms nur auf der Grundlage der CD4-Hypothese diskutieren, wobei es mir bewußt ist, daß diese Hypothese nur ein Provisorium darstellt und möglicherweise sehr bald durch eine komplettere Darstellung der Wechselwirkung verschiedener Rezeptortypen ersetzt wird.

6.2.1 Die zelluläre Immunantwort

Die Helferfunktion der T4-Zellen erstreckt sich sowohl auf die Lymphokin-abhängigen Killerzellen (LAK) als auch auf die B-Lymphozyten, welche für die Bildung löslicher zirkulierender Antikörper verantwortlich sind. Betrachten wir zunächst die Funktion der Killerzellen.

Wir haben bereits gesehen, daß virusinfizierte, entzündete oder onkogen transformierte Zellen eine Domäne des Antigens MHS der Klasse I verlieren, die als β_2-Mikroglobulin in der Blutbahn auftaucht. Solche Zellen werden von den Killerzellen nicht mehr als körpereigen erkannt und werden daher von ihnen angegriffen und lysiert. Dazu gehören in erster Linie die HIV-exprimierenden Zellen, so daß den LAK eine starke infektionshemmende Wirkung zuzuschreiben ist. Außerdem exprimieren die LAK nach der Aktivierung durch das IL-2 Membranrezeptoren für das Fragment Fc, das Mittelstück der Immunoglobuline IgG und IgM. Nach der Bindung ragen die immunologisch aktiven Endfragmente Fab nach außen und können das jeweilige Antigen, in diesem Fall das gp120 des HIV, binden und so die Lysis einer HIV-exprimierenden Zelle einleiten. Dies verleiht dem Killer eine spezifische Zytotoxizität für HIV-infizierte Zellen.

Es ist anzunehmen, daß mit der geschwächten Helferfunktion der T4-Zellen auch eine Schwächung des ADCC *(antibody dependent cellular cytotoxicity)* einhergeht. Systematische Untersuchungen dieser Immunitätskomponente während des Krankheitsverlaufes liegen bisher nicht vor, doch wissen wir aus wenigen Beobachtungen *in vitro*, daß die Killerzellen von AIDS-Kranken gegenüber den normalen eine verringerte ADCC haben, was diese Annahme zu bestätigen scheint. Wir sahen jedoch, daß die ADCC im Falle des AIDS anscheinend keine große Bedeutung gewinnen kann, weil die gleichen anti-gp120-Antikörper auch die B-Lymphozyten inhibieren.

Der vielbenutzte Anergie-Test, der wegen seiner bequemen Ausführung vielfach zur Bestimmung der Aktivität der zellulären Immunität herangezogen wird, hat eine völlig andere Aussage. Die ihm zugrundeliegende verzögerte Hautreaktion manifestiert sich schon nach zwei Tagen, und in dieser kurzen Zeit können spezifische Antikörper gegen das zum Test benutzte Antigen unmöglich exprimiert werden. Eine Aktion der LAK mit Unterstützung durch eine ADCC ist daher ausgeschlossen. Es handelt sich offensichtlich um eine Wirkung der natürlichen Killerzellen (NK). Der Hauttest bleibt daher auch nach völligem Ausfall der Lymphokin-aktivierten Killerzellen noch erhalten. Eine partielle und später totale Anergie tritt zumeist erst am Ende der symptomlosen Phase auf, wenn durch die beginnende Zerstörung des Thymus die Zahl aller T-Zellen, also auch der NK, abzunehmen beginnt (Tabelle I, Seite 26/27).

Es sei hier daran erinnert, daß die Depletion der T4-Zellen in der symptomfreien Phase, ganz gleich ob durch Zytotoxis oder durch Maskierung hervorgerufen, etwa zu T4-Zahlen von $300/\mu l$ bei gleichbleibenden T8-Zahlen (über $1\,000/\mu l$) führt (vergleiche Tabelle I). Das weitere Sinken der

T4-Zahlen wird von einem Abfall der T8-Zahlen begleitet und beruht auf einer Zerstörung des Thymus.

Bekanntlich ist die Funktion der natürlichen Killer nicht aktivierungspflichtig; sie sind permanent aktiviert und wirken selbst nach einem völligen Zusammenbruch der Helferfunktion. Wenn dennoch Korrelationen zwischen der Abnahme von T4-Zellen und dem Auftreten der Anergie festgestellt werden, so beziehen sie sich immer auf Bedingungen, bei denen die Zahl der T4-Zellen bereits extrem herabgesetzt ist, was dem Stadium des allgemeinen Abbaus der T-Zellen durch Schädigung des Thymus entspricht. So verzeichnen zum Beispiel Meyers *et al.* (1988) bei Patienten mit 100—199 T4/μl eine Anergie in 55 Prozent der Fälle. Bei Patienten mit 0—99 T4/μl finden sie 80 Prozent Anergie und 13 Prozent Hypoergie. Es handelt sich sichtlich um Messungen im späten Stadium der Krankheit, in welchem sämtliche Typen von T-Zellen eine Reduktion erleiden.

Auch Bergmann *et al.* (1984) vermerken bei HIV-infizierten Patienten im fortgeschrittenen Stadium eine stark reduzierte Hautreaktion vom verzögerten Typ. Eine totale Anergie beschreiben sie jedoch nur beim Vollbild-AIDS, das heißt bei weitgehender Abnahme aller Typen von T-Zellen.

Auch in der Tabelle I, die 46 Fälle des AIDS in verschiedenen Entwicklungsstadien zusammenfaßt, ist zu erkennen, daß die ersten Fälle der kompletten Anergie vom Patienten Nr. 31 an auftreten, etwa zu gleicher Zeit mit den ersten Fällen von *Candidiasis*, der häufigsten und der frühesten opportunistischen Infektion.

Die Aktivität der NK ist von der Helferfunktion unabhängig. Daher darf uns das späte Auftreten der Anergie nicht zur Vorstellung verleiten, ein nennenswerter Ausfall dieser Helferfunktion sei erst nach Ablauf der symptomlosen Phase der Krankheit zu vermerken. Das Verhalten der zirkulierenden Antikörper zeugt vom Gegenteil.

6.2.2 Die Helferfunktion bei den zirkulierenden Antikörpern

Wir gehen bei unseren Betrachtungen von der Annahme aus, daß bei Abnahme der T4-Zellen auch die noch zählbaren Zellen mehr oder weniger funktionell geschädigt sind. Dies bestätigen Venet *et al.* (1988), die die Reaktionen von T4-Zellen auf verschiedene Mitogene und Reizstoffe untersuchen. Betrachten wir als Beispiel die Reaktion der T4-Zellen auf das Tetanustoxoid. Werden weniger als 300 T4-Zellen/μl gezählt, erfolgt auch bei den übriggebliebenen Zellen keine Reaktion auf das Toxoid. Bei

300—600 T4/μl erfolgt keine oder nur eine schwache Antwort auf das Toxoid in 72 Prozent der Zellen. Bei $>$ 600 T4/μl erfolgt keine oder nur eine sehr schwache Antwort in 57 Prozent der Zellen. Also selbst wenn etwa nur ein Drittel der Zellen nicht mehr erfaßt werden, ist weit über die Hälfte aller übriggebliebenen stark geschädigt, die übrigen wahrscheinlich weniger stark. Diese Bedingungen dürften bei den meisten Patienten nach der Serokonversion erreicht sein.

Wenn wir jetzt an die Analyse klinischer Befunde herangehen, dann müssen wir berücksichtigen, daß es auch bei den zirkulierenden Antikörpern solche gibt, die nur unter Zuhilfenahme der Helfer-Zellen gebildet werden, während andere von der Helferfunktion unabhängig sind. Eine Infektion, die mit einer Dauerimmunität verbunden ist, führt zur Bildung von Gedächtniszellen, die direkt durch eine neuerliche Zufuhr des Antigens zur Ausschüttung des Antikörpers veranlaßt werden, ohne daß dafür der Umweg über die T4-Zelle erforderlich wäre. Ein Patient, der eine solche Infektion durchgemacht hat, bleibt vor ihr auch weiterhin geschützt, selbst wenn er zu einem späteren Zeitpunkt durch eine HIV-Infektion den Verlust der Helferfunktion erleidet. Das ist der Grund dafür, daß AIDS-Patienten selbst nach weitgehendem Zusammenbruch des Immunsystems nicht an Kinderkrankheiten sterben. Die Gedächtniszellen gehören zu den B-Lymphozyten, und diese werden durch die HIV-Infektion nicht direkt geschädigt. So finden Wallace *et al.* (1991) noch im Spätstadium des AIDS bei 93 Prozent der Patienten eine Immunität gegen die Masern, die zumeist durch eine Impfung im Kindesalter erworben worden war.

Die B-Zellen werden bei der HIV-Infektion dadurch gehemmt, daß ihre Membranrezeptoren den Antikörper anti-gp120 binden, weil gp120 und der Membranrezeptor die gleiche Konfiguration des Bindungsepitops aufweisen. Erst kürzlich betonten Amadori *et al.* (1990) einmal mehr »... die tiefgehenden Störungen der Funktion von B-Zellen bei der HIV-Infektion«. Es ist klar, daß die Blockierung der Membranrezeptoren die Aktivierung durch die Helferzellen unmöglich macht und so die Expression neuer Antikörper verhindert. Aber die Gedächtniszellen benötigen keine Aktivierung durch die Helferzellen, und die Expression von Antikörpern bei Dauerimmunisierung wird durch die HIV-Infektion nicht behindert.

Daneben gibt es eine Reihe von Infektionskrankheiten, gegen die nur so lange ein Immunschutz besteht, wie Antikörper im Blut verbleiben. Solche Krankheiten können sich mehrfach wiederholen, wobei jedes Mal das komplette Induktionszeremoniell einschließlich der Aktivierung der T4-Zellen abgespielt wird. Eine Abnahme der Helferaktivität muß die Inzidenz derartiger Krankheiten wesentlich erhöhen.

Zu den Krankheiten ohne Dauerimmunisierung gehört die Salmonellose. Celum (1986) konnte in seiner Krankenhausabteilung zwischen Januar 1982 und Dezember 1985 insgesamt 238 durch Bakterienkulturen bestätigte Salmonellafälle zählen. Davon entfielen 30 auf die wenigen AIDS-Kranken. Umgerechnet ergäbe das 89 Fälle auf 100 000 Patienten ohne AIDS und 1 867 auf 100 000 Patienten mit AIDS. Allerdings handelt es sich hierbei vorwiegend um stationäre Patienten, die sich in einem späten Stadium der Krankheit befanden.

Aussagekräftiger in dieser Hinsicht ist eine Arbeit von Schlamm und Mildvon (1986), die zeigen konnten, daß von 264 Patienten mit *Haemophilus influenzae* im Sputum 205 (also 78 Prozent) HIV-positiv waren. Von ihnen waren wiederum 166 (also 81 Prozent) im AIDS-Risiko-Stadium, also noch symptomlos, 39 hatten ARC und 16 Vollbild-AIDS. In 81 Prozent der Fälle haben wir es hier also mit einer Schwächung der Immunabwehr bereits im symptomlosen Stadium der Krankheit zu tun. Und da es sich in diesem Falle um ein Bakterium handelt, ist anzunehmen, daß hierbei eine Hemmung der Bildung zirkulierender Antikörper vorliegt.

Dryjanski *et al.* (1986) beobachteten über mehrere Jahre 398 Homosexuelle, bei denen sie in dieser Zeit 22 banale Infektionen feststellten. Auch sie stellten eine deutliche Zunahme der Krankheiten bei HIV-positiven Patienten gegenüber den HIV-negativen fest, ebenfalls bei LAS-positiven gegenüber LAS-negativen sowie bei Patienten mit < 300 T4/μl gegenüber Patienten mit > 300 T4/μl. Die Schwächung der Immunabwehr bereits im Frühstadium der HIV-Infektion wird auch hier eindeutig belegt.

Sehr überzeugend ist auch die Beobachtung von Carne *et al.* (1987), die 17 HIV-positive und 18 HIV-negative Homosexuelle gegen Hepatitis B impften. Von den seronegativen 18 Männern bildeten 17 Antikörper anti-Hepatitis B. Von den 17 Seropositiven zeigten 8 selbst nach drei Monaten und nach der 3. Injektion keine Antikörper gegen die Hepatitis. Dabei spielte es für den Impferfolg keine Rolle, ob sie schon eine generalisierte Lymphadenopathie entwickelt hatten oder völlig asymptomatisch waren. Auch bei der Impfung mit apathogenen Antigenen, zum Beispiel mit dem stark antigen wirkenden Haemocyanin, wurde eine Hemmung der Antikörperbildung bereits im Frühstadium der HIV-Infektion mitgeteilt. Wir müssen also damit rechnen, daß mindestens von der Serokonversion an die Helferfunktion der T4-Zellen und somit die Bildung neuer zirkulierender Antikörper stark gehemmt ist.

6.2.3 Der Zusammenbruch des anti-p24-Systems

Dieser Faktor gewinnt eine entscheidende Bedeutung für den weiteren Verlauf der AIDS-Erkrankung, wenn, zumeist nach mehreren Jahren, die Produktion der Antikörper anti-p24 in der Regel recht plötzlich aussetzt. Diese Antikörper bewirken durch Komplementbindung die Zerstörung der HIV-exprimierenden Zellen und dämmen so die Ausbreitung der Infektion ein. Zahlreiche Arbeiten bestätigen, daß dem Sinken des anti-p24-Titers eine starke HIV-Proliferation folgt, die sehr bald das Auftreten der ARC-Symptome und danach auch des Vollbild-AIDS bewirkt. Nach Simmonds *et al.* (1990) findet man bei Patienten im symptomlosen Stadium eine infizierte Zelle auf 6000 bis eine auf 80000 im peripheren Blut. Dann steigt ihre Zahl rasch auf eine Zelle auf 700 bis eine auf 3300 an. Im Durchschnitt wächst die Zahl der infizierten Zellen auf etwa das Zwanzigfache.

Die Dauer der Latenzperiode und damit die Überlebensdauer des Patienten nach erfolgter Infektion scheint also in erster Linie von dem Faktor abzuhängen, welcher den anti-p24-produzierenden Apparat stillegt. Die Aufklärung dieses Faktors wäre ein wichtiger Schritt zum Verständnis und vielleicht auch zur Beherrschung des Krankheitsprozesses.

Die Schwierigkeit liegt vor allem darin, daß die Bildung von Antikörpern anti-p24 ganz eindeutig mit der Entstehung von Gedächtniszellen verbunden ist. Gibbs, Salk *et al.* (1989) impften drei erwachsene Schimpansen mit bestrahlten, also nicht vermehrungsfähigen HIV, woran sich zwei weitere Wiederholungsimpfungen anschlossen. Nach 13 bis 15 Monaten (also nachdem keine freien Antikörper mehr im Blut vorhanden sein sollten) erhielten die Tiere eine Injektion von frischen HIV-Viren in einer zehnfach infektiösen Dosis. Zwei der Schimpansen hatten schon bei den Wiederholungsimpfungen eine deutliche anamnestische Reaktion gezeigt; nach der Infektion zeigten sie keinerlei zusätzliche serologische Reaktionen, waren also sichtlich immun geworden. Sowohl die anamnestische Reaktion als auch die Immunität nach mehr als einjähriger Pause zeugen eindeutig von der Bildung von Gedächtniszellen. Der bei der anamnestischen Reaktion aufgetretene Antikörper war anti-p24.

Der dritte Schimpanse wurde nach der Infektion viruspositiv und entwikkelte hierbei eine starke anamnestische Reaktion: Der Titer des anti-p24 stieg von 1 : 16000 auf 1 : 256000.

Ein mit der gleichen Dosis infizierter Kontrollschimpanse wurde ebenfalls viruspositiv, kam jedoch nur auf einen anti-p24-Titer von 1 : 8000. Auch die Tatsache, daß im HIV-infizierten humanen Patienten mit anti-p24 die Helferfunktion zu diesem Zeitpunkt bereits stark gesunken ist, zeigt eindeutig, daß es sich bei der Bildung des anti-p24 um eine Dauerimmunisierung mit Bildung von Gedächtniszellen handelt. Wie kommt es denn aber zu dem plötzlichen Zusammenbruch dieses Mechanismus?

Nun bedeutet eine Dauerimmunisierung nicht in allen Fällen eine Immunisierung auf Lebenszeit. Die Impfung gegen das Grippevirus muß jedes Jahr wiederholt werden, bei der Typhusimpfung wird die Sicherheit nur für zwei Jahre garantiert. Sichtlich vermögen die Gedächtniszellen sich nicht unbegrenzt lange zu vermehren, und ihre Überlebensdauer hängt wahrscheinlich von dem individuellen Typ des Geimpften, ganz bestimmt aber vom Charakter des Antigens ab. Während die Antikörper anti-*core* nach mehr oder weniger langer Zeit spontan verschwinden (obgleich zu diesem Zeitpunkt die Depletion der T4-Zellen noch relativ gering ist), hält die Expression der Antikörper anti-*env* zumeist bis zum Tode des Patienten an. Sie nimmt höchstens geringfügig ab, wenn im Endstadium der Krankheit das haematopoetische System stark geschädigt ist.

Wahrscheinlich läuft die Freisetzung der Antikörper anti-*core* in drei Phasen ab (Figur 31, Seite 210). In der Phase I wird die normale Produktion des Antikörpers induziert, und es werden Gedächtniszellen entwickelt. Etwas später hinzukommende Antigene des gleichen Typs wiederholen diesen Prozeß und bilden zusätzliche Gedächtniszellen, wobei mit großer Wahrscheinlichkeit eine anamnestische Verstärkung des Effektes eintritt. Die Phase I dauert so lange an, wie die T4-Zellen ihre Helferfunktion wirksam ausüben können. Wird diese Funktion durch Maskierung der CD4-Rezeptoren oder durch eine Blockierung der B-Zell-Rezeptoren unmöglich gemacht, dann setzt die Phase II ein. Neue Antikörper werden nicht mehr induziert, die Gedächtniszellen setzen aber ihre Aktivität fort, wobei sie nach und nach an die Grenze ihrer Lebenserwartung geraten und absterben. Dabei geht die Menge der gebildeten anti-*core*-Antikörper progressiv zurück. Wenn die Lebensgrenze auch für die zuletzt gebildeten Gedächtniszellen erreicht wird, sinkt die Menge der jeweils gebildeten anti-*core*-Antikörper rapide auf den Nullwert. In dieser Phase III beginnt die starke Proliferation des HIV, die schließlich zu den tödlichen Symptomen führt.

Aus diesen Überlegungen ergibt sich möglicherweise die Aussicht auf einen neuartigen therapeutischen Eingriff. Wenn es gelingen sollte, in der Phase II oder selbst in der Phase III die Aktivität der T4-Zellen nennenswert zu steigern, so daß sie, sei es auch nur für kurze Zeit, ihre Helferfunktion ausüben können, dann würden in dieser Zeit angesichts der starken Produktion der Antigene neue anti-p24-Antikörper mit entsprechenden

Figur 31:

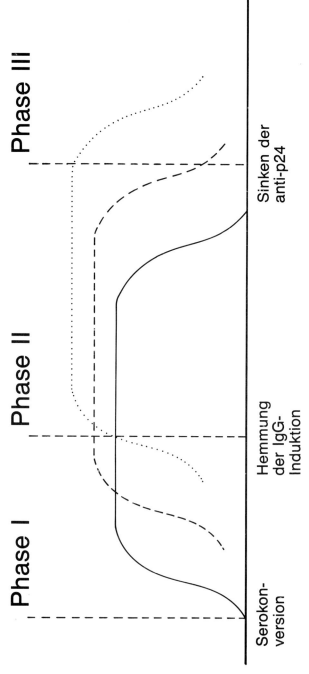

Phase I   Phase II   Phase III

Serokon-
version

Hemmung
der IgG-
Induktion

Sinken der
anti-p24

Die funktionellen Phasen der Gedächtniszellen anti-p24.
Phase I: Während der ganzen Zeit bilden sich neue Gedächtniszellen.
Phase II: Infolge der Inaktivierung von T4- und B-Zellen werden keine neuen Gedächtniszellen gebildet, aber die bereits bestehenden bleiben bis
zum Ablauf ihrer Lebenszeit aktiv und exprimieren Antikörper anti-p24.
Phase III: Alle in der Phase I gebildeten Gedächtniszellen haben die Altersgrenze erreicht. Die Expression von anti-p24 fällt rapide ab.

Gedächtniszellen gebildet werden. Der fatale Zusammenbruch der anti-*core*-Produktion würde um Jahre hinausgeschoben, wobei es durchaus möglich erscheint, zu diesem neuen Zeitpunkt wieder die gleiche Behandlung anzuwenden.

Eine solche Behandlung, welche die Proliferation des HIV stark eindämmt, daher die Zahl der freien gp120-Moleküle verringert, also auch die Maskierung der CD4-Rezeptoren herabsetzt und auf diese Weise die Helferfunktion unterstützt, braucht nicht unbedingt die bereits geschädigten T4-Zellen instandzusetzen. Wir haben gesehen, daß der *turnover* der T-Lymphozyten höchstens zehn Tage beträgt, daß also geschädigte Zellen sehr rasch eliminiert und durch gesunde Zellen aus dem Thymus ersetzt werden. Wenn es gelingt, während dieser Zeit eine neue Maskierung der T4-Zellen zu verhindern, dann kann vorübergehend auch die Helferaktivität wieder hergestellt werden. Das Absinken des anti-p24-Titers erfolgt aber zu einer Zeit, in der der Thymus noch nicht nennenswert geschädigt ist, so daß der normale *turnover* von zehn Tagen gewährleistet ist. Wenn der therapeutische Eingriff zu diesem Zeitpunkt erfolgt, ist also mit einer Wiederherstellung der Helferfunktion zu rechnen.

Noch besser wäre es, die Avirämie über Monate aufrechtzuerhalten. Die Antikörper anti-gp120 würden zum großen Teil aus dem Blut verschwinden, die neu gebildeten B-Zellen würden nicht gehemmt. Eine Reaktivierung der Antikörperbildung wäre dann besonders wirksam.

Die Möglichkeit eines solchen Eingriffs erschließt uns die bereits zitierte Arbeit von Jackson *et al.* (1988). Diese Autoren injizierten Patienten im Stadium des AIDS Seren von anderen HIV-positiven Patienten mit hohem anti-p24 Titer. Sie verzeichneten sofort nach der Injektion ein völliges Verschwinden der Antigenämie, eine Zunahme von T4-Zellen und einen Rückgang verschiedener Symptome. Dieser Effekt hielt nach einer einzigen Injektion mehrere Wochen lang an, anscheinend so lange, bis die eingeführten Antikörper aus der Blutbahn eliminiert worden waren. In einem ähnlichen Versuch an Patienten mit ARC (Karpus *et al.*, 1989), bei denen noch keine weitgehende Schädigung des Thymus vorliegen konnte, erreichte die Zahl der T4-Zellen den Normalwert. Es ist daher anzunehmen, daß bei Patienten in einem noch früheren Stadium (bevor der Thymus überhaupt geschädigt wird) mit einer oder nur wenigen Injektionen die volle Helferaktivität wieder hergestellt werden kann. Während dieser Zeit käme es wahrscheinlich zu einer neuen Induktion des anti-p24-Antikörpers und der Bildung von Gedächtniszellen, und die symptomlose Phase des AIDS würde um Jahre hinaus verlängert.

Erste Versuche könnten, genauso wie bei Jackson *et al.*, mit Patientenseren durchgeführt werden, in denen eventuell vorhandene Viren durch Bestrahlung oder Erwärmung abgetötet worden wären. Für die klinische Anwendung, die größere Mengen Antikörper erfordern würde, könnten rekombinante anti-p24-Antikörper benutzt werden.

Die hier gewählte Darstellung der Entwicklung von anti-p24-Gedächtniszellen in drei Phasen würde bedeuten, daß der kritische Zeitpunkt des Krankheitsverlaufs, der Zusammenbruch der anti-p24-Produktion und die Auslösung der klinischen Symptome, auf einer Schädigung der Helferaktivität von T4-Zellen beruht und dem T4-Syndrom zuzurechnen ist. So gut diese Interpretation auch mit den verfügbaren experimentellen Befunden übereinstimmen mag, sie kann nicht völlig richtig sein, denn bei der Visna-Krankheit tritt in gleicher Weise wie beim AIDS ein Zusammenbruch des anti-p24-Systems auf, der von klinischen Symptomen gefolgt wird (Gudnadottir und Kristinsdottir, 1967). Wir wissen aber aus zahlreichen Arbeiten, daß das Visna-Virus die T4-Zellen des Schafs nicht infiziert.

Es ist nicht schwer, zur Erklärung dieses Widerspruchs Hilfshypothesen zu formulieren. Recht naheliegend wäre die Annahme, daß die Hüllproteine des Visna-Virus sich an die Membranrezeptoren von Makrophagen und von T4-Zellen in gleicher Weise binden, daß aber die Signalwirkung nur so stark ist, um eine Endozytose bei Makrophagen auszulösen, während bei den etwas weniger stark angeregten T4-Zellen keine Endozytose und keine Infektion erfolgen würde. Aber auch ohne Infektion würde eine Maskierung und Inaktivierung der T4-Zellen erfolgen.

Leider scheinen zu dieser Frage keine gerichteten Versuche vorzuliegen. Gerade bei diesem entscheidenden Punkt der Krankheitsgeschichte müssen wir uns vorläufig mit einer spekulativen Deutung zufriedengeben.

6.2.4 Die Rolle der anti-*env*-Antikörper

Das hier gezeichnete Bild wäre unvollkommen, würden wir hierbei nicht auch die Rolle der anti-*env*-Antikörper berücksichtigen. Diese Antikörper entstehen zumeist zugleich mit dem anti-*core*-Antikörper oder kurze Zeit danach, in seltenen Fällen jedoch überhaupt nicht. Die allgemeine Ansicht (die auch ich ursprünglich teilte), war, daß die anti-*env*-Antikörper keinen nennenswerten Einfluß auf den Verlauf der Krankheit ausüben würden. Daß dies nicht unbedingt der Fall ist, zeigt eine Arbeit von Lefrère *et al.* (1988).

Diese Autoren beobachteten über einen Zeitraum von durchschnittlich 19 Monaten 22 Patienten, die nur anti-*core*-Antikörper bildeten, und 75 Patienten, die sowohl anti-*core*- als auch anti-*env*-Antikörper aufwiesen. Bei den 22 Patienten mit nur anti-*core*-Antikörpern erwies sich der Gesundheitszustand über den ganzen Beobachtungszeitraum als stabil. Bei den 75 Patienten mit anti-*core*- und anti-*env*-Antikörpern wurde in allen Fällen eine Verschlimmerung beobachtet, 13 von ihnen entwickelten AIDS. Auch die Laboratoriums-Parameter spiegeln diesen ungleichen Verlauf der Krankheit wider.

Tabelle VIII:
Die Entwicklung von hämatologischen Parametern bei 97 Patienten in einer Zeit von 19 Monaten (Lefrère *et al.*, 1988)

	anti-*core* allein, n = 22	anti-*core* und anti-*env*, n = 75
Zahl der T4-Zellen/μl	775 $\rightarrow$ 821	563 $\rightarrow$ 332
Blutsenkung 1^h	8 $\rightarrow$ 7 mm	10 $\rightarrow$ 18 mm
β_2-Mikroglobulin	1,2 $\rightarrow$ 1,3 mg/l	1,9 $\rightarrow$ 2,5 mg/l

Zu ähnlichen Resultaten gelangten auch Weber *et al.* (1990). Sie erfaßten 88 Haemophile kurz nach der Serokonversion und beobachteten sie über 84 Monate. Alle Patienten mit hohem anti-p24-Spiegel zeigten eine hohe Lebenserwartung (berechnet nach dem Modell von Kaplan-Meyer). Die Patienten mit einem hohen anti-gp120-Spiegel zeigten dagegen eine niedrige Lebenserwartung. Die Differenz ist statistisch hoch signifikant gesichert.

Die gleichen Verhältnisse scheinen auch bei der Maedi-Visna-Krankheit vorzuherrschen. So berichten Gudnadottir und Kristinsdottir (1967) über drei infizierte Schafe, bei denen über vier Jahre hinweg ein hoher Titer von anti-*core*-Antikörpern erhalten blieb, während keine anti-*env*-Antikörper nachweisbar waren. Keines dieser Tiere entwickelte klinische Symptome.

Es ist nicht schwer, sich den Mechanismus dieser störenden Wirkung der Antikörper anti-gp120 vorzustellen. In der Figur 30 (Seite 179) ist zu sehen, daß dieser Antikörper sich nicht nur an das Bindungsepitop des gp120 anlagert, sondern auch an den Rezeptor der B-Zelle, über den diese Zelle mit der aktivierten T4-Zelle kommuniziert und von dieser wiederum aktiviert wird. Darin besteht ja das Wesen der Helferfunktion von T4-Zellen. Die Blockierung der B-Zell-Rezeptoren durch anti-gp120 hemmt die Induktion sämtlicher Antikörper, also auch die Induktion des Antikörpers anti-p24, der die eigentlich wichtige Abwehr gegen die HIV-Proliferation darstellt.

Sind die Rezeptoren der B-Zelle durch den Antikörper anti-gp120 blokkiert, kann in ihr die Bildung neuer Antikörper nicht mehr induziert werden. Daher entstehen auch keine neuen Gedächtniszellen anti-p24. Die alten erreichen ihre Lebensgrenze, und die Antikörper anti-p24 verschwinden aus dem Blut. Die todbringende Zunahme der Virämie setzt daher frühzeitig ein, und die Lebenserwartung wird entsprechend verkürzt.

Es wäre durchaus denkbar, daß bei völliger Abwesenheit von anti-*env*-Antikörpern die Bildung neuer Gedächtniszellen sich unbegrenzt lange ausdehnt, so daß es niemals zu einem Zusammenbruch der Produktion von anti-p24-Antikörpern und zur Ausbildung schwerer pathologischer Symptome kommt. Es könnte sein, daß die 22 Patienten von Lefrère *et al.* auch ohne jede therapeutische Maßnahme unbegrenzt lange im asymptomatischen Zustand verbleiben und niemals das ARC oder das AIDS entwickeln werden.

Es wäre unter diesen Umständen verlockend, die Bildung der anti-*env*-Antikörper beim Patienten zu verhindern, natürlich nicht durch eine Blockierung des gesamten Immunsystems, sondern durch eine Immunparalyse, die bekanntlich hochspezifisch auf ein einziges Antigen beschränkt ist. Eine Theorie der Immunparalyse wurde von Segal und Segal (1974) entwickelt, aber die beiden einzigen bekannten Wege dahin (die einmalige Behandlung mit einer sehr hohen Antigendosis oder die postnatale Injektion eines Antigens) sind für die klinische Anwendung kaum gangbar. Zum Beispiel liegt bei der Immunisierung eines Kaninchens mit DNP-Rinderserumalbumin die Optimaldosis bei 0,020 mg Antigen, während die paralysierende Dosis bei 200,0 mg Antigen liegt. Entsprechende Mengen von anti-gp120 ließen sich zwar durch gentechnische Methoden gewinnen, ihre unvorhersehbaren Auswirkungen müßten jedoch erst im Tierversuch überprüft werden.

Ein anderer Weg zur Immunparalyse wäre die postnatale Injektion des Antigens. Es wäre zwar verlockend, eine Pseudoimpfung durchzuführen, die den Patienten in der Zukunft zwar nicht vor der HIV-Infektion schützen würde, wohl aber verhindern könnte, daß diese Infektion pathologische Folgen erzeugt. Auch hierfür müßten sorgfältige Tierversuche vorangehen, die angesichts der langsamen Entwicklung der Krankheit sehr viel Zeit in Anspruch nehmen würden. Außerdem müßten wir hierfür über ein geeignetes Versuchstier verfügen, was bislang nicht der Fall ist (vergleiche aber Abschnitt 10.4.2). Dennoch stelle ich schon heute diese Überlegungen zur Diskussion, weil sie neuen Raum zum Nachdenken und zum Experimentieren eröffnen.

6.3 Die Lymphadenopathie

Der Vollständigkeit halber muß ich hier auch auf die Lymphadenopathie eingehen; sie gehört zu den mit größter Regelmäßigkeit auftretenden Symptomen der »asymptomatischen« Phase der AIDS-Infektion und beruht auf einer Wucherung von T4-Zellen, was sie eindeutig als ein Symptom des T4-Syndroms charakterisiert.

Wir wissen, daß normale unstimulierte T4-Zellen wenig zur Proliferation neigen. Sie teilen sich jedoch lebhaft unter der Einwirkung chemischer Mitogene und insbesondere nach einer HIV-Infektion. Nun gibt es zwar in der freien Blutbahn nur wenig HIV-infizierte T4-Zellen, es wird sich aber auf die Dauer kaum vermeiden lassen, daß eine von ihnen ihre Mitose gerade bei der Passage einer Kapillare beginnt. Da sich die Zelle in diesem Zustand in eine starre Kugel von über 10 μm Durchmesser verwandelt und die Fähigkeit zur Formveränderung einbüßt, wird gelegentlich eine in der Mitose begriffene T4-Zelle in dem von der Kapillare gebildeten Engpaß steckenbleiben und sich dort weiter teilen. In dem engen Raum werden die Tochterzellen nicht auseinanderweichen, und wenn sie nach der Teilung wieder auf den normalen Umfang der T4-Zellen angewachsen sind, verstopfen sie die Kapillare endgültig. Durch weitere Zellteilungen wächst das Gebilde weiter an und bewirkt durch die Volumenzunahme einen mechanischen Reiz auf die umgebenden Gewebe, zu dem auch chemische Reize durch die Stoffwechselprodukte dieser hochaktiven, infizierten Zelle beitragen können. Es erfolgt eine Abkapselung durch Bindegewebe und Bildung eines diskreten Lymphknotens.

Es handelt sich hierbei um infizierte und dadurch zur Proliferation angeregte Zellen, jedoch nicht um transformierte Zellen mit unbeschränkter Vermehrungsfähigkeit. Die Zahl der möglichen Zellteilungen ist daher beschränkt. Wenn die Zellen die ihnen zustehenden etwa 30 Teilungen vollzogen haben, wobei sie ein Volumen von 1–2 ml erreichen, degenerieren sie und sterben ab, wonach nur noch ein »ausgebrannter« Lymphknoten verbleibt, der fast nur aus Bindegewebe besteht.

Die Verstopfung einer einzelnen Kapillare ist funktionell irrelevant, die Lymphadenopathie hat daher keine für den Patienten merklichen Folgen. Sie ist für den Kliniker als diagnostisches und prognostisches Symptom interessant, auf die weitere Entwicklung der Krankheit scheint sie jedoch keinen Einfluß auszuüben und wirkt sich auch auf das subjektive Wohlbefinden des Patienten nicht nennenswert aus.

Kapitel 7
Das Vollbild-AIDS

Das Vollbild-AIDS manifestiert sich als ein völliger Zusammenbruch des Immunsystems. Tumoren treten in stark erhöhter Häufigkeit auf, Infektionskrankheiten, mit denen der Organismus durch seine Immunabwehr so leicht fertig wird, daß sie sich nur in den seltensten Fällen überhaupt als Erkrankung zu erkennen geben, werden plötzlich lebensbedrohend. Eine Ausnahme bilden Krankheiten, gegen die eine Dauerimmunität entwickelt wird, also in erster Linie die sogenannten Kinderkrankheiten. In diesem Fall überleben die Gedächtniszellen bzw. ihre Tochterzellen und bedürfen auch, um mit der Antikörperbildung zu beginnen, keiner neuerlichen Induktion über Makrophagen und T4-Zellen. Daher bleibt der AIDS-Patient auch im Endstadium der Krankheit vor solchen Erkrankungen geschützt.

Im Abschnitt 6.2 wurde erwähnt, daß bereits in der asymptomatischen Phase durch die Inaktivierung der T4-Zellen die Inzidenz an banalen Infektionen (das heißt solchen Infektionen, die nicht zur Bildung einer Dauerimmunität führen) stark anwächst. Diese Tendenz erhöht sich noch im Vollbild-AIDS, da in diesem Stadium die Depletion der T4-Zellen sich weiterhin verstärkt. Die Bildung neuer spezifischer Antikörper hört praktisch völlig auf, und dadurch wird das Tor für den Einbruch verschiedenster bakterieller und viraler Erreger noch weiter geöffnet. Es trägt meines Erachtens nicht zur Klärung der Sachlage bei, wenn man Erkrankungen wie zum Beispiel die Tuberkulose als opportunistische Infektion einstuft, wenn sie im Endstadium des AIDS neu auftreten.

Auffällig ist es, daß unter den opportunistischen Infektionen die durch Eukaryonten hervorgerufenen Krankheiten dominieren. Niedere Pilze, Infusorien, Amöben oder Flagellaten — sie alle zeichnen sich dadurch aus, daß kleine Verletzungen ihrer Zellmembran schnell repariert werden und keinen tödlichen Effekt ausüben, während es bei einem Bakterium zumeist genügt, daß eine Komplementgruppe an die Membran gebunden wird und dort eine Perforation erzeugt. Um Eukaryonten mit 50 Prozent Wahrscheinlichkeit abzutöten, müssen etwa 20 Komplementgruppen gleichzeitig an die Zellmembran gebunden werden. Komplementbindende zirkulierende Antikörper stellen daher kein sehr wirksames Abwehrmittel gegen eine Eukaryonten-Infektion dar.

Unsere Abwehr gegen Eukaryonten erfolgt in erster Linie durch zelluläre Antikörper, speziell durch die Lymphokin-abhängigen Killerzellen (LAK).

Eine andere Gruppe von T8-Zellen, die natürlichen Killerzellen (NK), zerstört transformierte Zellen und verhindert die Bildung von Tumoren. Sie sind natürlich auch gegen alle körperfremden Zellen aktiv. Eine weitgehende Depletion aller T-Zellen, wie wir sie in den letzten Stadien des AIDS beobachten, muß daher zu einem verstärkten Auftreten von Eukaryonten-Infektionen und von Tumoren führen. Die Figur 32 (Seite 218) zeigt hierzu die Werte für die T4-Zellen und für die Gesamt-T-Zellzahl T4 + T8 von 46 Patienten in verschiedenen Stadien des AIDS. Es sind die gleichen Patienten, die wir schon in der Tabelle I (Hehlmann, 1988; Seite 26/27) kennengelernt haben. Um jede persönliche Interpretation auszuschließen, habe ich die Patienten nach einem objektiven Kriterium, der absoluten Zahl von T4-Zellen, geordnet.

In der Figur 32 sehen wir, daß die Zahl der T4-Zellen von der Serokonversion an progressiv abnimmt, während die Gesamtzahl der T-Zellen etwa bis zum Patienten Nr. 22 nahezu unverändert bleibt und sich weitgehend im Rahmen der Norm hält. Die Frage, ob diese Konstanz dadurch zustande kommt, daß die Verringerung der T4-Zellen durch eine etwa gleichstarke Zunahme der T8-Zellen kompensiert wird, oder ob ein großer Teil der T4-Zellen lediglich Veränderungen erleidet und als T8-Zellen mitgezählt wird, habe ich im vorigen Kapitel eingehend diskutiert. Zu unserer gegenwärtigen Problematik trägt diese Frage nichts bei. Wir können sie also an dieser Stelle vernachlässigen. Sicher ist, daß etwa vom Patienten 23 an die Gesamtzahl der T-Lymphozyten rapide etwa linear abnimmt und schließlich nahezu den Nullwert erreicht. Da hiervon alle Kategorien von T-Zellen betroffen werden, ist der gleiche beschleunigte Abfall auch im Bereich der T4-Zellen festzustellen.

Eine Abweichung stellt lediglich der Patient 41 dar, der scheinbar die erstaunlich hohe Zahl von 1 400 T-Zellen aufweist. In der Originalveröffentlichung fand sich ein Wert von sieben T4-Zellen und ein Verhältnis von T4/T8 von 0,005, woraus sich die Zahl von 1 400 T8-Zellen errechnete. Nun ist der Wert von 0,005 außerordentlich abwegig, dürfte wohl eher auf einem Versagen der Meßapparatur beruhen, und wir täten gut daran, die Werte für diesen Patienten nicht zu berücksichtigen.

Die Depletion der T4-Zellen wird gemeinhin dadurch erklärt, daß sie direkt vom HIV angegriffen und zerstört werden. Nun werden aber T8-Zellen vom HIV nicht angegriffen, und wir müssen nach einer anderen Ursache für die Depletion dieser Zellen suchen. Wie bereits erwähnt, liegt die Annahme nahe, daß diese Depletion aller T-Zellen darauf beruht, daß im Rahmen der ARC-Symptome durch die verstärkte Vermehrung infizierter

Figur 32:

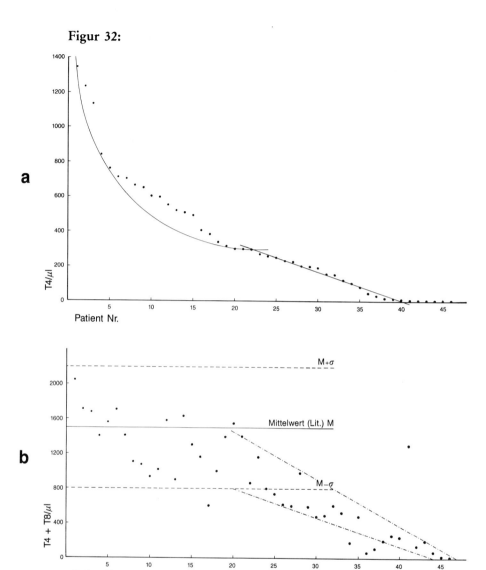

a. Zahl der T4-Zellen bei den 46 Patienten der Tabelle I, die nach ihrer T4-Zahl geordnet wurden. Der etwa exponentielle Abfall erreicht ein Plateau beim Patienten 20. Vom Patienten 22 an fällt der Wert linear bis auf Null.

b. Gesamtzahl der T-Lymphozyten, T4 und T8, bei den gleichen Patienten. Bis zum Patienten 20 hält sich die Zahl im Bereich der Norm. Vom Patienten 22 an beginnt ein linearer Abfall der Zahl aller T-Zellen bis auf den Nullwert, der auch für das Sinken der T4-Zellen im gleichen Bereich verantwortlich sein dürfte.

218

Makrophagen eine weitgehende Zerstörung des Thymus erfolgt, so daß die Bildung reifer T-Zellen zurückgedrängt und schließlich verhindert wird. Bei der Autopsie von AIDS-Toten besteht der Thymus zumeist nur noch aus einem »ausgebrannten« Stroma ohne Mark- oder Rindengewebe. Röntgentomographien während der Endstadien der Krankheit zeigen, daß die Dichte des Thymusgewebes progressiv abnimmt, was schließlich zum vollständigen Verschwinden des zytologisch aktiven Rinden- und Markgewebes führen muß. Der Einfachheit halber sprechen wir hierbei nur vom Thymus. Es ist bekannt, daß kongenital thymusfreie *Nu-Nu*-Mäuse auch keine T-Zellen zu bilden vermögen. Wird jedoch Mäusen eines anderen Stammes der Thymus sofort nach der Geburt oder auch nur einen Monat später exstirpiert, so bilden sie dennoch T-Zellen. Es muß also angenommen werden, daß neben dem Thymus lymphozytenreiches Gewebe in anderen Organen (zum Beispiel thymusabhängige Zone der Lymphknoten des Dünndarms) an der Reifung der T-Zellen beteiligt ist. Nun haben wir gesehen (Abschnitt 4.2.3.3), daß Makrophagen bei der Reifung der T4-Zellen eine aktive Rolle spielen. Thymus-äquivalentes Gewebe muß also, genau wie der Thymus selbst, stark von Makrophagen infiltriert sein. Ist ein Teil dieser Makrophagen HIV-infiziert, dann werden in diesem Gewebe die gleichen Degenerationserscheinungen auftreten wie in dem Thymus selbst.

Mit dem Zusammenbruch der Expression des Antikörpers anti-p24 beginnt eine ungehemmte Proliferation des HIV, also auch ein starker Anstieg der Zahl infizierter Makrophagen. Daraus resultieren die Störungen in verschiedenen Organsystemen, die wir global als ARC zu bezeichnen pflegen. Zu diesen Störungen gehört auch die Infektion und progressive Degeneration des Thymus. Diese selbst gehört also zu den ARC-Symptomen, führt aber bei weiterem Fortschreiten zu einem Ausfall der T-Lymphozyten in der Immunabwehr und so zu einem Zusammenbruch des Immunsystems, der sich als Vollbild-AIDS manifestiert. Etiologisch gesehen gehört das Vollbild-AIDS also eindeutig zum Makrophagensyndrom.

In der Tabelle I (Seite 26/27) können wir das sukzessive Auftreten der verschiedenen Symptome verfolgen. Als erstes tritt etwa bei den Patienten 13 bis 16 die Lymphadenopathie auf, ein Symptom, das, wie wir gesehen haben, wahrscheinlich allein auf der Infektion von T4-Zellen beruht. Es tritt etwa dann auf, wenn die Zahl der erkennbaren T4-Zellen auf 500 abgesunken ist, und lange bevor die allgemeine Depletion der T-Zellen einsetzt.

Bei den Patienten 1 bis 21 oder 22 hält sich die Gesamtzahl der T-Zellen etwa im Rahmen der Norm, da ja die untere Normgrenze trotz aller individuellen Schwankungen etwa mit 800 T-Zellen/μl angegeben wird. Das später erkennbare Absinken der Zahl der T-Zellen zeugt von einer ersten Schädigung des Thymus. Zugleich werden natürlich auch andere Organsysteme angegriffen; so manifestieren sich im gleichen Bereich die ersten Fälle von Thrombozytopenie und Leukozytopenie, die von einer Schädigung des Knochenmarks durch infizierte Makrophagen zeugen. Wie alle Symptome des ARC unterliegt auch die Schädigung des roten Knochenmarks starken individuellen Schwankungen, was im weiteren Verlauf der Krankheit unregelmäßig, aber mit steigender Häufigkeit zu beobachten ist.

Kurz danach, etwa vom Patienten 25 an, vermerkt der Autor das Auftreten anderer Symptome des ARC, zunächst unregelmäßig gestreut, dann aber mit steigender Häufigkeit, was der Vorstellung entspricht, daß der ARC sich auch im spätesten Stadium der Krankheit unabhängig von den opportunistischen Infektionen immer weiter verstärkt.

Als Symptom der beginnenden Depletion von T8-Killerzellen manifestieren sich etwa ab Patient 20 oder 21 die ersten Fälle der partiellen oder kompletten kutanen Anergie, die etwa vom Patienten 25 an, das heißt zugleich mit dem gehäuften Auftreten der ARC-Symptome, zur Regel wird.

Die ersten Symptome des Vollbild-AIDS treten in Form einer Candidiasis erst dann auf, wenn die Gesamtzahl der T-Zellen auf etwa die Hälfte abgesunken ist. Der erste Fall wird beim Patienten 29 verzeichnet und wird vom Patienten 32 an in sämtlichen Fällen notiert.

Wenn die Gesamtzahl der T-Zellen unter 300 sinkt, was ab Patienten 36 der Fall ist, treten auch die sonstigen für das AIDS charakteristischen opportunistischen Infektionen und Tumoren auf; sieben Fälle von Pneumocystis-Pneumonie, vier Fälle von Kaposi-Sarkom und ein Fall von Nicht-Hodgkin-Lymphom. Daß einer der KS-Fälle mit einer Tuberkulose assoziiert ist, halte ich für wenig relevant, da die Tuberkulose auch ohne eine HIV-Infektion physiologisch geschwächte Personen befällt. Außer der Reihe springt wieder einmal der Patient 41, von dem ich bereits gesagt habe, daß das für ihn angegebene T4/T8-Verhältnis von 0,005 völlig ungewöhnlich ist und daß ich in diesem Falle an einen Meßfehler glaube. Mit dieser einen Ausnahme reihen sich die sonstigen Einzelbefunde gut in unser generelles Schema des Krankheitsablaufes ein.

Als interessant ist noch zu vermerken, daß vom Patienten 37 an das sonst mit größter Regelmäßigkeit verzeichnete Symptom der Lymphadenopathie wieder verschwindet. Im Abschnitt 6.3 habe ich bereits die Meinung geäußert, daß die neuen Lymphknoten auf der Proliferation HIV-infizierter T4-Zellen beruhen, die die Zahl der biologisch möglichen Zellteilungen durchmachen, dabei ein Volumen von 1—2 ml erreichen und dann wieder absterben, wonach der Lymphknoten nicht mehr ertastbar ist. Zwischenzeitlich wird er natürlich durch immer neue infizierte T4-Zellen, die sich zu neuen Lymphknoten auswachsen, ersetzt. Wenn aber nur noch wenige T4-Zellen aus dem Thymus kommen und diese möglicherweise auch noch unvollkommen ausgereift und daher nicht mehr infektionsfähig sind, dann hört die Bildung neuer Lymphknoten auf, die alten »brennen aus«, und das Symptom der Lymphadenopathie verschwindet wieder. Dies findet etwa zum gleichen Zeitpunkt statt, an dem die opportunistischen Infektionen auftreten, das heißt zu einem Zeitpunkt, an dem die Degeneration des Thymus bereits weitgehend fortgeschritten sein muß.

In diesem Stadium der Krankheit, in dem die Zahl der T4-Zellen unter $200/\mu$l absinkt, wird das Auftreten opportunistischer Infektionen weitgehend unabhängig von der Zahl der Helfer-Zellen und auch von der noch verbleibenden Proliferation des HIV. So finden Orholm *et al.* (1989) keinerlei Korrelation zwischen dem Auftreten der Pneumocystis-Pneumonie und der T4-Zellen-Zahl. Ebensowenig finden sie eine Korrelation zwischen dem Titer des Antigens p24, der die Proliferation des HIV ausdrückt, und der Zahl der opportunistischen Infektionen. Hat die Degeneration des Thymus einen bestimmten Grad erreicht, dann genügt die Zahl der noch verfügbaren reifen T-Zellen nicht mehr, um das Auftreten opportunistischer Infektionen zu verhindern. Das Vollbild-AIDS entwickelt sich nunmehr unabhängig von der weiteren Proliferation des HIV.

Das bedeutet jedoch keinesfalls, daß der weitere Verlauf der Krankheit völlig unabhängig von der HIV-Vermehrung wird. Nach wie vor erfolgt eine Infiltration infizierter Makrophagen in die verschiedenen Gewebe, und die Symptome des ARC entwickeln sich weiter, zumeist in verstärktem Maße. Das manifestiert sich in unserer Tabelle I dadurch, daß vom Patienten 36 an in sämtlichen Fällen ARC-Symptome verzeichnet werden, während sie im vorangehenden Stadium nur gelegentlich vermerkt wurden. Das erklärt auch, warum bei Anwendung von Virostatika diese ARC-Symptome zumeist abgeschwächt werden: Das Körpergewicht nimmt wieder zu, die zentralnervösen Erscheinungen gehen zurück, und das subjektive Wohlbefinden bessert sich. Das ändert jedoch nichts daran, daß die Entwicklung der opportunistischen Infektionen weiter voranschreitet, da sie ja von der weiteren Aktivität des Virus unabhängig ist. Der fatale Ausgang der Krankheit ist daher durch die Anwendung von Virostatika in diesem Stadium nicht mehr aufzuhalten.

Bei allen in der Tabelle I erfaßten Fällen handelt es sich um erwachsene Patienten. Bei juvenilen Patienten, bei denen die Involution des Thymus noch nicht abgeschlossen ist (und auch beim Schaf, das zumeist kurz vor dem Erreichen des maximalen Körpergewichts, also vor dem Abschluß der Thymus-Involution, geschlachtet wird), ist die Depletion der T-Lymphozyten verzögert. Die für den Erwachsenen typischen opportunistischen Infektionen treten nur selten auf. Genauso wie bei der Maedi-Krankheit des Schafs ist eine nicht-infektiöse Pneumonitis die häufigste Todesursache. Avila-Figueros *et al.* (1989) finden zum Beispiel unter 30 HIV-positiven Kindern 14 mit »pneumonia«, aber nur eines mit einer Pneumocystis-Pneumonie.

Rubinstein (1989) betont, daß bei pädiatrischem AIDS schwere Enzephalopathien sehr viel häufiger sind als beim adulten. Dies erinnert an die Verhältnisse bei der Visna-Krankheit des Schafs. (Dieser Aspekt der terminalen Phase des AIDS ist im Abschnitt 1.8 ausführlich behandelt worden.)

7.1 Der Ausfall der T-Helfer- und T-Suppressor-Funktion

Die hier beschriebene globale Depletion der T-Zellen spiegelt sich auch im Verhalten der einzelnen Zelltypen wider. Die Zerstörung oder Inaktivierung der T4-Helfer-Zellen beginnt schon frühzeitig, spätestens mit der Serokonversion. Schon während der symptomlosen Phase läßt die Helferaktivität stark nach, was sich in einer Vermehrung von banalen Infektionskrankheiten äußert. Dafür spricht auch die Unfähigkeit des Patienten, in diesem relativ frühen Stadium gegen neue Antigene durch die Bildung spezifischer Antikörper zu reagieren. Es scheint auch, daß der Zusammenbruch der Bildung des Antikörpers anti-p24 mit diesem Verlust der Helferaktivität zusammenhängt. Wenn die allgemeine Depletion der T-Zellen einsetzt, ist die Zahl der Helfer-Zellen zumeist unter $300/\mu$l, das heißt auf ein Viertel des Normalwertes abgesunken. Dabei bleibt es noch zweifelhaft, ob die verbliebenen T4-Zellen ihre Aktivität noch beibehalten, denn es ist anzunehmen, daß ein Teil ihrer CD4-Rezeptoren, auf denen ja die Helfertätigkeit beruht, durch die freien Moleküle des Virusproteins gp120 blockiert sind. Dafür spricht ein Befund von Achour *et al.* (1986), wonach Flourescein-markierte Viren nur von etwa 10 Prozent der T4-Zellen aus dem Blut von AIDS-Patienten gebunden werden. Eine vielleicht noch verbleibende Restaktivität der Helferfunktion dürfte wohl praktisch nicht von Bedeutung sein.

Interessant ist auch eine Arbeit von Gurley *et al.* (1989), die CD4$^+$-Lymphozyten von gesunden Spendern, von symptomlosen Patienten und von

222

ARC-Patienten auf ihre Reaktionen gegen Lektin, Phorbol-12-myristat-13-azetat (PMA), Calciumionophor, Tetanustoxoid und anderes mehr testeten. Alle diese Reizstoffe wirken nicht über die CD4-Rezeptoren, und die CD4$^+$-Lymphozyten der Symptomlosen werden von ihnen genauso stark zur Proliferation angeregt wie die der Gesunden. Die Zellen sind also gesund, auch wenn ihre CD4-Rezeptoren blockiert sind. Bei ARC-Patienten wirken dagegen alle diese Mitogene schwach oder gar nicht, und das unabhängig von der Zahl der noch erkennbaren CD4$^+$-Zellen. Unabhängig vom Zustand ihrer CD4-Rezeptoren erweisen sich alle T4-Zellen eines Patienten etwa gleich stark geschädigt. Da in diesem Stadium der Krankheit die Depletion des Thymus bereits weit vorgeschritten ist, darf man die geschwächte Mitosereaktion darauf zurückführen, daß die T-Zellen den Thymus unvollkommen ausgereift verlassen.

Die Suppressor-Zellen gehören jedoch zum Phaenotyp T8, werden also vom HIV nicht angegriffen und binden auch nicht das Hüllprotein gp120. Ihre Aktivität geht erst zurück, wenn die Gesamtzahl der T4-Zellen absinkt. Der Ausfall der Suppressor-Zellen wirkt sich dahingehend aus, daß die B-Zellen beginnen, verstärkt Immunoglobuline zu bilden. Dabei handelt es sich nicht um spezifisch gegen Antigene des HIV gerichtete Antikörper, sondern um polyklonale, unspezifische Gammaglobuline, die natürlich auf den Krankheitsverlauf keinen Einfluß ausüben können.

Ich sprach schon davon, daß höchstwahrscheinlich ein großer Teil der Rezeptoren in der Membran von B-Zellen durch die Antikörper anti-gp120 blockiert wird. Wenn der Patient den Antikörper anti-gp120 exprimiert (was zumeist ja der Fall ist), wird also die Aktivierung der B-Zellen durch die T4-Zellen beeinträchtigt. Dies beeinträchtigt natürlich nicht die Wirkung der Suppressor-Zellen, deren Wirkstoffe ja über andere Rezeptorensysteme die Antikörperexpression hemmen. Die Suppressorwirkung bleibt daher während der ganzen symptomlosen Phase erhalten und verliert sich erst im späten ARC, wenn der Thymus bereits geschädigt ist und unvollkommen ausgereifte T-Zellen ausscheidet.

Ein AIDS-kranker Organismus befindet sich ständig in einem Zustand systemischer Entzündung, die höchstwahrscheinlich noch durch den von infizierten Makrophagen ausgeschiedenen Tumor-Nekrose-Faktor verstärkt wird. Eine B-Gedächtniszelle wird dadurch in eine erhöhte Bereitschaft versetzt, ihren spezifischen Antikörper zu bilden. Wenn außerdem noch die Hemmung durch die Suppressor-Zelle fortfällt, setzt die Antikörperbildung ein. Da jeder Mensch schon vor der Infektion mit dem HIV eine Reihe von Dauerimmunitäten entwickelt hat, verfügt er über verschiedenartige

B-Gedächtniszellen, die eine Vielfalt von Antikörpern ausstoßen, von denen keiner etwas mit einem HIV-Antigen zu tun hat. Dem AIDS-Forscher erscheinen sie als unspezifisch und polyklonal.

Es ist aber auch durchaus denkbar, daß frische B-Lymphozyten, also nicht Gedächtniszellen, durch die im Endstadium des ARC und im AIDS stark anwachsende systemische Entzündung und die hohe Konzentration des TNF-α im Blut eine unspezifische Anregung erfahren, die nur durch die Suppressor-Zellen in Schach gehalten wird. Fällt die Suppressorwirkung infolge fortgeschrittener Thymusdepletion aus, dann exprimieren die so enthemmten B-Zellen tatsächlich unspezifische Antikörper.

Zu Gunsten dieser Annahme spricht der Umstand, daß im Endstadium der Krankheit erneut unter den Antikörpern IgM-Makroglobuline auftauchen (Tabelle I, Seite 26/27), die erstmalig bei der Primärinfektion auftreten und dann von der Bildfläche verschwinden. Von ihnen wissen wir mit Sicherheit, daß für sie keine Gedächtniszellen gebildet werden. Beim IgM des Spätstadiums dürfte es sich tatsächlich um unspezifische Antikörper handeln. Es ist zu vermuten, daß beide hier diskutierten Mechanismen an der Expression der zusätzlichen Antikörper im Endstadium des AIDS beteiligt sind.

Sample *et al.* (1990) berichten, daß die auf dem IgE beruhenden Allergien häufig als Begleiterscheinungen von opportunistischen Infektionen auftreten. Dabei werden etwa achtmal höhere Konzentrationen von IgE als bei Kontrollpersonen gemessen. Es ist verständlich, daß unter Bedingungen einer systemischen Entzündung und in Abwesenheit von Suppressor-Zellen die IgE-exprimierenden B-Lymphozyten auch ohne ein spezifisches Allergen aktiv werden. Alle verfügbaren Befunde sprechen dafür, daß beim Vollbild-AIDS auch die T8-Suppressor-Zellen verschwinden, was bei einer Zerstörung des Thymus nicht anders sein kann.

7.2 Der Ausfall der T-Killerzellen

Wir wissen, daß die Lymphokin-abhängigen Killerzellen durch das von T4-Zellen exprimierte IL-2 zur Proliferation gebracht und aktiviert werden. Da die Helferfunktion der T4-Zellen bereits frühzeitig weitgehend erlischt, erscheint es zweifelhaft, daß die LAK in den späteren Stadien der Krankheit noch eine nennenswerte Rolle spielen. Die ADCC *(antibody dependent cellular cytotoxicity)* ist bei der Virusinfektion ihre wichtigste Funktion. Das ist die Fähigkeit, an ihre Membran virusspezifische Antikörper zu binden und auf diese Weise Virus-exprimierende Zellen zu lysieren. Diese Fähigkeit geht beim AIDS frühzeitig verloren, und dafür wäre der baldige Abbau oder die Inaktivierung der Helferfunktion eine ausreichende Erklärung. Die später einsetzende Depletion der LAK im Rahmen der allgemeinen Depletion von T-Zellen dürfte also auf den Krankheitsverlauf keinen Einfluß mehr haben.

Nur in scheinbarem Widerspruch dazu steht der Befund, daß die kutane Anergie (CA) sichtlich mit der allgemeinen Depletion von T4-Zellen einhergeht. Sie entspricht einem Verlust der »verzögerten Haut-Hypersensibilität«, die diesen Namen trägt, weil die charakteristische Reaktion erst nach etwa 48 Stunden einsetzt. Der Prozeß der Aktivierung eines LAK, einschließlich der für die ADCC erforderliche Bildung eines spezifischen Antikörpers, erfordert jedoch mehrere Tage; diese langsame Aktivierung ist selbst für die verzögerte Hautreaktion zu langsam.

Viel wahrscheinlicher ist es, daß die Hautanergie auf einen Ausfall der natürlichen Killerzellen (NK) zurückzuführen ist. Diese Zellen reagieren, wie wir gesehen haben, nicht ausschließlich auf Tumorzellen, sondern auf jede Art körperfremder Antigene. Sie zirkulieren ständig im Blut in aktiver Form, und es dauert bestimmt nicht lange, bis die ersten mit dem fremden Antigen angereicherten Zellen von ihnen zerstört werden. Die Produkte der Lysis stellen einen ausreichenden chemotaktischen Reiz dar, um in kurzer Zeit weitere NK anzuziehen, und wenige Stunden später ist dann eine lokale Entzündung entstanden, die als positive Reaktion gewertet wird. Die Kontrolle des Hauttestes erfolgt üblicherweise 48 Stunden nach der Anbringung des Antigens, und im Falle von NK-Zellen dürfte dieser Zeitraum für die hier beschriebene Folge der Ereignisse ausreichend sein.

Die biologisch wichtigste Funktion der NK-Zellen ist natürlich ihre Fähigkeit, isolierte transformierte Zellen zu zerstören, um so die Bildung kompakter Tumoren zu verhindern. Bei der Beurteilung dieser Funktion müssen wir nicht nur die absolute Zahl der NK-Zellen berücksichtigen, die naturgemäß im Endstadium der Krankheit abnimmt, sondern auch ihre zytolytische Aktivität, die starken Schwankungen unterworfen ist.

Voth *et al.* (1988) bestimmten die Killeraktivität von unstimulierten NK-Zellen aus dem peripheren Blut von Patienten in verschiedenen Stadien des AIDS. Ausgewertet wurde nach der neuen Klassifikation des CDC. Wurde die Aktivität von NK-Zellen aus gesunden Personen mit 1 angesetzt, so betrug sie bei Patienten der Klasse CDC II bereits 2,6; bei Patienten der Klasse CDC III stieg sie auf 5,2 und sank bei Patienten der Klasse CDC IV fast auf 0 herab. Ich gehe wahrscheinlich nicht fehl in der Annahme, daß die gesteigerte Aktivität in den Klassen CDC II und CDC III auf einer sich verstärkenden systemischen Entzündung und somit auf einem gestiegenen Erregungsniveau der Killerzellen beruht. Im Falle der Klasse CDC IV kann es sich entweder um eine übermäßige Erregung handeln, die ja bekanntlich alle normalen Funktionen zunichtemacht, oder auch um eine unvollständige Reifung in dem bereits schwer geschädigten Thymus.

Die Entscheidung erleichtert uns eine Arbeit von Agostini *et al.* (1989). Aus Patienten mit *Pneumocystis*-Pneumonie gewinnen die Autoren NK-Zellen durch Bronchialspülung. Diese Zellen sind in der kranken Lunge zwar in großer Zahl vorhanden, wahrscheinlich weil sie dort chemotaktisch angereichert werden, sie sind aber nicht in der Lage, NK-empfindliche Zellen zu lysieren. Die aus den Lungen AIDS-kranker Patienten gewonnenen NK-Zellen binden sich zwar an die Zielzellen (in diesem Falle K-562-Zellen) genauso gut wie die Kontrollzellen aus gesunden Personen, ihre Killeraktivität ist jedoch weitgehend geschwächt. Sie kann aber durch IL-2 wieder hergestellt werden.

Das IL-2 ist aber ein erregungssteigernder Faktor. Wäre der Verlust der Killeraktivität bei Patienten der Klasse CDC IV im Versuch von Voth *et al.* auf eine übersteigerte Erregung zurückzuführen, dann wäre dieser Schaden durch eine zusätzliche Erregung durch IL-2 nicht auszugleichen. Es ist daher anzunehmen, daß dieser Verlust der Aktivität auf eine unvollständige Reifung der natürlichen Killerzellen im stark degenerierten Thymus zurückzuführen ist.

Bekanntlich bezeichnet die Klasse CDC IV das Stadium der Krankheit, in dem Tumoren und opportunistische Infektionen auftreten. Eine in diesem Stadium stark fortgeschrittene Verringerung der Zahl der NK-Zellen, zu der auch ihre Schwächung durch unvollständige Reifung im Thymus hinzukommt, kann sehr wohl die beim Vollbild-AIDS beobachtete Häufung der Tumoren im Vergleich zur Normalbevölkerung erklären.

7.2.1 AIDS-bedingte Neoplasmen

Alle uns bekannten Tumoren resultieren aus der Proliferation einer einzigen Zelle, die derart »transformiert« wurde, daß der Gesamtorganismus die Kontrolle über ihre Zellteilung verlor, und daß sie zugleich die Fähigkeit zu einer unbeschränkten Zahl von aufeinanderfolgenden Teilungen erlangte, was das unbegrenzte Wachstum der Neoplasmen erklärt. Es muß sich um ein außerordentlich unwahrscheinliches Ereignis handeln, denn alle daraufhin untersuchten Tumoren sind streng monoklonal, das heißt, sie resultieren alle aus der Proliferation einer einzigen Zelle.

Über den Mechanismus einer solchen Transformation vermittelt uns die kürzlich mit dem Nobelpreis ausgezeichnete Arbeit von Bishop und Varmus (Zusammenfassung bei Newmark, 1989) wichtige Einblicke. Es war bereits bekannt, daß die onkogene Transformation von Zellen auf das Auftreten eines neuen krebserzeugenden Gens, eines Onkogens, zurückzuführen ist. Bishop und Varmus konnten zeigen, daß ein solches Onkogen durch die Mutation eines Proto-Onkogens entsteht, und daß dieses Proto-Onkogen zur normalen funktionellen genetischen Ausrüstung einer jeden Zelle gehört. Sie heben hervor, daß diese Proto-Onkogene in normalen Zellen eine funktionelle Rolle spielen, und daß ihre Produkte an der Signalübermittlung innerhalb der Zelle, an ihrem Wachstum und ihrer Differenzierung wesentlich beteiligt sind. Durch eine Mutation an einem solchen Gen werden diese Regelfunktionen gestört, und daraus resultiert eine Dysregulation, die ein vom Gesamtorganismus nicht mehr kontrolliertes Wuchern der Zelle ermöglicht. Über den Mechanismus einer solchen Dysregulation entwickelte Segal schon 1978 ein Modell, das jedoch damals noch nicht experimentell gestützt werden konnte.

Onkogene entstehen demnach spontan durch eine Zellmutation von Proto-Onkogenen, eine Zellmutation, die mit geringer Häufigkeit eine jede Mitose begleitet. Transformierte Zellen sind also unvermeidliche Begleiter einer jeden Zellproliferation und treten um so häufiger auf, je stärker die Gewebszellen proliferieren. Sehr häufig sind sie im Endothel oder im haematopoetischen System; im ZNS treten sie nur bei Glia-Zellen auf, nicht aber in Neuronen, die ja die Fähigkeit zur Zellteilung eingebüßt haben.

Die Häufigkeit von Zellmutationen bei der Mitose, also auch die des Auftretens von transformierten Zellen, kann durch chemische Kanzerogene oder durch ionisierende Strahlung erhöht werden, was am Prinzip der spontanen Tumorentstehung nichts ändert. Außerdem können fertige Onkogene durch krebserzeugende Viren in die Zelle hineingebracht werden. Alle diese Wege führen zu der gleichen Transformation einer Zelle. Bestätigt wurde dies durch Andrianow et al. (1971). Sie wiesen nach, daß die verschiedenen Tumoren zwar streng gewebsspezifisch sind, daß aber die in ein und demselben Gewebe durch Virusinfektion, durch Strahlen und durch Kanzerogene erzeugten transformierten Zellen sich in keiner Weise von den spontan im gleichen Gewebe entstandenen unterscheiden.

An sich ist die spontane Entstehung einer transformierten Zelle ein recht unwahrscheinliches Ereignis. Angesichts der großen Zahl von Zellen, aus denen sich unser Organismus zusammensetzt, und der ständig darin ablaufenden Mitosen würde ein solcher Unfall dennoch immer wieder auftreten und zur Bildung von Neoplasmen führen. Daß dies nicht der Fall ist, verdanken wir dem Immunsystem, das die transformierten Zellen als körperfremd interpretiert und sie mit großer Wahrscheinlichkeit vernichtet. Dieser Gedanke wurde erstmalig 1970 von Burnet geäußert. Er ist inzwischen durch die Entdeckung der tumorspezifischen natürlichen Killerzellen und durch die zahlreichen Beobachtungen über Häufung von Tumoren bei Patienten mit immunsuppressiver Therapie vollauf bestätigt worden. Ähnliche Befunde liegen für kongenitale Immundefizienz vor. Das gleiche muß auch für die durch HIV-Infektion erworbene Immundefizienz gelten, bei der der Zeitpunkt des Auftretens von Tumoren genau mit der Depletion der Killerzellen infolge der Zerstörung des Thymus übereinstimmt.

Es muß betont werden: Die HIV-Infektion erzeugt keine Tumoren; sie verhindert lediglich, daß entstehende Tumoren rechtzeitig wieder zerstört werden.

Speziell im Falle des Kaposi-Sarkoms ist nach einem spezifischen Erreger intensiv gesucht worden. Zunächst ist festzustellen, daß das HIV selbst kein onkogenes Virus ist. In Kulturen HIV-infizierter Zellen treten transformierte Zellen nicht häufiger auf als in nichtinfizierten Kulturen. Alle diesbezüglichen Versuche verliefen bisher negativ. Verdächtigt wurde zunächst das Epstein-Barr-Virus, das in manchen Regionen Afrikas das Burkitt-Lymphom erzeugt. Elemente des EBV-Genoms wurden jedoch in keinem Falle eines afrikanischen KS nachgewiesen (Stüngen *et al.*, 1984).

Auch das Zytomegalovirus (CMV) ist mehrfach als Erreger oder als Cofaktor des KS bezeichnet worden. Mittels der sehr empfindlichen Restriktionskartierung wiesen Alexander *et al.* (1986) nach, daß im Genom von KS-Zellen keinerlei Fragmente des CMV vorliegen. Civantos *et al.* (1984) stellten ferner fest, daß auch dort, wo das CMV im Gewebe vorhanden war, die KS-Zellen keinerlei CMV-Proteine exprimierten. Viele Autoren, darunter auch Gallo (Stockholmer Konferenz, 1988) teilen daher unsere Meinung, daß es beim KS genauso wie bei den anderen AIDS-abhängigen Tumoren keinerlei spezifischen Erreger gibt. Es bleibt also nur die andere Alternative: Transformierte Zellen entstehen im AIDS-Patienten genauso häufig wie im Gesunden spontan, sie können sich jedoch infolge der Depletion natürlicher Killerzellen sehr viel häufiger zu einem Tumor entwickeln. Das schließt nicht aus, daß zusätzliche Faktoren, ähnlich wie chemische Kanzerogene oder ionisierende Strahlen, die Häufigkeit einer derartigen Erscheinung erhöhen können. Mit diesem Problem werden wir uns in den folgenden Abschnitten im Zusammenhang mit dem AIDS bei

Homosexuellen und mit der Bildung des B-Lymphoms näher auseinandersetzen.

Die Wirkung eines solchen Cofaktors glauben Roth et al. (1987) darin zu erkennen, daß DNA-Extrakte aus KS-Zellen in nichttransformierten Endothel-Zellen Transformationen gehäuft hervorrufen. Dies kann jedoch gar nicht anders sein, denn jede KS-Zelle, also jede Tumorzelle, enthält ja mindestens ein Onkogen, das in anderen Zellen eine onkogene Transformation hervorrufen kann. Es handelt sich also nicht um einen Cofaktor, sondern um den ursprünglichen transformierenden Faktor, was wir nicht miteinander verwechseln dürfen.

Nach den bisherigen Ausführungen erscheint es selbstverständlich, daß eine Schwächung der Immunabwehr die Häufigkeit des Auftretens spontaner Tumoren erhöhen muß. Schon 1971, lange vor dem Auftreten des AIDS, untersuchten Getti und Good die Häufigkeit von Tumoren bei Immundefekten; die von ihnen angegebene Steigerung um den Faktor 10 000 wurde allerdings von späteren Autoren nicht bestätigt. Bei Patienten, die in Vorbereitung einer Organtransplantation immunsuppressiv behandelt wurden, fanden Penn und Sterzel (1972) eine Häufung von Tumoren um den Faktor 100 im Vergleich zu altersgleichen Kontrollpersonen. Für AIDS-Patienten geben die meisten Autoren eine Erhöhung der Häufigkeit etwa um den Faktor 200 bis 1 000 an, was durchaus im Bereich des Wahrscheinlichen liegt. Die Schwächung der Immunabwehr stellt also eine ausreichende Erklärung dieser Häufung von Neoplasmen dar.

Die relative Häufigkeit der verschiedenen Tumortypen scheint nicht wesentlich von der bei Nicht-AIDS-Patienten abzuweichen. Eine Ausnahme bildet die relativ große Häufigkeit des KS bei Homosexuellen (Beral, 1990) und des Nicht-Hodgkin-Lymphoms, dessen Häufigkeit gegenüber dem Hodgkin-Lymphom etwa um den Faktor 100 anwächst (Joachim, 1988). Mit diesen beiden Problemen werde ich mich weiter unten auseinandersetzen.

Ausnahmslos alle Autoren betonen, daß der Krankheitsverlauf bei durch Immunsuppression bewirkten Tumoren weit schwerer ist als ohne Immunsuppression, unabhängig davon, ob diese Suppression durch eine HIV-Infektion oder durch immunsuppressive Therapeutika bewirkt wird. Gut bekannt ist die wenig invasive und metastasenarme *typische* Form des KS ohne HIV-Infektion und die aggressive *atypische* Form mit starker Metastasenbildung, die bei AIDS und immunsuppressiver Therapie beobachtet wird. Ähnlich verhält es sich bei den B-Lymphomen. Ames et al. (1988) stellten an 27 AIDS-Patienten eine mittlere Überlebensdauer von 7,5 Monaten nach dem ersten Auftreten des Lymphoms fest. Ein Studium der Literatur ergab aber, daß vor dem Auftreten des AIDS die mittlere Überlebensdauer mehr als zehn Jahre betrug.

Die Bildung von Metastasen beruht auf einzelnen Zellen, die sich von der Tumormasse ablösen und in die Blut- oder Lymphbahn abwandern. Solche Einzelzellen werden von NK-Zellen besonders leicht erkannt, angegriffen und zerstört. Bei intaktem Immunapparat wird daher die Metastasenbildung wirksam eingeschränkt. Bei einer starken Depletion der NK-Zellen besteht jedoch die große Gefahr, daß solche Einzelzellen durch sukzessive Teilungen einen Zellhaufen bilden, der vom Immunapparat nicht mehr zerstört werden kann. Der Umschlag in die aggressive Form resultiert also weder aus einer Veränderung des Virus noch aus einer Veränderung des Tumorgewebes unter dem Einfluß des Virus, sondern lediglich aus einer Schwächung der zellulären Immunität.

7.2.2 Das Kaposi-Sarkom

Das KS resultiert aus der Transformation von Zellen des Endothels. Dieses riesige Organ, das unsere sämtlichen Blutgefäße auskleidet, unterliegt ständig einem mechanischen Streß, was zweifelsohne einen häufigen Austausch seiner Zellen erfordert. Die dafür benötigten zahlreichen Mitosen schaffen sicherlich günstige Voraussetzungen für die spontane Transformation von Zellen, die jedoch im Normalfall durch den Immunapparat beseitigt werden. Versagt dieser Schutz, dann kommt es zur Bildung eines stark metastasenbildenden Sarkoms.

Das KS bedürfte also keiner besonderen Diskussion, hätten sich nicht in der letzten Zeit Informationen darüber gehäuft, daß die zahlenmäßige Verteilung dieses Tumors von den anderen AIDS-abhängigen Tumoren weitgehend abweicht. Dieses veranlaßte Beral *et al.* (1990), eine eingehende Analyse aller bis zum 31. März 1989 dem CDC gemeldeten 90 990 AIDS-Fälle durchzuführen. Es ist das neueste und vollständigste derzeit verfügbare Material, und auf ihm will ich meine Überlegungen aufbauen.

Zunächst wird festgestellt, daß unter den AIDS-Patienten das KS 20 000mal häufiger vorkommt als in der Normalbevölkerung der USA und 300mal häufiger als in anderen immunsupprimierten Gruppen. Im Durchschnitt entwickelten 15 Prozent der AIDS-Kranken ein KS, doch ist die Verteilung unter verschiedenen Risikogruppen sehr ungleich. Bei homo- und bisexuellen Männern betrug der Anteil an KS 21 Prozent, bei heterosexuellen Männern etwa 5 Prozent. Bei Frauen war der Anteil signifikant geringer als bei Männern der gleichen Risikogruppe, und auch bei intravenös Drogenabhängigen erwies er sich als niedriger. Besonders auffällig ist der Umstand, daß heterosexuelle Frauen, die sich bei bisexuellen Männern infizierten, eine etwa 4mal so hohen Anteil an KS entwickelten als Frauen, deren Infektion vom Kontakt mit heterosexuellen Männern herrührte.

Eine detaillierte Darstellung dieser Befunde vermittelt uns die Figur 33. Bei homo- und bisexuellen Männern ist der Anteil am KS mit etwa 21 Prozent 4mal so hoch wie bei heterosexuellen Männern (1 vs. 2 + 3). In allen Gruppen (2, 3, 4, 5) ist die Inzidenz von KS bei Frauen eindeutig niedriger als bei Männern. Bei intravenös drogenabhängigen Männern (1 + 4 vs. 3 + 2) ist die Inzidenz des KS gegenüber Homosexuellen deutlich gesenkt, jedoch nicht so eindeutig wie bei Frauen. Auch bei Empfängern von Blutkonserven ist unter Männern die KS-Inzidenz deutlich kleiner als bei heterosexuellen Frauen.

Als Ausgangspunkt der Interpretation drängt sich die Vermutung auf, daß Homosexuelle sich von Heterosexuellen durch ein verändertes humorales

Figur 33:

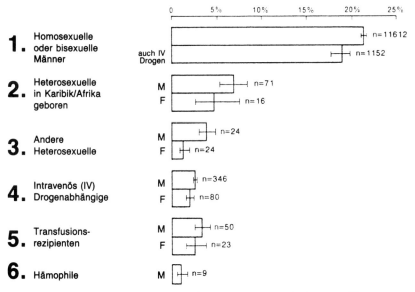

Prozentsatz der AIDS-Patienten mit Kaposi-Sarkom, geordnet nach dem HIV-Übertragungsmechanismus und dem Geschlecht.
Das Vertrauensintervall von 95 Prozent und die Zahl der KS-Fälle (n) sind eingezeichnet. (Beral *et al.*, 1990)

Gleichgewicht unterscheiden. Wenn zwei antagonistisch wirkende Faktorengruppen A und B im Blut vorliegen, so genügt es anzunehmen, daß A bei Homo- und Bisexuellen in starkem Überschuß vorliegt, bei heterosexuellen Männern in einem geringeren Überschuß, und daß bei heterosexuellen Frauen dieser Überschuß nur sehr gering ist oder daß B dominiert. Die kanzerogene Wirkung männlicher Hormone ist hinreichend belegt, und das würde erklären, warum bei homosexuellen Männern die Zahl der spontanen Transformationen von Endothelzellen stark ansteigt, bei heterosexuellen Männern in geringerem Maße und noch weniger bei heterosexuellen Frauen.

Bei den intravenös Drogenabhängigen könnte man vermuten, daß das Heroin antagonistisch zum Faktor A wirkt. Die bekannten Auswirkungen des Heroins auf das sexuelle Verhalten lassen diese Deutung nicht als abwegig erscheinen.

Die hier vorgeschlagene Deutung hat ihre Schwächen. Sie zeigen sich zum Beispiel darin, daß die KS-Inzidenz bei Haemophilen mit 1 Prozent wesentlich niedriger ist als mit 4 Prozent bei männlichen Empfängern von sonstigen Blutkonserven (Figur 33, 6 vs. 5). Zwar kann man einwenden, daß der Blutempfänger Vollblut oder Vollplasma erhält und der Haemophile nur eine isolierte Fraktion, in der der Wirkungsfaktor nicht enthalten sein muß. Aber der Haemophile ist doch in den meisten Fällen ein heterosexueller Mann, dessen Blut mit allen humoralen Faktoren (mit Ausnahme eines der Gerinnungsfaktoren) in normaler Proportion ausgestattet sein muß. Er dürfte daher auf die durch die Transfusion einmalig übermittelte geringe Menge von ihnen nicht angewiesen sein.

Noch deutlicher werden diese Schwierigkeiten durch die Feststellung, daß heterosexuelle Frauen nach Infektion durch einen bisexuellen Mann etwa viermal so häufig das KS entwickeln als nach der Infektion durch einen heterosexuellen Mann (Tabelle IX). Es ist etwa das gleiche Verhältnis, wie wir es auch in der Figur 33 zwischen der KS-Häufigkeit bei homo- und bisexuellen Männern und der Häufigkeit bei heterosexuellen Männern feststellen. Das spricht dafür, daß der kanzerogene Cofaktor einmalig in geringer Menge übertragen zu werden braucht und daß er sich im Körper des Patienten selbständig zu vermehren vermag.

Logischerweise denkt man zunächst an ein bislang unbekanntes Virus. Dagegen spricht aber, daß bisher alle Versuche, in den KS-Zellen Genom-Elemente oder Proteine fremder Viren nachzuweisen, mißlungen sind. Dieses Argument ist jedoch nicht beweiskräftig, denn bisher suchte man nach Bestandteilen eines bereits bekannten und verdächtigen Virus, und es ist durchaus nicht ausgeschlossen, daß Bauelemente eines völlig neuen Virus

Tabelle IX:
Frauen, die sich durch Kontakt mit bisexuellen Männern mit HIV infizieren, entwickeln ein Kaposi-Sarkom um ein Mehrfaches häufiger als solche, die von heterosexuellen Männern infiziert werden (Beral et al., 1990).

Quelle der HIV-Ansteckung der Frau	Gruppe des Geschlechtspartners	Prozentsatz (Zahl) kranker Frauen mit Kaposi-Sarkom
Heterosexueller Verkehr	Bisexueller Mann	3,0 Prozent (9/303)
	i. v. Drogenabhängiger	0,7 Prozent (9/1238)
	Transfusionsrezipient oder Hämophiler	0,0 Prozent (0/71)
i. v. Drogengebrauch	Bisexueller Mann	4,1 Prozent (3/74)
	i. v. Drogenabhängiger	1,1 Prozent (6/531)

hierbei der Aufmerksamkeit entgangen sind. Gezielte Untersuchungen, die jetzt bestimmt einsetzen werden, werden wahrscheinlich hierüber Klarheit verschaffen.

Nicht auszuschließen ist auch, daß es sich bei diesem unbekannten Kanzerogen um ein nichtbiologisches Agens handelt, das passiv durch die HIV-infizierten Zellen vermehrt wird. Wir wissen, daß die HIV-Infektion in den betroffenen Zellen starke biochemische Umstellungen verursacht, und es ist nicht auszuschließen, daß eines der neuen oder abgeänderten Stoffwechselprodukte kanzerogene Eigenschaften besitzt. Auch das ist zur Zeit eine bloße Vermutung, die experimentell überprüft werden müßte. Sicher ist vorläufig nur, daß die Häufigkeit des Auftretens dieses Cofaktors mit dem dominierenden sexuellen Verhalten des Patienten, also doch mit seinem humoralen Gleichgewicht korreliert.

Aber welches seine Natur auch sein mag, dieser kanzerogene Cofaktor müßte auch bei anderen Zelltypen die Zahl der transformierten Zellen erhöhen. Im Einklang damit steht die Beobachtung von Yarchoan et al. (1986), daß die Zahl der spontan transformierten B-Zellen aus dem Blut von AIDS-Kranken signifikant erhöht ist. Sie beträgt im Blut von Gesunden $< 2 : 10^6$ Zellen, steigt aber bei AIDS-Kranken auf $6 : 10^6$ Zellen an. Wir nähern uns hierbei dem Verhältnis $1 : 4$, das wir bereits bei der Auswertung der Figur 33 und der Tabelle IX angetroffen haben.

Daß dieser Faktor vorwiegend auf die Endothelzellen wirkt und die Zahl der KS gegenüber anderen AIDS-bedingten Tumoren so stark erhöht, ist nicht weiter verwunderlich. Wenn er in geringen Mengen im Blut zirkuliert, dann gelangt er ständig in Kontakt mit den sehr zahlreichen Endothelzellen, während er zu den anderen Zellen zumeist nur auf dem Wege über die Lymphe gelangen kann. Dabei hat er viel Gelegenheit, unterwegs absorbiert zu werden, falls er überhaupt in der Lage ist, die Blutbahn zu verlassen. Die selektive Wirkung dieses kanzerogenen Cofaktors auf die Häufigkeit des KS bedarf also keiner besonderen Erklärung.

Unser bisheriges Wissen über diesen neuen Aspekt des KS beruht bisher nur auf der Auswertung statistischer Daten. Auf dieser Grundlage ist es unmöglich, eine fundierte Hypothese zu formulieren. Überlegungen, wie ich sie hier vorschlage, können jedoch dazu beitragen, die künftige experimentelle Arbeit zu orientieren und das Problem einer Lösung näherzubringen.

7.2.3 Das B-Lymphom

Unter den AIDS-abhängigen Tumoren spielen neben dem Kaposi-Sarkom die Lymphome die wichtigste Rolle. Seit 1985 werden sie zu den Symptomen des AIDS gezählt. Joachim und Cooper (1986), die eine große Zahl dieser Lymphome untersuchten, stellten fest, daß sie ausnahmslos den Phaenotyp von B-Zellen aufwiesen. Es handelt sich also um B-Lymphome. In einer anderen Arbeit (1988) vermerkt Joachim, daß die Lymphome bei vererbter Immundefizienz und bei Organtransplantationen den gleichen Charakter aufweisen wie bei AIDS, während sich die Lymphome bei der Normalbevölkerung grundlegend von ihnen unterscheiden. Bei immundefizienten Patienten beträgt das Verhältnis zwischen den Hodgkin- und den Nicht-Hodgkin-Lymphomen 6 : 64, während es bei der Normalbevölkerung gleichen Alters etwa umgekehrt ist. Die relative Häufigkeit des Nicht-Hodgkin-Lymphoms steigt also bei AIDS etwa um das Hundertfache.

Zu ähnlichen Befunden gelangt Kaplan (1987). Während die Zahl der Nicht-Hodgkin-Lymphome bekanntlich seit dem Auftreten des AIDS sehr stark angewachsen ist, ist beim Hodgkin-Lymphom zwischen der Häufigkeit in den Jahren 1973 bis 1979, also der Vor-AIDS-Periode, und den Jahren 1980 bis 1985 kein Unterschied festzustellen. Sichtlich entsteht beim AIDS vorwiegend das Nicht-Hodgkin-Lymphom.

Auch Huhn (1986) bestätigt die Zunahme von Nicht-Hodgkin-Lymphomen bei Immundefizienz. In der Normalbevölkerung stellen maligne Nicht-Hodgkin-Lymphome 3 bis 4 Prozent aller malignen Tumore dar. Nach Nierentransplantation sind es jedoch 26 Prozent. Wiederholt wird bestätigt (zum Beispiel Joachim, 1988), daß die durch die Immundefizienz erworbenen Tumoren multifocal und höchst aggressiv sind. Die Überlebenszeit pflegt unter sechs Monaten zu liegen.

Über die Entstehung des Nicht-Hodgkin-Lymphoms bestehen zur Zeit keine klaren Vorstellungen. Ziegler (1988) bezeichnet es geradezu als *a biological puzzle and a clinical challenge*. Die Hauptschwierigkeit bei der Deutung der Erscheinung scheint darin zu liegen, daß dieses Lymphom zunächst als eine polyklonale Lymphoproliferation entsteht und sich dann in ein monoklonales Malignom umwandelt. Auch Joachim spricht von einem nicht-neoplastischen Lymphadenom, das der Bildung eines malignen Lymphoms vorangeht. Die begrifflichen Schwierigkeiten scheinen vor allem darin zu liegen, daß bei der Entstehung des Nicht-Hodgkin-Lymphoms eine Reihe von Faktoren zusammenwirken.

Nach Beendigung der symptomlosen Phase steigt die Virusproliferation und damit auch die systemische Entzündung progressiv an, was sich durch die Zunahme von β_2-Mikroglobulin im Serum des Patienten manifestiert. Hinzu kommt noch, daß die in steigender Zahl infizierten Makrophagen größere Mengen des hochaktiven Reizstoffes Tumor-Nekrose-Faktor-α ausscheiden, wodurch auch die B-Zellen auf ein hohes Erregungsniveau gebracht werden. Mit der einsetzenden Depletion der T-Zellen verschwinden auch die T-Suppressor-Zellen, deren Wirkstoffe normalerweise die Entwicklung von Erregungserscheinungen in B-Zellen hemmen. Durch das Zusammenspiel dieser Faktoren kann in den B-Zellen ein hoher Erregungsgrad erreicht werden.

Nun haben wir bereits mehrfach von der in den Figuren 24 bis 26 (Seite 136 ff) dargestellten Hypothese mit Erfolg Gebrauch gemacht, wonach das Bindungsepitop des Rezeptors CD4 im Zustand der Ruhe und im Zustand der Anregung zwei verschiedene allosterische Konfigurationen anzunehmen vermag. Die angeregte Konfiguration vermag das HIV zu binden und ermöglicht die Infektion der Zelle. Bei der nichtaktivierten B-Zelle befinden sich diese Rezeptoren im Ruhezustand und sind daher als CD4 nicht erkennbar. Bei der oben beschriebenen synergetischen Einwirkung von drei verschiedenen erregungsfördernden Faktoren geht die Zelle aber wahrscheinlich in den angeregten Zustand über, die Rezeptoren werden allosterisch transformiert und können jetzt das gp120-Protein binden. Die B-Zelle wird für das HIV infizierbar.

Es ist gut bekannt, daß Zellen, die normalerweise wenig zu Mitosen neigen, wie zum Beispiel die gesunde T4-Zelle, durch HIV-Infektion zur Proliferation angeregt werden. Ganz ähnlich proliferieren sicherlich auch die HIV-infizierten B-Zellen und bilden Lymphadenome, gutartige Geschwülste. Da sich dieses Ereignis zumeist in den Lymphknoten abspielt, wo wir ja die höchste Konzentration von B-Zellen vorfinden, proliferieren gleichzeitig mehrere Zellen und bilden ein benignes polyklonales Lymphadenom. Genauso wie in dem T-Zellen-Lymphadenom die Wachstumsgrenze nach etwa 30 bis 50 Zellteilungen erreicht ist und die Geschwulst abstirbt, so erreicht auch das B-Lymphadenom nach einiger Zeit seine Wachstumsgrenze und degeneriert. Hat sich in der Zwischenzeit eine Zelle transformieren können, so wird sie sich unbegrenzt weitervermehren, und das aus ihr entstehende monoklonale maligne Lymphom nimmt die Stelle des vorangegangenen Lymphadenoms ein.

Möglicherweise wird die Häufigkeit solcher spontanen Transformationen von B-Zellen noch durch den vermutlichen mutagenen KS-Faktor erhöht, über den im vorangegangenen Abschnitt berichtet wurde. Ich erwähnte bereits, daß dieser kanzerogene Cofaktor (Virus oder Wirkstoff) die Häufigkeit der Kaposi-Sarkome um etwa das Vierfache steigert und daß Yarchoan *et al.* (1986) zeigen konnten, daß bei B-Zellen aus AIDS-Patienten die Häufigkeit der spontanen Transformationen gegenüber den gesunder Zellen um mehr als das Dreifache, also etwa um den gleichen Wert, erhöht ist. Einen weiteren Cofaktor stellt mit großer Wahrscheinlichkeit eine Infektion durch das Epstein-Barr-Virus dar. Das EBV bewirkt bekanntlich in Zentralafrika und in Neuguinea das Burkitt-Lymphom, das in anderen Ländern nur sehr selten anzutreffen ist. Jedoch weisen 80 Prozent der Weltbevölkerung Antikörper gegen dieses Virus auf. Es muß also als apathogenes Virus sehr weit verbreitet sein.

Schon bald nach der Entdeckung des HIV durch Barré-Senoussi und Montagnier berichteten Montagnier *et al.* (1984) darüber, daß das HIV B-Zellen, die durch das EBV transformiert worden waren, zu infizieren vermag. Inzwischen ist die Infizierbarkeit von B-Zellinien, also von transformierten B-Zellen, durch das HIV vielfach bestätigt und untersucht worden.

Ich habe schon mehrfach erwähnt, daß ruhende Zellen nicht von Viren infiziert werden können, wahrscheinlich, weil ruhende Zellen nicht den Endozytose-Prozeß vollziehen können. Normale B-Zellen werden daher kaum vom EBV infiziert und bei den daraus resultierenden Mitosen transformiert, auch wenn dieses Virus im Blut des Patienten vorliegt. Wird diese Zelle aber durch systemische Entzündung, TNF-α und die Depletion der Suppressor-Zellen angeregt, so kann auch eine Infektion durch das EBV erfolgen. Da das EBV aber ein onkogenes Virus ist, wird dadurch die Wahrscheinlichkeit der Bildung transformierter Zellen und damit auch der Bildung maligner Lymphome wesentlich erhöht.

Was die Infizierbarkeit der EBV-transformierten B-Zellinie durch das HIV anbetrifft, so bedarf dies keiner zusätzlichen Erklärung. Die Tumorzelle ist eine hocherregte Zelle, deren CD4-Rezeptoren sich im angeregten Zustand befinden müssen und daher HIV-Viren zu binden vermögen. Sie sind im übrigen in solchen Zellinien mit monoklonalen Antikörpern in großer Zahl nachweisbar.

Ich habe die Diskussion des B-Lymphoms bewußt an das Ende der zell-physiologischen Analyse des AIDS gestellt, um zu zeigen, daß selbst so komplizierte »biologische Rätsel und klinische Herausforderungen« von dieser Betrachtungsweise gewinnen können.

Kapitel 8
Probleme der Immunisierung

Sofort nach der Isolierung des AIDS-Erregers begannen die Bemühungen um die Schaffung eines wirksamen Impfstoffs. Noch niemals waren die Bedingungen für ein derartiges Unterfangen so günstig. In den letzten Jahren hatte die Entwicklung der Immunologie tiefe Einblicke in das Wesen der Immunreaktion ermöglicht. Die Entwicklung der Gentechnologie gestattete eine bislang ungeahnte Freiheit in der experimentellen Arbeit. Angesichts der großen gesellschaftlichen Bedrohung durch das AIDS stellten die Regierungen der Industriestaaten in reichem Maße Geldmittel für diese Forschungen zur Verfügung. Am wichtigsten war aber, daß viele angesehene Laboratorien mit Hunderten erfahrenen Immunologen sich der Aufgabe zuwandten, einen Impfstoff gegen das HIV zu entwickeln. Wenn heute, nach sieben Jahren, dieser Impfstoff immer noch nicht vorliegt und viele Fachleute sogar daran zweifeln, ob dieses Ziel überhaupt erreichbar sei, so müssen hierfür ernsthafte objektive Ursachen vorliegen.

Als die wichtigste dieser objektiven Ursachen wird zumeist die starke genetische Variabilität des HIV genannt (zum Beispiel Barnes, 1988). Die meisten dieser Autoren stützen sich hierbei auf die Arbeiten von Hahn *et al.* (1985), in denen durch eine elektronenmikroskopische Heteroduplex-Analyse des HIV-Genoms gezeigt wird, daß die Mutationsrate am höchsten im Bereich von *env*-Proteinen ist. Da aber diese Hüllproteine bei fast allen Versuchen, Immunstoffe zu entwickeln, das Ausgangsmaterial bilden, ist der Gedanke naheliegend, daß die genetische Instabilität des Ausgangsmaterials der Grund dafür ist, daß bisher kein brauchbarer Impfstoff entwickelt werden konnte.

Dieser Argumentation vermag ich nicht zu folgen. Die Bindung des Virus an den CD4-Rezeptor erfolgt nicht über das ganze Molekül gp120, sondern nur über ein kleines Epitop, das seinen Gegenpart im Bindungsepitop des CD4-Rezeptors findet. Außerhalb des Bindungsepitops kann das Molekül gp120 in weitem Umfange mutieren, ohne daß das Virus seine Infektiosität einbüßt. Innerhalb des Bindungsepitops dagegen sind gewisse Mutationen »unzulässig«. Eine Bindung an die Wirtszelle findet dann nicht mehr statt, der Mutant kann sich also nicht vermehren und wird eliminiert. Der Bereich des Bindungsepitops erscheint als genetisch konservativ, nicht etwa, weil er seltener mutieren würde als die sogenannten *hot spots*, sondern weil diese Mutanten nicht vermehrungsfähig sind und daher wegselektioniert werden. Alle vermehrungsfähigen Virionen des HIV-1 haben ein annähernd gleiches Bindungsepitop; dieses erscheint als genetisch stabil, als ein *cold spot*. Da es das Ziel einer Impfung ist, die Synthese von Antikörpern gegen eben dieses Bindungsepitop zu erleichtern, können die Mutationen in anderen Bereichen des Moleküls gp120 die Entwicklung eines wirksamen Impfstoffes nicht beeinträchtigen.

Diese Überlegungen werden durch zahlreiche experimentelle Befunde bestätigt. Ho *et al.* (1986) arbeiteten zum Beispiel mit verschiedenen Isolaten des HIV, deren gp120-Sequenzen bis zu 20 Prozent Abweichungen aufwiesen. Sie banden dessenungeachtet sämtliche im Versuch getesteten neutralisierenden Antikörper, das heißt, sie hatten ein allen gemeinsames und genetisch stabiles Bindungsepitop.

Cordonnier, Montagnier und Emerman (1989) produzierten 15 verschiedene künstliche Mutationen in einem Bereich des gp120, der das CD4-Molekül bindet, also eben in diesem genannten Bindungsepitop. Die Wirkung dieser Mutationen ist zum Teil sehr drastisch. Die Substitution eines einzigen Aminosäurerestes, des Tryptophans in der Position 432, macht jede Bindung des gp120 an das CD4 unmöglich. Eine solche Mutante ist in der Natur nicht lebensfähig und wird eliminiert. Andere Mutanten verhindern die Infektion gewisser, aber nicht aller Zellinien. Die Häufung auch nur weniger solcher Punktmutationen muß das Virus für alle Zellinien völlig vermehrungsunfähig machen. Soweit es sich übersehen läßt, haben alle infektionsfähigen HIV-Stämme ein weitgehend gleiches Bindungsepitop des gp120. Der Herstellung eines generell wirksamen neutralisierenden Impfstoffes gegen dieses Epitop stünde also prinzipiell nichts im Wege.

8.1 Die Wechselwirkung zwischen dem HIV und den immunkompetenten Zellen

Die prinzipielle Schwierigkeit der Entwicklung eines Impfstoffes auf der Grundlage der Hüllproteine scheint auf einer anderen Ebene zu liegen. Das HIV befällt ausschließlich immunkompetente Zellen, reife Makrophagen, aktivierte T4-Zellen und transformierte oder aktivierte B-Zellen. Die Anlagerung an die Wirts-Zelle erfolgt, von wenigen und schlecht gesicherten Ausnahmen abgesehen, über eine Bindung des Hüllproteins gp120 an den Membranrezeptor CD4. Dieser Rezeptor kommt ebenfalls ausschließlich in den genannten drei immunkompetenten Zellen vor, spielt also offensichtlich im Prozeß der Immunisierung eine Schlüsselrolle. Zu diesem Rezeptor mit dem idiotypischen Bindungsepitop CD4 gehört zwangsläufig ein komplementärer Gegenrezeptor mit dem antiidiotypischen Bindungsepitop kontra-CD4, über den die immunkompetenten Zellen verschiedenen Typs miteinander kommunizieren. Auch das Bindungsepitop des gp120 hat die Struktur eines kontra-CD4, so daß jeder Antikörper gegen dieses Epitop zugleich auch den Kontrarezeptor an den immunkompetenten Zellen blockiert und auf diese Weise die Signalübermittlung zwischen den verschiedenen Zelltypen unterbricht. Daraus resultiert eine Schwächung der Immunfunktion, die möglicherweise einen größeren Schaden anrichtet als die direkte Schädigung der T4-Lymphozyten durch das Virus.

8.1.1 Die Hemmung der Immunfunktion durch die Antikörper anti-gp120

Der Abschnitt 6.2.4 behandelte eingehend die Tatsache, daß ein hoher Titer an anti-*env*-Antikörpern, speziell an anti-gp120, mit einem raschen Fortschritt der Krankheit zum ARC und AIDS korreliert. Die gleichen Erscheinungen lassen sich auch *in vitro* beobachten. Die fördernde Wirkung, die der Antikörper anti-gp120 auf die Infektion durch das HIV-1 ausübt, wird mit dem Ausdruck *antibody dependent virus enhancement* (ADE) bezeichnet (Zusammenfassung bei Koch, 1988).

Konkrete Vorstellungen über den Mechanismus des ADE bestehen zur Zeit nicht. Auch hierbei erweist sich das Modell von der Wechselwirkung der immunkompetenten Zellen (Abschnitt 4.4.1) als brauchbarer Ausgangspunkt. Das Bindungsepitop des gp120, gegen das die Antikörper anti-gp120 gebildet werden, hat die in der Figur 26a (Seite 142) dargestellte »spitze« Konfiguration. Die gleiche »spitze« Konfiguration hat das Kontaktprotein CD4 bei der nicht aktivierten T4-Zelle (Figur 26d), bei der nicht aktivierten B-Zelle (Figur 25a, Seite 138) und bei der ruhenden lymphokinabhängigen Killerzelle LAK (Figur 25e).

Der Antikörper anti-gp120 ist ein Immunoglobulin IgG$_1$. Es besteht aus einem inaktiven Fragment Fc *(crystallizing fragment),* an dem über ein Gelenkpeptid zwei Fragmente Fab *(antibody binding fragment)* mit identischem Bindungsepitop sitzen (Figur 30, Seite 179)). Ein solches Molekül vermag sich mit einem der Fab-Fragmente an eine nicht aktivierte T4-Zelle zu binden und mit dem anderen an ein HIV-Virion. Dadurch kann eine sonst nicht infizierbare, nicht aktivierte T4-Zelle dennoch infiziert werden, was sich als eine verstärkte Virusproliferation, ein *enhancement,* auswirkt.

In ähnlicher Weise kann sich ein bivalentes IgG$_1$-Molekül anti-gp120 auch an die Membranrezeptoren der nicht aktivierten LAK-Zelle binden. Der zweite Pol kann von einem »spitzen« Bindungsepitop einer nicht erregten T4-Zelle oder einer B-Zelle eingefangen werden. Das kann zu einer Zytolyse dieser für die Immunfunktion wichtigen Zelltypen führen, was die Infektion begünstigen müßte. Und schließlich kann es auch genügen, daß die Rezeptoren der B-Zelle direkt von anti-gp120-Antikörpern belegt werden, um eine Aktivierung durch die Helferzellen und eine spätere Expression von Antikörpern unmöglich zu machen.

Der Oberbegriff ADE bezeichnet sichtlich eine Reihe verschiedener Prozesse, die alle darauf beruhen, daß ein Antikörper gegen das wichtigste Hüllprotein des HIV-1 unvermeidlich auch mit Membranrezeptoren immunkompetenter Zellen reagieren muß und daher den normalen Ablauf der Immunisierung stört. Es ist daher zu erwarten, daß Impfstoffe, die das gp120-Antigen allein oder in Kombination mit anderen Antigenen enthalten, keine weitgehende Schutzwirkung gegen eine HIV-Infektion entfalten.

Zahlreiche Untersuchungen sprechen dafür, daß Antikörper anti-gp120 wenig oder überhaupt keinen Schutz gegen eine HIV-Infektion vermitteln. So reichern Eichberg et al. (1988) das Blut von Schimpansen mit dem Antikörper anti-gp120 passiv an, und zwar bis zum Hundertfachen des bei HIV-Infektionen gemessenen Titers; danach wurden die Tiere mit normalen virulenten HIV-Stämmen infiziert. Keinerlei Schutzwirkung wurde beobachtet.

In jüngster Zeit führte Groopman (1991) den gleichen Versuch einer passiven Immunisierung von Schimpansen mit dem Antikörper anti-gp120 aus dem Serum immunisierter Schimpansen durch. Auch er verzeichnet keinerlei Schutzwirkung gegen eine HIV-1-Infektion.

Nixon et al. faßten 1988 die Situation wie folgt zusammen: »Die gegenwärtig als aussichtsreich angesehenen Impfstoffe schützen Primaten nicht gegen eine HIV-Infektion, wenn sie eine Antikörperbildung verursachen«, wobei es sich hier nur um Antikörper anti-*env* handelte. Da es aber der Sinn jeder Impfung ist, die Bildung von Antikörpern zu begünstigen, ist das wohl so zu verstehen, daß Impfstoffe mit Hüllproteinen als Impf-Antigen keine Aussicht auf Erfolg haben.

Die Hemmung der Immunaktivität *in vitro* durch Seren von HIV$^+$-Patienten wurde von Biet et al. (1988) untersucht. Es stellte sich heraus, daß diese Hemmung in allen Stadien der Erkrankung etwa gleich stark war. Nun verschwindet aber der Antikörper anti-p24 am Ende der symptomlosen Phase, während der Antikörper anti-gp120 einen unverändert hohen

Titer bis einschließlich des Vollbild-AIDS aufweist. Die hemmende Wirkung geht also zweifelsohne vom Antikörper anti-gp120 aus.

Ellrodt und LeBras (1987) sprechen direkt von einer möglichen Gefährdung des künftigen AIDS-Patienten durch eine Impfung. Sie machen auf frühere Arbeiten aufmerksam, in denen Ziegen zunächst mit einem inaktivierten CAEV *(caprine arthritis-encephalitis virus)*, einem dem Visna nahe verwandten Lentivirus, geimpft, danach mit einem lebenden Virus getestet wurden. Sie entwickelten nach dieser Vorimpfung wesentlich schwerere Krankheitssymptome als ohne eine solche. Bei Schafen, die zunächst mit lebenden Visna-Viren infiziert wurden und danach eine Nachimpfung mit abgetöteten Viren erhielten, entwickelten sich ebenfalls wesentlich schwerere Symptome als bei einer Infektion ohne Nachimpfung.

Solch schwere Schäden konnten bei den Impfversuchen an Schimpansen natürlich nicht festgestellt werden, da es ja bei diesen Tieren überhaupt nicht zur Ausbildung irgendwelcher pathologischer Symptome kommt. Im übrigen zeigten auch diese Versuche die völlige Wirkungslosigkeit der auf gp120 aufgebauten Impfstoffe. Hewlett *et al.* (1989) behandelten fünf Schimpansen zunächst mit einem konzentrierten humanen Antikörper anti-gp120 und infizierten sie dann mit HIV. Drei bis neun Wochen nach der HIV-Infektion wurden alle Viruskulturen positiv. Von einer Schutzwirkung war also nichts zu merken. Ho *et al.* (1987) impften neun Schimpansen zunächst mit einem Konstrukt aus Vaccinia-Virus und den Hüllproteinen des HIV. Als Kontrolle wurde nur Vaccinia-Virus geimpft. Nach entsprechender Zeit erfolgte eine Impfung mit lebendem HIV. Durch die Impfung mit den Hüllproteinen wurde die Bildung von Antikörpern anti-HIV völlig unterdrückt. Dagegen konnte aus allen diesen Tieren HIV isoliert werden. Die Abwehrreaktion wird also verhindert oder geschwächt, die Infektion verläuft ungestört weiter.

Zu ähnlichen Resultaten gelangen auch Berman *et al.* (1988), die zwei Schimpansen innerhalb von neun Monaten fünfmal mit einem rekombinanten gp120 unter Benutzung von Aluminiumhydroxid als Adjuvans impften. Zwei Kontrolltiere bekamen nur das Adjuvans. Schon nach der zweiten Impfung wurden die ersten Antikörper gebildet, und auch eine verstärkte Aktivität des zellulären Immunapparates konnte nachgewiesen werden. Der höchste erreichbare Titer bei den geimpften Schimpansen lag jedoch um vier bis fünf Zehnerpotenzen niedriger als etwa bei einem normal infizierten humanen AIDS-Patienten. Dagegen konnten aus den Lymphozyten beider Tiere Viruskulturen in einer normalen Zeit angezüchtet werden. Eine Schutzwirkung konnte auch in diesem Falle nicht nachgewiesen werden.

Auch bei den umstrittenen Impfungen von Menschen mit einem Konstrukt aus Vaccinia-Virus und gp160 wurde selbst nach Wiederholungsimpfungen nur ein sehr niedriger Antikörper-Titer gefunden. Eine Schutzwirkung dürfte, ähnlich wie bei Schimpansen, kaum zu erwarten sein.

Die Impfung mit einem reinen gp120-Antigen bewirkt also die Bildung entsprechender Antikörper in geringen Mengen, hemmt aber die Bildung von Antikörpern bei einer späteren Infektion. Eine derartige Impfung dürfte also dem Patienten mehr Schaden als Nutzen bringen. Meine Hypothese, wonach die anti-gp120-Antikörper die Rezeptoren auf den B-Lymphozyten blockieren und auf diese Weise ihre Aktivierung unmöglich machen, steht mit den experimentellen Befunden in Einklang.

Zu dieser Fragestellung liegen auch gerichtete experimentelle Befunde vor. Madden *et al.* (1988) kommen nach sorgfältigen Versuchen an humanen und murinen Lymphozyten zur Schlußfolgerung, daß die T4-Zellen sowohl mit Makrophagen als auch mit den B-Zellen über die CD4-Rezeptoren kommunizieren. Der Reaktionspartner auf der B-Zelle muß daher komplementär zum CD4-Rezeptor gebaut sein, also eine ähnliche Struktur aufweisen wie das Bindungsepitop des gp120-Moleküls. Ein Antikörper gegen dieses Epitop muß sich also auch an die Rezeptoren der B-Zellen binden und sie blockieren.

Eine funktionelle Schwäche der B-Zellen von AIDS-Kranken wurde in der Literatur mehrfach vermerkt. Sieber *et al.* (1985) zeigten zum Beispiel, daß sich B-Zellen von AIDS-Patienten von den T4-Zellen des gleichen Patienten nicht aktivieren ließen. Dieselben T4-Zellen aktivierten jedoch B-Zellen von gesunden Spendern, waren also selbst sichtlich noch intakt. Die Funktionsschwäche muß bei den B-Zellen gesucht werden.

Auch Sjasoedin-Visser *et al.* (1987) fanden bei AIDS-Patienten B-Zellen, die sich durch T4-Helferzellen nicht aktivieren ließen. Diese Patienten zeichneten sich auch durch eine geschwächte Plaque-Bildung mit 318, 102, 91 und 95 Plaques aus, während die Norm bei 1 000 bis 2 000 Plaques liegt. Da die meisten AIDS-Patienten Antikörper gegen das gp120 bilden, liegt der Schluß nahe, daß die Funktionsschwäche der B-Zellen beim AIDS auf einer Blockierung ihrer Rezeptoren durch diesen Antikörper beruht.

8.1.2 Versuche der Immunisierung durch zelluläre Antikörper

Die Erkenntnis, daß zirkulierende Antikörper die Immunaktivität schwächen, hat zu der Tendenz geführt, nach einem Impfstoff zu suchen, der die Bildung löslicher Antikörper vermeidet und lediglich die Bildung zellulärer

Antikörper stimuliert. Die theoretische Grundlage hierfür lieferte Bolognesi (1990) mit der bisher experimentell nicht belegten Annahme, wonach endogen gebildete Antigene zur Ausbildung von CTL (zytotoxische T-Lymphozyten des Typs CD8$^+$) führen, wobei die Bildung zirkulierender Antikörper weitgehend vermieden wird. Er gründet sich auf einen Befund von Takahashi *et al.* (1990), wonach eine Injektion von gp120 in Mäuse eine reproduzierbare und langanhaltende Bildung von für dieses Antigen spezifischen Killerzellen vom Typ CD8 bewirkt. Das Antigen wurde in Form ISCOM *(immuno-stimulating complex)* verabreicht. Dieser besteht aus etwa 35 nm großen Körnern aus Antigen, das in eine Matrix aus dem Adjuvans Glycosid Quill A eingelagert ist. Bolognesi hofft, daß man durch diese Art der Verabreichung zu einer Aufnahme der Korpuskel durch Pinozytose und damit zu einer endogenen Freisetzung des Antigens kommen müßte.

Die Hoffnung, auf diese Weise einen spezifischen zellulären Antikörper unter Ausschaltung der Bildung löslicher Antikörper zu entwickeln, erscheint jedoch wenig begründet. Die Spezifität der CTL wird ja gerade dadurch erreicht, daß sie spezifische lösliche Antikörper durch ihr Fc-Fragment binden.

Werden bei dieser Art der Immunisierung keine löslichen Antikörper gebildet, dann entstehen auch keine HIV-spezifischen Killerzellen. Wird der lösliche Antikörper gebildet, dann werden die gegen das gp120 gerichteten Killerzellen nicht nur die HIV-exprimierenden Zellen, sondern auch die gesunden B-Zellen angreifen und sie zerstören.

Einen Beweis dafür liefert uns eine Arbeit von Shinohara *et al.* (1988), die zeigen, daß die durch ein beliebiges Antigen aktivierten CD8$^+$-Killerzellen in sehr geringem Ausmaße alle B-Zellen zu lysieren vermögen, daß sie aber besonders aggressiv sind gegenüber denjenigen B-Zellen, die Antikörper gegen das gleiche Antigen exprimieren, das auch zur Induktion der Killerzellen gedient hat. Die Killerzellen tragen in diesem Falle Moleküle eines Antikörpers gegen das gleiche Antigen, das die B-Zelle von dem Antigen präsentierenden Makrophagen übernommen hat. Die gegen das gp120 spezifisch aktivierten Killerzellen finden jedoch auf der Membran jeder B-Zelle Moleküle des diesem Antigen strukturmäßig nahe verwandten Rezeptors kontra-CD4. Sie werden also die B-Zellen zwar nicht blockieren, aber völlig vernichten. Ganz gleich, ob beim Immunisierungsprozeß die Killerzellen oder die löslichen Antikörper dominieren, in beiden Fällen muß es bei einer Impfung mit gp120 zu einer schweren Schädigung des Immunapparates kommen.

8.2 Impfstoffe auf der Grundlage von p24

Bis auf wenige Ausnahmen orientieren sich die Versuche, einen Impfstoff herzustellen, auf Antikörper gegen Hüllproteine des HIV. Der Gedanke ist naheliegend, denn diese Eiweiße liegen auf der Oberfläche des Virions und können auf diese Weise direkt von den Antikörpern erfaßt werden. Sie lagern sich auch in großer Zahl in die Membran der HIV-exprimierenden Zelle ein, so daß ein derartiger Impfstoff sich sowohl gegen das Virus als auch gegen den Ort seiner Proliferation richten würde.

Nun erfüllt aber der Antikörper anti-gp120 keinesfalls die an ihn gestellten Erwartungen. *In vitro* besetzt er zwar die Marker auf der Virushülle und verhindert auf diese Weise die Bindung an die CD4-Rezeptoren infizierbarer Zellen, eine Lysis der bereits infizierten und HIV-exprimierenden Zellen bewirkt er jedoch nicht. Dies ergibt sich aus der speziellen Geometrie des gp120-Moleküls, die in der Figur 29 (Seite 170) dargestellt ist. Der Komplement-Komplex, der an ein Antikörpermolekül angelagert wäre, würde sich in weitem Abstand von der Zellmembran befinden und diese infolgedessen nicht zerstören. Es ist verständlich, daß die Antikörper anti-gp120 wie bekannt zum Typ IgG$_1$ gehören, der das Komplement überhaupt nicht zu binden vermag. Lediglich die mit einem solchen Antikörper belegten Killerzellen könnten die HIV-exprimierenden Zellen lysieren. Jedoch scheint es, daß sie mit der gleichen Leichtigkeit auch die B-Zellen zerstören und damit die Quelle des löslichen Antikörpers versiegen lassen, der zu ihrer eigenen Herstellung erforderlich ist.

8.2.1 Immunisierung durch anti-p24-Antikörper

Nur wenige Autoren schenkten einem anderen Antikörper Beachtung, dem anti-p24, der mit großer Regelmäßigkeit in den Seren von Patienten der symptomlosen Phase vorliegt. Dieser Antikörper muß *in vivo* eine starke Wirksamkeit haben, denn erst wenn seine Produktion versiegt, beginnt die Proliferation des HIV und daraus resultierend die Ausbildung der Symptome des ARC und schließlich des Vollbild-AIDS. Ich zitierte bereits die Arbeit von Jackson *et al.* (1988), die durch eine Injektion von anti-p24-haltigem Serum selbst bei Patienten im fortgeschrittenen Stadium des AIDS eine vollständige Avirämie erzielten.

Es ist gesichert, daß das p24 in die Membran von HIV-exprimierenden Zellen eingebaut wird, was nicht erstaunlich ist, da es eine ganz ähnliche Geometrie und ein ähnliches Dipolmoment aufweist wie die normalen

Membraneiweiße. Die Position dieser Moleküle innerhalb der Zellmembran gestattet eine zytolytisch wirksame Anlagerung des Komplements. In der Tat entsprechen die Antikörper anti-p24 dem Typ IgG$_3$, das das Komplement zu binden vermag.

Das Protein p24 sitzt beim reifen Virion im *core* und kann daher nicht mit dem entsprechenden Antikörper in Wechselwirkung treten. Das Virus wird durch diesen Antikörper nicht neutralisiert. Dagegen gerät es in der HIV-exprimierenden Zelle in die äußere Zellmembran, kann dort Antikörper und Komplement binden und so die Zerstörung der HIV-exprimierenden Zellen bewirken.

Außerdem weist das p24, genauso wie alle anderen *gag*-Proteine, auch beim HIV eine sehr hohe genetische Stabilität auf. Tersmette *et al.* (1988) verfolgten Isolate von 15 Patienten über eineinhalb bis zweieinhalb Jahre hinweg, ohne merkliche Veränderungen festzustellen. Eine so hohe Stabilität läßt das p24 als Ausgangsmaterial für einen Impfstoff als recht aussichtsreich erscheinen.

Angesichts dieser günstigen Voraussetzungen ist es erstaunlich, daß unseres Wissens nach nur das Laboratorium von J. Salk, einem der Erfinder der Polio-Impfung, ernsthafte Versuche unternommen hat, die Eignung des p24 als Impfstoff zu überprüfen. In einer ersten Arbeit (Levine *et al.*, 1989) wurden 19 seropositiven Patienten durch Bestrahlung inaktivierte und dann ihrer Hülle beraubte Viren injiziert. Nur bei einem der Patienten entwickelte sich das Vollbild-AIDS, alle anderen zeigten eine gewisse Besserung ihres Zustands. Bei 58 Prozent stieg die Zahl der T4-Zellen an, bei 72 Prozent war wenigstens keine Verringerung mehr festzustellen. Vor dem Versuch waren sechs Patienten völlig anergisch, und nur 22 Prozent der Hauttests waren positiv. Am Ende der Versuchsperiode war keiner der Patienten anergisch, und 59 Prozent der Tests waren positiv.

Hierbei handelt es sich natürlich um keine echte Impfung, da das Antigen in bereits infizierte Patienten eingebracht wurde. Weiter durften die Autoren bei den Versuchen am Menschen nicht gehen, aber diese Versuche wurden durch Untersuchungen an Schimpansen weitergeführt.

Gibbs *et al.* (1989) aus dem gleichen Laboratorium arbeiteten mit drei erwachsenen Schimpansen, von denen zwei seropositiv und einer seronegativ waren; sie erhielten insgesamt drei Impfungen mit bestrahltem, hüllfreiem HIV. 13 bis 15 Monate danach erhielten sie je eine zehnfache infektiöse Dosis von virulentem HIV. Bei den Impfungen hatten sie eine deutliche anamnestische Reaktion entwickelt, was anzeigt, daß Gedächtnis-Zellen für das Antigen p24 gebildet wurden.

Nach der Infektion mit dem virulenten Virus zeigten die beiden ersten Schimpansen keinerlei zusätzliche serologische Reaktionen, hatten also eine völlige Immunität erreicht. Der dritte Schimpanse, der zu Beginn seronegativ war, wurde nach der Infektion seropositiv, entwickelte aber dabei eine außerordentlich hohe anamnestische Reaktion mit einem Titer von $1:256\,000$ für anti-p24. Ein nichtgeimpfter Kontrollschimpanse wurde nach der gleichen Infektion ebenfalls viruspositiv, entwickelte aber nur einen anti-p24-Titer von $1:8\,000$. Die vor der Infektion erfolgte Impfung verstärkt also auf jeden Fall ganz wesentlich die Abwehrreaktionen.

So vielversprechend diese Resultate auch erscheinen mögen, so darf man doch eine Schwierigkeit nicht aus dem Auge lassen. Wir wissen, daß die Expression von anti-p24 bei so gut wie allen Patienten nach einem oder nach mehreren Jahren ziemlich plötzlich aufhört, worauf die klinischen Symptome einsetzen. Ich erklärte diesen Umstand dadurch, daß die Gedächtnis-Zellen bzw. ihre Tochter-Zellen im Gegensatz zu den Gedächtnis-Zellen für anti-gp120 nur eine beschränkte Lebensdauer hätten. Dieser Umstand wirkt sich bei vielen Impfungen störend aus. Zum Beispiel muß eine Thyphusimpfung alle zwei Jahre wiederholt werden, um einen sicheren Schutz vor der Infektion zu gewährleisten. Eine AIDS-Impfung, die alle zwei Jahre wiederholt werden müßte, hätte natürlich nur einen beschränkten Wert.

Einen Weg, diese Schwierigkeit zu umgehen, zeigt möglicherweise eine Arbeit von Nixon et al. (1988). Die Autoren stellten zunächst fest, daß zytotoxische T-Lymphozyten (CTL) mit einer Spezifität gegen env- und pol-Proteine sich im Blut fast aller Patienten nachweisen lassen, während CTL mit einer gegen gag-Proteine gerichteten Spezifität nur extrem selten bei Patienten nachweisbar sind und auch dort nur in sehr geringer Zahl auftreten.

Es bereitet keine Schwierigkeiten, diesen Umstand zu erklären. Anti-gag-Antikörper gehören zur Klasse IgG_3; ihre lineare Struktur gestattet es ihnen nicht, sich an die Fc-Rezeptoren der T8-Zellen zu binden (Segal und Segal, 1974). Dazu wäre eine Y-Struktur erforderlich, wie sie im Immunoglobulin der Klasse IgG_1 vorliegt (vergleiche Figur 20, Seite 116).

In ihrem Versuch benutzten Nixon et al. als Test-Zellen B-Lymphoblastoide, die mit einem rekombinanten Virus aus Vaccinia und dem gag-Gen von HIV infiziert waren und gag-Proteine exprimierten. In einer Kultur von peripheren Blut-Zellen seropositiver, jedoch symptomfreier Patienten wurden solche Zellen nicht lysiert. Entnahm man jedoch einer solchen Kultur einen Teil der Zellen und behandelte sie 24 Stunden lang mit Phytohaemagglutinin (PHA), was die in dieser Fraktion enthaltenen T4-Zellen aktivierte, und brachte sie sodann in die ursprüngliche Kultur zurück, wo sie durch die von den infizierten B-Lymphoblastoiden exprimierten Viren infiziert wurden, so wurden die Test-Zellen lysiert. In 13 von insgesamt 15 derart behandelten Patienten-Zellkulturen wurden CTL mit spezifischer Aktivität gegen *gag*-Proteine nachgewiesen.

Ähnliche Resultate ließen sich auch erzielen, wenn an der Stelle des gesamten *gag*-Gens ein kürzeres Fragment mit dem Vaccinia-Genom rekombiniert wurde. Die Autoren erachten es als möglich, daß derartige Fragmente als Ausgangsmaterial für die Entwicklung eines Impfstoffes dienen könnten. Dafür wäre es erforderlich, daß auch die Moleküle Ig_3 sich unter bestimmten Bedingungen an die Fc-Rezeptoren der CTL binden könnten. Tatsächlich konnten Segal und Segal (1974) zeigen, daß die IgG_3-Moleküle ein zusätzliches Gelenkpeptid besitzen und zwischen der linearen und der Y-Form wechseln können.

Der entscheidende Schritt zur Gewinnung eines Impfstoffs war jedenfalls die Erkenntnis, daß bei der Immunisierung die Bildung von Antikörpern gegen die Hüllproteine vermieden werden muß, da sie mit den Rezeptoren der immunkompetenten Zellen in Wechselwirkung treten und so die gesamte Immunaktivität hemmen. Salk erreicht es, indem er hüllenlose HIV-Virionen verimpft; Nixon produziert ein rekombinantes Vaccinia-Virus, das *gag*-Proteine, aber keine *env*-Proteine, exprimiert. Es ist nicht ausgeschlossen, daß dieses Prinzip zur Entwicklung eines wirksamen Impfstoffes gegen das AIDS führen wird.

Es wäre nicht gut, diese Behandlung der Entwicklung von Impfstoffen abzuschließen, ohne darauf aufmerksam zu machen, daß die meisten von ihnen aufwendige gentechnische Manipulationen erfordern. Wir stehen aber vor der Aufgabe, in der Zukunft eine sehr zahlreiche und wenig begüterte Bevölkerung der dritten Welt vor dem AIDS zu schützen. Als Warnung lesen wir in den *AIDS-Nachrichten* (4/1990, S. 5) den Satz:

»Ein wirksamer Impfstoff gegen die Hepatitis B ist seit 10 Jahren zugelassen, aber für die Mehrzahl derjenigen, die von ihm profitieren könnten, ist er nach wie vor in unerreichbarer Ferne.«

Die *AIDS-Nachrichten* werden vom AIDS-Zentrum des Bundesgesundheitsamtes der BRD herausgegeben und von erfahrenen Wissenschaftlern redigiert. Man sollte diese Warnung ernstnehmen.

Kapitel 9
Gedanken zur AIDS-Therapie

Seit der Entdeckung des HIV hat die AIDS-Therapie unzweifelhafte Fortschritte gemacht, jedoch kann man sich mit den bisher erzielten Resultaten kaum zufrieden geben. Betrug die mittlere Überlebenszeit nach dem Auftreten der ersten opportunistischen Infektionen oder Tumoren für die in den Jahren 1981—1985 diagnostizierten Fälle im Durchschnitt elf Monate, so verzeichnen wir für die 1986—1987 diagnostizierten Fälle eine durchschnittliche Überlebenszeit von 15—16 Monaten. Auch die Einführung des Azidothymidins (AZT) brachte bei Patienten, die diese Therapie tolerieren, nur eine Verlängerung der Überlebenszeit auf durchschnittlich 21—22 Monate (Lamp *et al.*, 1990).

Eine Besonderheit der AIDS-Therapie besteht darin, daß sie zumeist erst im Endstadium der Krankheit, beim Auftreten opportunistischer Infektionen, in Anwendung gebracht wird. Neuerdings macht sich auch die Tendenz bemerkbar, mit der Therapie bereits im Stadium des ARC zu beginnen. Aber schon der ARC entspricht ja einem Stadium der Krankheit, in dem das stärkste Abwehrmittel gegen das HIV, der Antikörper anti-p24, nicht mehr gebildet wird und das Virus daher ungehemmt zu proliferieren beginnt. Das Grundprinzip jeder Therapie bei Infektionskrankheiten besteht jedoch darin, den erkrankten Organismus in seinem aktiven Abwehrkampf gegen den Krankheitserreger dann zu unterstützen, wenn diese Abwehrkräfte noch voll aktiv sind. Je früher eine solche Therapie einsetzt, um so mehr hat sie Aussicht auf Erfolg.

Schon zu Beginn des ARC-Stadiums fällt also die wichtigste immunologische Abwehrschranke gegen das HIV aus, die Synthese des Antikörpers anti-p24. Ho, Moudgil und Alam (1989) untersuchten den Gehalt an Viren bei Patienten in verschiedenen Stadien des AIDS. Die Resultate sind in der Tabelle X (Seite 250) zusammengestellt. Gegenüber der symptomlosen Phase steigt die Zahl der Viren sowohl im Blutplasma als auch in den Zellen des peripheren Bluts beim ARC und AIDS auf etwa das Hundertfache.

Dieses Stadium der ungehemmten Virusproliferation warten wir ab, um mit einer antiviralen Therapie zu beginnen. Als ein großer Fortschritt ist schon anzusehen, daß die amerikanische Arzneimittelzulassungsbehörde FDA es seit dem März 1990 gestattet, mit der AZT-Therapie einzusetzen, wenn der Patient weniger als 500 T4-Zellen/μl aufweist (Anonym, *The Lancet*, 1990). Bei Patienten mit 600 T4-Zellen/μl wird jedoch empfohlen,

Tabelle X:
Gehalt des Blutserums und der peripheren Blutzellen an HIV in TCID *(tissue-culture-infectious dose)* **bei verschiedenen Stadien der Krankheit** (Ho et al., 1990)

Stadium	Symptomlos	ARC	AIDS
Serum	30	3 200	3 500
Blutzellen	20	2 700	2 200

etwa halbjährige Kontrollen durchzuführen und dann, wenn er endlich behandlungsreif ist, mit der Therapie einzusetzen. Der Immunapparat muß also erst genügend geschwächt sein, bevor wir ihm therapeutische Hilfe erweisen.

Gegen eine wirkliche Frühtherapie im asymptomatischen Stadium werden schwer verständliche Gründe vorgebracht. Oft lesen wir, man dürfte den Patienten, solange er sich gesund fühlt, nicht mit der Therapie belasten. Auf Grund der gleichen ethischen Bedenken müßte man jede Schutzimpfung verbieten. Außerdem ist der HIV-positive Patient zwar klinisch gesund, aber gesellschaftlich schwer belastet und lebt unter ständiger Lebensbedrohung. Es ist kein idyllisches Leben, in das der Arzt mit seinem Angebot der Frühtherapie störend eindringt.

Völlig unzulässig erscheint ein anonymer Leitartikel in der vielgelesenen Zeitschrift *New England Journal of Medicine* (1990) mit dem irreführenden Titel: »Frühtherapie für das HIV: Die Zeit ist gekommen.« Darin heißt es: »*Der goldene Moment* (liegt) irgendwo zwischen 200 und 500 CD4$^+$/μl, wenn die Wirksamkeit maximal, die Toxizität minimal und der Nutzeffekt am dauerhaftesten ist.«

Es wird also als gesichert unterstellt, daß bei früherer Anwendung eine Therapie weniger wirksam ist, das Medikament eine höhere Toxizität aufweist und einen kürzer anhaltenden Nutzeffekt entwickelt. Die Leser dieser Zeitschrift sind vorwiegend praktizierende Ärzte, die die Grundlagenforschung nicht direkt verfolgen. Sie sollen glauben, es sei wissenschaftlich erwiesen, daß eine vor dem Zusammenbruch des Immunapparats einsetzende Therapie dem Patienten Schaden bringen kann, und daß ein solcher Versuch ein nachweislicher Kunstfehler des Arztes wäre mit möglicherweise gerichtlichen Folgen.

Dem gleichen Anliegen dient auch eine den Tatbestand entstellende Terminologie. Ein Patient, der die Primärinfektion durchgemacht hat, mit Antikörpern gegen das HIV im Blut, mit einer generalisierten Lymphadenopathie und vielleicht einer partiellen Anergie wird als *at risk of AIDS* bezeichnet. Entwickelt er dazu noch Symptome des ARC mit rasch ansteigender Virämie und starker Depletion der T-Zellen aller Klassen, dann ist er *at high risk of AIDS*. Aber erst wenn er die ersten opportunistischen Infektionen vorweisen kann, erwirbt er das Recht, als AIDS-*Patient* bezeichnet zu werden und staatliche Hilfe in Anspruch zu nehmen. Das trifft für die Länder zu, in denen die CDC-Definition des AIDS immer noch gilt. Nicht umsonst hält es Volberding (1989) für erforderlich zu betonen, daß »die HIV-Krankheit mit der Infektion beginnt« und daß wir zwischen dem Früh-, Mittel- und Spätstadium zu unterscheiden haben.

Die Ablehnung der Frühtherapie dürfte auf der Befürchtung beruhen, ein bereits durch die anerkannten AIDS-Patienten finanziell überforderter Gesundheitsdienst wäre einer Flut von therapiebedürftigen symptomlosen Virusträgern nicht gewachsen. Nach einer Berechnung von Hay, Osmond und Jacobson (1988) verursacht ein Patient mit Vollbild-AIDS pro Jahr 27 950 bis 40 455 Dollar an Kosten. Sie schätzen, daß für das Jahr 1991 in den USA etwa zwei bis vier Milliarden Dollar benötigt werden, wobei ein großer Teil davon für die Beschaffung des AZT auszugeben wäre.

Nun gibt es wesentlich mehr HIV-Infizierte als AIDS-Kranke. Die WHO schätzt für Ende 1990 etwa eine Million Vollbild-AIDS-Fälle. Von dieser kumulierten Zahl muß man etwa die Hälfe als bereits verstorben abziehen. Es stünden also 500 000 lebenden AIDS-Patienten die ebenfalls von der WHO geschätzte Zahl von zehn Millionen Infizierten gegenüber. Bei generell angewandter Frühtherapie würde die Zahl der Hilfesuchenden um den Faktor 20 ansteigen.

Nun beträgt nach Hay *et al.* der jährliche Aufwand für einen AIDS-Kranken im Durchschnitt 35 000 Dollar. Müßten wir statt dessen 20 Patienten im Frühstadium behandeln, so entfiele auf jeden von ihnen die Summe von 1 750 Dollar. Bedenkt man, daß diese Patienten nur ambulant betreut werden, daß sie kein kostspieliges AZT benötigen und daß sie möglicherweise nur kurze Zeit oder in größeren Intervallen die Hilfe des Arztes beanspruchen werden, so dürfte man mit einem Bruchteil dieser Summe auskommen, wogegen der AIDS-Patient über nahezu zwei Jahre in steigendem Maße stationär versorgt werden muß, also bis zu seinem Ableben an die 70 000 Dollar verbraucht. Wie bei jeder anderen Krankheit stellt sich auch hier heraus, daß es viel billiger ist, ein Vollbild-AIDS zu verhindern als es zu behandeln. Für die Gesellschaft kommt noch hinzu, daß die Entwicklung eines Patienten vom symptomlosen Zustand zum Vollbild-AIDS den Verlust eines Menschen bedeutet, der sich zumeist in der besten Produktions- und Reproduktionsperiode des Lebens befindet. Auch ohne die Summe des mit dem AIDS verbundenen menschlichen Leids zu berücksichtigen, erweist sich die Spättherapie des AIDS als finanziell unvorteilhaft.

Bei der Therapie im wirklichen Frühstadium des AIDS, also in der symptomlosen Phase, erhebt sich die Frage nach den Kriterien zur Beurteilung des therapeutischen Effekts. Beim Vollbild-AIDS deutet eine Verzögerung des Exitus gegenüber der Norm eine positive Wirkung an. Bei der als Frühtherapie bezeichneten Behandlung während des ARC mit einer $CD4^+$-Zellenzahl von 200 bis 500/μl gilt die Häufigkeit des Auftretens opportunistischer Infektionen als Kriterium. In einer viel beachteten Untersuchung an Patienten mit weniger als 500 $CD4^+$-Zellen/μl stellten Volberding *et al.* (1990) fest, daß nach 55 Wochen 33 von 428 Patienten mit Placebo das klinische AIDS entwickelt hatten. 457 Patienten erhielten täglich die übliche Dosis von 1500 mg AZT, und von ihnen entwickelten sich 14 bis zum AIDS. Unter den 453 Patienten, die nur 500 mg erhielten, trat in den 55 Wochen das AIDS sogar nur in 11 Fällen auf. Hier war eine günstige Wirkung eindeutig festzustellen.

Aber abgesehen von der Frage, ob ein solches Verfahren ethisch vertretbar ist, läßt es sich bei einer Behandlung kurz nach der Serokonversion nicht anwenden. Die Latenzzeit bis zum Auftreten klinischer Symptome zieht sich oft über viele Jahre hin, und signifikante Resultate wären erst nach einer unvertretbar langen Wartezeit zu erhalten. Zur Beurteilung der therapeutischen Wirkung muß daher ein Verfahren angewandt werden, das den jeweiligen patho-physiologischen Zustand des Patienten widerspiegelt.

Für Forschungszwecke empfiehlt sich dazu die quantitative PCR, die selbst im Anfangsstadium der Krankheit den sehr niedrigen Stand der Virämie zu messen gestattet, leider aber für die laufende klinische Überwachung der Patienten zu aufwendig ist. Für diesen Zweck sollte die Bestimmung des β_2-Mikroglobulins ausreichen. Dieses Protein wird von direkt infizierten und auch von nicht infizierten Zellen in Entzündungsherden abgeschieden. Es korreliert gut mit anderen hämatologischen Parametern, und seine Bestimmung ist zudem denkbar einfach. Es wird daher als guter Indikator für den Therapieeffekt in den *AIDS-Nachrichten* (4/1990) empfohlen. Als weniger geeignet wird die Bestimmung des Neopterinspiegels angesehen, da diese Substanz nur von den Makrophagen ausgeschieden wird und daher nur einen engen Bereich des hämatologischen Geschehens widerspiegelt. Die Senkung der T4-Zellen korreliert gut mit dem Anstieg des β_2-M, liefert also die gleiche Information bei etwas größerem materiellen Aufwand.

9.1 Die Frühtherapie beim AIDS

Um die Möglichkeiten eines therapeutischen Eingriffes im Frühstadium des AIDS darzustellen, sei hier zunächst an einige Erkenntnisse erinnert, die bei der Beschreibung des T4-Syndroms entwickelt wurden. Die Depletion der T4-Zellen beginnt etwa gleichzeitig mit der Serokonversion. Dennoch werden die Antikörper, speziell anti-p24 und anti-gp120, zunächst in gleichbleibenden Mengen exprimiert. Das beruht auf der Bildung von Immun-Gedächtnis-Zellen, die für ihre Aktivität einer Anregung durch die Helferzellen nicht mehr bedürfen. Der Spiegel der Antikörper anti-p24 fällt nach einiger Zeit, etwa nach einem oder mehreren Jahren, ziemlich plötzlich ab, woraufhin die Proliferation der Viren und die davon abhängige Ausbildung der ARC-Symptome einsetzt. Die zumeist ebenfalls vorhandenen Antikörper anti-gp120 scheinen hierbei keine wesentliche Rolle zu spielen, sofern sie nicht direkt auf den Immunapparat hemmend wirken.

Soweit es sich heute übersehen läßt, verläuft die Bildung der Antikörper anti-p24 in drei Phasen (Figur 31, Seite 210). So lange es noch genügend funktionsfähige Helfer-Zellen gibt, werden immer wieder neue B-Lymphozyten zur Produktion des anti-p24 angeregt, die sich immer wieder in Gedächtnis-Zellen verwandeln und über längere Zeit die Produktion des Antikörpers aufrechterhalten (Phase I). In der Phase II nimmt die Zahl der aktiven Helferzellen so weit ab, daß die Induktion neuer Antikörper nicht mehr möglich ist, was nicht nur für anti-p24, sondern auch für andere, neue Antikörper der Fall ist. Die Expression von anti-p24 wird durch Gedächtnis-Zellen aufrechterhalten, da diese aber nur eine beschränkte Funktionsdauer haben, hört die Sekretion von anti-p24 nach einer bestimmten, individuell unterschiedlichen Zeit auf (Phase III).

In der ersten Phase ist der Immunapparat noch vollständig erhalten. Ein zusätzliches Virostatikum kann hierbei die bereits entwickelte Depletion der T4-Zellen zurückdrängen, den Antikörperspiegel erhöhen und dadurch therapeutisch stark wirksam werden. Es könnte auch den Eintritt der Phase II verzögern oder gar verhindern. Dabei ist es prinzipiell irrelevant, ob unter der Depletion eine effektive Zerstörung der T4-Zellen oder nur ihre Inaktivierung durch angelagerte freie gp120-Moleküle verstanden wird.

In der zweiten Phase werden die Antikörper anti-p24 nur noch mittels der Gedächtnis-Zellen exprimiert. Eine zusätzliche virostatische Einwirkung wird zunächst den Antikörperspiegel nicht erhöhen. Erst wenn die Zahl der aktivierbaren T4-Zellen wieder nennenswert angewachsen ist, können auch neue B-Lymphozyten mit der Bildung von anti-p24 beginnen und auch eine neue Generation von Gedächtnis-Zellen ausbilden.

Wir haben gesehen, daß die Antikörper anti-gp120 wahrscheinlich die Aktivierung der B-Zellen hemmen. Selbst wenn die Frühtherapie zu einer völligen Avirämie führt, dauert es mindestens zwei Monate, bis diese Antikörper zum großen Teil aus der Blutbahn verschwinden, und dann noch einen weiteren Monat, bis die geschädigten B-Zellen durch neue ersetzt werden. Ein therapeutischer Dauererfolg würde daher nur bei einer mehrmonatigen Behandlung zu erwarten sein.

Ein sehr frühzeitiger Beginn der Therapie, möglichst schon bald nach der Serokonversion, verspricht sichtlich größere und schnellere Erfolge, jedoch erscheint eine Behandlung während der zweiten Phase noch als durchaus sinnvoll. Die starke Virusvermehrung mit den dadurch bedingten klinischen Symptomen beruht ja auf der beschränkten Lebensdauer der Gedächtnis-Zellen. Sollte in dieser zweiten Phase, sei es auch nur vorübergehend, die Bildung neuer Gedächtnis-Zellen durch eine therapeutische Maßnahme herbeigeführt werden, so würden die klinischen Symptome eine weitere Reihe von Jahren später auftreten. Und prinzipiell ist nicht einzusehen, warum die gleiche Maßnahme nicht in regelmäßigen Abständen wiederholt werden könnte, um den Patienten zwar nicht auszuheilen, ihn aber immerhin in einem Zustand voller körperlicher und geistiger Leistungsfähigkeit zu erhalten.

Auch im Stadium des ARC ist der Einsatz von Virostatika durchaus noch sinnvoll. Die Symptome des ARC beruhen auf einer Vermehrung der Zahl infizierter Makrophagen, und jede Verringerung der Virenzahl muß diese Symptome zurückdrängen, um so mehr, als auch die infizierten Makrophagen keine sehr lange Lebensdauer in den infiltrierten Geweben haben und etwa alle vier Wochen ersetzt werden. Die Symptome des ARC sind vielfach nicht direkt lebensbedrohend, sie reduzieren aber das Wohlbefinden des Patienten und oft auch seine Arbeitsfähigkeit. Zu bedenken ist hierbei auch, daß Patienten mit ARC-Symptomen die Krankheit wesentlich leichter verbreiten als symptomlose Patienten. Eine intensive antivirale Therapie im beginnenden ARC-Stadium würde also epidemiologisch günstige Auswirkungen haben (Holmberg et al., 1989).

Wir haben gesehen, daß zu den Symptomen des ARC auch die Enzephalopathie gehört, die den Patienten selbst in einem frühen Stadium des ARC schwer schädigt. Sie entsteht dadurch, daß sich um HIV-infizierte Makrophagen und Glia-Zellen Entzündungsherde bilden, die auch Neuronen erfassen und leicht zur Bildung nekrotischer Bereiche führen. Da Neuronen nicht ersetzbar sind, sind derartige Schäden nur zum Teil reversibel. Jede Verzögerung der Therapie in diesem Stadium fügt dem Patienten also einen bleibenden und nicht wieder zu heilenden Schaden zu.

Noch wichtiger ist der Umstand, daß zu den Organen, die während des ARC-Stadiums geschädigt werden, auch der Thymus gehört. Da in ihm alle Typen der T-Zellen reifen und sich differenzieren, wird die Immunaktivität dadurch schwer geschädigt, was schließlich zum völligen Zusammenbruch des Immunapparates und zum Auftreten des Vollbild-AIDS führt. Die progressive Zerstörung des Thymus während des ARC-Stadiums läßt sich durch Computertomografie leicht verfolgen. Je früher die antivirale Therapie im ARC-Stadium einsetzt, um so größer ist die Aussicht, dem Patienten wenigstens einen gewissen Teil seiner Immunaktivität zu erhalten, die ihm ein längeres Überleben gestatten könnte (Karpas et al., 1991).

Völlig anders liegen die Verhältnisse beim Vollbild-AIDS. Ist der Thymus erst einmal irreversibel zerstört, dann haben die Viren ihre Rolle ausgespielt. Selbst wenn es gelingt, ihre Vermehrung durch Virostatika völlig zu blockieren und den Organismus virusfrei zu machen, bleibt er doch den opportunistischen Infektionen wehrlos ausgeliefert und geht früher oder später an einer von ihnen zugrunde. Das bedeutet natürlich nicht, daß eine virostatische Therapie in diesem Stadium völlig sinnlos wäre, denn parallel zum AIDS entwickeln sich die Symptome des ARC weiter, fügen dem Patienten zusätzlich Leiden zu und schwächen zugleich auch seine Resistenz gegenüber opportunistischen Infektionen. Durch eine antivirale Therapie kann daher auch im Stadium des Vollbild-AIDS der physische und moralische Zustand des Patienten nennenswert gebessert und seine Lebenserwartung verlängert werden.

Bedauerlich ist, daß die meisten AIDS-Heilmittel am Kranken im Stadium des Vollbild-AIDS erprobt wurden. Da es sich dabei zumeist um Virostatika handelte, wurden sie also an Patienten erprobt, auf deren Zustand die Viren keinen entscheidenden Einfluß mehr ausübten. Die für den letalen Ausgang verantwortlichen opportunistischen Infektionen sind von der Virämie des Patienten völlig unabhängig.

Daraus ergeben sich bei der Erprobung der Medikamente bedauerliche Fehlinterpretationen. Ein in vitro stark wirksames virostatisches Präparat ist zum Beispiel das Suramin, das bedauerlicherweise nicht frei von toxischen Nebenwirkungen ist. Bei der Erprobung an AIDS-Patienten wurde zwar eine Besserung des Allgemeinzustandes, eine Erhöhung des Körpergewichts und ein allgemeines Wohlbefinden verzeichnet, am Ablauf der opportunistischen Infektionen änderte dies jedoch nichts. Daraufhin wurde selbstverständlich die Dosis bis hart an die Toxizitätsgrenze erhöht und die Applikation weitergeführt, bis ernsthafte toxische Nebenerscheinungen auftraten, worauf das Suramin als zu toxisch deklariert und von der Anwendung ausgeschaltet wurde. Ähnliches gilt auch für andere Medikamente, von denen wir bis heute nicht wissen, ob sie nicht in einem früheren Stadium der Krankheit bei geringeren Dosen und kürzerer Anwendungsdauer vielleicht doch beträchtliche Heilerfolge erzielen könnten. Im Rahmen der Frühtherapie des AIDS könnten solche Medikamente sich als durchaus wirksam erweisen.

Es muß ausdrücklich betont werden, daß die Therapie im symptomlosen Stadium sich ganz prinzipiell von der im symptomatischen Stadium unterscheidet. Hat einmal die Produktion des Antikörpers anti-p24 ausgesetzt, dann vermehren sich die Viren ungehemmt, ohne daß der Organismus ihnen Widerstand entgegensetzt. Die therapeutischen Maßnahmen müssen ganz allein, ohne Unterstützung durch den Organismus des Patienten, den Kampf gegen die Infektion durchstehen. Sie tun es mehr oder weniger erfolgreich, aber sobald die Therapie abgebrochen oder auch nur unterbrochen wird, setzt die Virusproliferation ungestört wieder ein.

In der symptomlosen Phase dagegen wird die Virusvermehrung stetig durch den Antikörper anti-p24 aktiv bekämpft. Zwischen der Virusproliferation und der Immunabwehr stellt sich ein nur geringer Grad der Virämie ein, bei dem mit den üblichen Methoden die Anwesenheit von Virusantigenen überhaupt nicht erfaßbar ist. Nach Ho *et al.* (1989; Tabelle X, Seite 250) beträgt die Virenzahl in der symptomfreien Phase nur etwa ein Hundertstel des im Stadium des ARC oder AIDS gemessenen Wertes. Es scheint, daß in ganz seltenen Fällen, mit denen wir uns im Abschnitt 9.1.2 befassen werden, die Abwehrkräfte sogar ausreichen, um die Virämie auch ohne therapeutische Hilfe völlig zu unterbinden. In den meisten Fällen werden diese zu etwa 99 Prozent mit den Viren fertig, und wenn sie es nicht ganz schaffen, so liegt das möglicherweise daran, daß die Antikörper anti-gp120 die B-Zellen hemmen und auf diese Weise die Expression aller Antikörper, also auch des besonders wirksamen anti-p24, herabsetzen. Jede zusätzliche Unterstützung dieser Abwehrkräfte durch virostatische Therapeutika könnte es in diesem Stadium der Infektion erlauben, die Virämie auf Null herabzudrücken. Und es ist durchaus denkbar, daß nach dem Absetzen dieser Therapie die natürlichen Abwehrkräfte stark genug sind, um die Avirämie weiterhin aufrechtzuerhalten. Damit wäre einem weiteren Fortschreiten der Krankheit ein Ende gesetzt.

9.1.1 Kombinierte und intermittente Therapie

In der modernen Literatur wird von vielen Seiten die Forderung erhoben, Therapeutika mit toxischen Nebenwirkungen jeweils nur kurzzeitig oder auch alternierend einzusetzen, so daß die toxischen Erscheinungen immer wieder abklingen können. Bei der Frühtherapie erscheint ein solches Verfahren besonders aussichtsreich.

Viel im Gespräch ist auch die sogenannte kombinierte Therapie. Wirkstoffe, die sich in nichttoxischen Dosen als ungenügend wirksam erweisen, werden mit anderen kombiniert, die auf einem anderen Weg virostatisch sind und deren toxische Effekte auf einer anderen Ebene liegen. Derartige Kombinationen wurden mit vielversprechenden Resultaten bereits ausprobiert, jedoch zumeist im Endstadium der Krankheit, wo die kombinierte virostatische Wirkung infolge der weitgehenden Zerstörung des Thymus nicht mehr zum Tragen kommt und daher den fatalen Ausgang der Krankheit nicht mehr zu verhindern vermag. Eine kombinierte Wirkung würden wir im asymptomatischen Stadium aber bereits bei einem einzelnen Wirkstoff erzielen, denn er überlagert sich der stetig vorhandenen virostatischen Wirkung des Antikörpers anti-p24. Bei gleichzeitiger Anwendung von zwei Virostatika hätten wir also die synergetische Wirkung von drei Faktoren, was möglicherweise den therapeutischen Effekt verstärken könnte. Hier eröffnet sich ein Feld für weite klinische Untersuchungen, die bedenkenlos durchgeführt werden können, da der Patient sich physiologisch in einem ausgezeichneten Zustand befindet und lebensbedrohende Wirkungen der kombinierten Pharmaka kaum zu erwarten sind.

Weiter oben diskutierten wir die Frage, ob eine Frühtherapie an einem vermeintlich gesunden Virusträger mit der ärztlichen Ethik vereinbar sei. Nach den bisherigen Ausführungen müssen wir die Frage umgekehrt stellen: Ist es ethisch verwerflich, ist es ein ärztlicher Kunstfehler, einem Patienten mit mehr als 500 CD4$^+$-Zellen/μl die ärztliche Hilfe zu verweigern?

Es herrscht Einigkeit darüber, daß so gut wie alle serokonvertierten Virusträger in den kommenden 20 Jahren gemäß den Regeln der Gaußschen Verteilung klinische Symptome entwickeln und an ihnen sterben werden. Sie alle befinden sich also in hoher Lebensgefahr. Sinkt die Zahl der Helferzellen unter 500 (was anzeigt, daß die Antikörper anti-p24 nicht mehr gebildet werden und daß die Virämie rasch ansteigt), dann befindet sich der Patient in akuter Lebensgefahr, denn erfahrungsgemäß wird er spätestens zwei Jahre danach tödliche opportunistische Infektionen entwickeln. Ihn ohne Therapie zu belassen, bis die natürliche Abwehr ihren Dienst einstellt und bis irreversible pathologische Veränderungen auftreten, sollte generell als unethisches Verhalten und als Kunstfehler eingeschätzt werden.

9.1.2 Ist das AIDS unheilbar?

Generell herrscht die Ansicht, daß das AIDS eine absolut unheilbare Krankheit darstellt. Dies mag durchaus stimmen, wenn wir unter diesem Ausdruck das Vollbild-AIDS verstehen, ein Stadium der Krankheit, in dem der Thymus irreversibel geschädigt ist und die Immunfunktionen völlig darniederliegen. In der langen symptomlosen Phase haben wir es jedoch mit einem Zustand zu tun, in dem die Virusproliferation und die immunologische Abwehr einander die Waage halten, so daß es nicht zur Ausbildung klinischer Symptome kommt. Sinkt die Abwehr, kommt es zum ARC und zum AIDS; wäre die Bildung von anti-p24 begünstigt, könnte es geschehen, daß es auch auf Dauer nicht zur Ausbildung der lebensbedrohenden Stadien kommt.

Lefrère *et al.* (1988, Tabelle VIII, S. 213) berichten über 22 Patienten, die nur Antikörper anti-*core* aufwiesen, und 75 Patienten mit anti-*core* und anti-*env*, die durchschnittlich über 19 Monate hinweg verfolgt wurden. Bei den Patienten mit ausschließlich anti-*core*-Antikörpern waren über die ganze Beobachtungszeit hinweg sowohl die klinischen als auch die Laborbefunde stabil. Bei den Patienten mit anti-*core* und anti-*env*-Antikörpern wurde eine stetige Verschlimmerung der Laborwerte beobachtet, die T4-Zahl sank beträchtlich ab, ebenso die Blutsenkungszeit, während das β_2-Mikroglobulin signifikant anstieg. 13 von diesen Patienten entwickelten während der Beobachtungszeit das Vollbild-AIDS.

Im Abschnitt 8.1.1 wurde ausführlich belegt, daß die Antikörper anti-p120, also anti-*env*, die Expression der Antikörper anti-p24, also anti-*core*, hemmen. Ein Fortfall der anti-*env*-Antikörper begünstigt also die Bildung des anti-*core*-Antikörpers, was mit den oben genannten Beobachtungen übereinstimmt.

Bei der Mehrzahl der seropositiven Patienten liegen derart glückliche Umstände nicht vor. Es werden gleichzeitig die Antikörper anti-gp120 und anti-p24 gebildet. Durch eine partielle oder vollständige Hemmung der B-Lymphozyten kommt danach die Induktion neuer Antikörper zum Erliegen, und die Expression dieser Antikörper beruht nur noch auf dem Überleben der Gedächtnis-Zellen. Da ihre Lebenszeit im Falle des anti-p24 anscheinend begrenzt ist, kommt es zum Ausfall der anti-*core*-Antikörper und somit auch der an sie gebundenen Immunabwehr gegen das HIV.

In der vorangehenden symptomlosen Phase wird durch die Hemmung der B-Zellen das anti-p24 soweit herabgesetzt, daß es nicht in der Lage ist, die Virusproliferation völlig zu unterbinden, und es kommt zu einem dynamischen Gleichgewicht zwischen der Virenvermehrung und der Zerstörung der Virus-exprimierenden Zellen. Der schon mehrfach zitierte Versuch von Jackson *et al.* (1988; bei dem fortgeschrittenen AIDS-Patienten anti-p24-haltiges Serum injiziert wurde, worauf schlagartig eine völlige Avirämie eintrat), zeigt eindeutig, daß es sich hierbei um eine Frage der Dosierung handelt. Gewinnt das anti-p24 auch nur für kurze Zeit die Überhand, dann kann es zu einer völligen Vernichtung der Viren, also zu einer spontanen Heilung des Patienten kommen.

Dies ist nicht nur reine Spekulation. Bei der Stockholmer AIDS-Tagung berichteten Chamaret, Montagnier *et al.* (1988) über den Fall eines Patienten, der im Jahre 1985 mit allen damals verfügbaren Tests, also auch mit dem *Western blot*, Antikörper gegen alle Antigene des HIV aufwies. 1987 war der Patient mit den gleichen Tests in allen Fällen seronegativ. Beim Vergleich von vier polymorphen Proteinen in den Seren von 1985 und 1987 wurden die gleichen seltenen Phänotypen gefunden, so daß eine Verwechslung der Seren im Labor ausgeschlossen erscheint. Im Serum von 1987 wurde mit modernsten Verfahren nach HIV-Antikörpern und nach dem Antigen p24 gesucht. Ebenfalls wurden Viruskulturen in T4-Zellen angelegt und in den mononuklearen Zellen des Patienten durch PCR nach DNS-Segmenten des HIV gesucht. Alle diese Versuche verliefen negativ. Bis zum Stockholmer Kongreß war die Person klinisch völlig gesund. Auf Grund dieser Beobachtung erklärte Montagnier in seinem Hauptreferat auf dem Stockholmer Kongreß (1988) ausdrücklich, daß neben der bekannten lebenslänglichen chronischen Infektion es auch komplexere Situationen geben könnte, in welchen das Virus in latentem Zustande verbleiben oder vielleicht auch völlig verschwinden würde.

Dieser Fall stellt durchaus keine Ausnahme dar. Laurence (1988) verfolgte über zweieinhalb Jahre eine Kohorte, zu der 1 000 seropositive Patienten gehörten. In dieser Zeit wurden vier von ihnen seronegativ. Viruskulturen konnten von ihnen nicht mehr angezüchtet werden, dagegen wurden bei allen mittels der PCR Proviren des HIV nachgewiesen. Allerdings wurden diese Proben hierfür in der Zeit von 6 bis zu 18 Monaten nach dem letzten positiven Test abgenommen. Ob auch die Proviren über eine längere Zeit hinweg völlig verschwinden, läßt sich also noch nicht sagen. Jedenfalls waren alle Laborbefunde bei den vier Personen am Ende der Beobachtungszeit mit denen seronegativer Kontrollpersonen vergleichbar.

Operskalski (1988) fand unter 1479 seropositiven Patienten zwei Männer und zwei Frauen, die zunächst im ELISA und *Western blot* positiv waren und bei späteren Untersuchungen in beiden Tests negativ wurden.

Eine sehr sorgfältige Untersuchung wurde von Montella *et al.* (1988) durchgeführt. In einer Kohorte, die über eine Zeit von 8 bis 30 Monaten in kurzen Abständen getestet wurde, erfolgte in zehn Fällen eine Seroreversion, total in vier Fällen, partiell in sechs Fällen. Benutzt wurden vier verschiedene ELISA-Tests (Sorin, Abbott, Wellcome, Roche), außerdem ein IF-Test (JLC scientific) und ein *Western blot* (Sorin). Am Ende der Beobachtungszeit waren sämtliche zehn Patienten in allen ELISA-Tests negativ; sieben von ihnen waren auch negativ im *Western blot*. Sechs Siebtel verloren Antikörper gegen *core*- und *env*-Proteine. Ein Antigennachweis (Pasteur, Abbott) war anfangs bei vier Patienten positiv und erlitt auch späterhin keine Veränderung. Diese zehn Patienten waren ursprünglich in das Stadium WR-I (Walter-Reed-Klassifizierung) oder WR-II eingestuft worden. Am Ende dieser Zeit wurden sieben von ihnen nach WR-0 zurückgestuft.

Fast nur im Nebensatz erwähnen Johnson *et al.* (1988) Befunde über eine spontane Regression der HIV-Infektion. 163 Patienten verschiedener Stadien, alle Virus-positiv, wurden teils mit Ribavirin, teils mit Placebo behandelt. Viruskulturen wurden zweimal vor dem Beginn der Behandlung und dann 6, 12 und 24 Wochen nach Beginn der Therapie angelegt. Die Therapie selbst ergab keine sehr ermutigenden Resultate, aber am Schluß wird vermerkt, daß 15 Prozent der Placebo-Patienten spontan HIV-negativ geworden waren.

Über eine spontane Reversion der Krankheitserscheinungen in späteren Stadien der AIDS-Infektion fand ich nur einen Hinweis (Pristerà *et al.*, 1988). Drei Drogenabhängige (eine Frau und zwei Männer) waren zunächst über längere Zeit symptomlos, wiesen aber Antikörper gegen alle wichtigen HIV-Proteine auf. Mit der Zeit verschwanden die Antikörper anti-p24, und es traten opportunistische Infektionen auf, die durch entsprechende spezifische Therapien unterdrückt wurden. Danach besserte sich der Allgemeinzustand wieder und der Antikörper anti-p24 trat wieder in Erscheinung, und zwar fünf, sieben beziehungsweise elf Monate nach dem Abklingen des AIDS.

Als Spekulation könnte man die Erklärung vorschlagen, daß transformierte B-Zellen die Aktivierung durch die T4-Zellen nicht benötigen. Wenn funktionierende Makrophagen Antigene anbieten, so könnte es unter günstigen Bedingungen zu einer direkten Induktion der anti-p24-Bildung in den B-Zellen kommen, worauf eine spontane antivirale Abwehr einsetzen würde. Aber dieser Fall ist sichtlich nicht typisch, und die Fälle der spontanen Reversion der Seropositivität in frühen Stadien der Krankheit erscheinen für die Entwicklung einer Therapie von größerer Bedeutung.

Allgemein herrscht die Vorstellung, daß eine Heilung der HIV-Infektion auch im Frühstadium nicht möglich sei, weil das Genom des HIV, einmal in ein Chromosom der Wirts-Zelle inkorporiert, nicht mehr zu bekämpfen sei, solange die Zelle nicht mit der Expression des Virus beginnt. Nicht produktiv infizierte Zellen könnten also als passives Reservoir dienen und die Krankheit jederzeit wieder aufflammen lassen, so daß von einer echten Heilung nicht die Rede sein könnte, auch wenn man alle freien Viren und alle Virus-exprimierenden Zellen vernichten könnte.

Dieser Meinung muß man sich nicht unbedingt anschließen. Normalerweise werden alle kernhaltigen Blut-Zellen in einem raschen Rhythmus ausgewechselt. Der *turnover* liegt je nach der Zellart zwischen wenigen Tagen und wenigen Wochen. Ohne aktive Virusproliferation würde es schon nach wenigen Monaten mit Sicherheit keine einzige infizierte Zelle mehr im Körper des Patienten geben. Eine Ausnahme bilden nur die Zellen, die sich aktiv vermehren und von der Eliminierung nicht betroffen werden. Das ist zum Beispiel bei den Gedächtnis-Zellen unter normalen Bedingungen der Fall. Wir wissen auch, daß zum Beispiel T4-Zellen, die sich im Ruhezustand nicht teilen, nach der Infektion zu proliferieren beginnen und dann wahrscheinlich nicht so rasch aus dem Organismus ausgeschieden werden. Eine Zelle jedoch, die ein »stilles« Provirus trägt, ist, physiologisch gesehen, eine Ruhe-Zelle und unterliegt dem gleichen *turnover* wie die nichtinfizierten Zellen ihres Typs. Die latente Infektionsquelle würde also spontan aus dem Organismus eliminiert, wie das bei anderen Viruserkrankungen ja bekanntlich der Fall ist. Wahrscheinlich ist es nicht einmal erforderlich, die gesamte Virusproliferation zu inhibieren; eine starke Verringerung der Proliferationsrate könnte bereits ausreichen, um eine regressive Entwicklung einzuleiten und schließlich eine völlige Heilung herbeizuführen.

In den vorangegangenen Abschnitten haben wir die Möglichkeit erwogen, durch Unterstützung der natürlichen Immunabwehr im Frühstadium der Infektion die Entwicklung der Krankheit soweit einzudämmen, daß es nicht zur Ausbildung von ARC und AIDS kommen kann. Es ist jedoch nicht völlig auszuschließen, daß eine derartige Frühtherapie auch zu einer völligen Ausheilung der Krankheit führt.

9.2 Die Therapeutika

Seit dem Auftreten des AIDS wurden zahlreiche Therapieverfahren vorgeschlagen und zum großen Teil auch im Labor und in der Klinik erprobt. Über die jeweiligen Resultate berichtet ausführlich die einschlägige Literatur. Hier begnüge ich mich zunächst mit der Feststellung, daß eine befriedigende Therapie des AIDS bisher nicht entwickelt werden konnte. Die in den vorangegangenen Kapiteln durchgeführte zellphysiologische Analyse des AIDS gestattet aber, einige generelle Hinweise zur Orientierung künftiger Arbeiten beizusteuern.

9.2.1 Die Therapie in den klinischen Stadien des AIDS

Die klinischen Symptome des AIDS setzen ein, kurz nachdem die Produktion der Antikörper anti-p24 aufgehört hat, wodurch der Weg zu einer ungehemmten Proliferation des HIV freigegeben wird. Als erste Maßnahme sollte dieser fehlende Antikörper durch einen rekombinanten Antikörper r-anti-p24 oder durch eine Infusion eines an diesem Antikörper reichen Patientenserums ersetzt werden. Über die ausgezeichneten Wirkungen, die Jackson *et al.* (1988) durch die Behandlung von Patienten im Spätstadium mit Patientenseren mit hohem Antikörpertiter erzielten, habe ich bereits mehrfach berichtet.

In einer Reihe von Veröffentlichungen berichten Karpas *et al.* (zuletzt 1991) über die Behandlung von Patienten im ARC- und AIDS-Stadium durch hyperimmunes Serum von symptomlosen HIV-Infizierten. Als hyperimmun bezeichnen sie Seren mit besonders hohem Titer an Antikörpern. Dabei handelt es sich offensichtlich um anti-p24, denn die Autoren vermerken ausdrücklich, daß dieser hohe Titer vor Erreichen der klinischen Stadien weit zurückging, was bekanntlich für anti-p24, nicht aber für anti-gp120 zutrifft.

Bei der passiven Immunisierung erhielten die Patienten (vier mit ARC und sechs mit AIDS) zunächst monatlich einmal 500 ml des Serums, später nur 250 ml. Bei allen ging die Virämie rapide bis auf einen nicht mehr meßbaren Wert zurück. Selbst der PCR-Nachweis, der noch einzelne Protovirus-Genome erkennen läßt, wurde negativ. Parallel dazu wurde an allen zehn Patienten eine deutliche Besserung der klinischen Symptome und der haematologischen Befunde beobachtet. Dessen ungeachtet starben fünf von den sechs AIDS-Patienten innerhalb der Beobachtungszeit von 17 Monaten.

Das war zu erwarten, denn die Immundefizienz, die der Zerstörung des Thymus folgt, ist von der Präsenz des Virus nicht mehr abhängig.

Bei den vier ARC-Patienten erwiesen sich die Avirämie und die klinische Besserung als nachhaltig, auch nach dem Absetzen der Therapie. Die Zahl der T4-Zellen sank nicht weiter, wenn sie auch nicht zur Norm zurückkehrte. Das spricht dafür, daß im Stadium des ARC, in dem sich diese Patienten befanden, die partielle Schädigung des Thymus bereits irreversibel war.

Auf Grund dieser und gleichsinniger früherer Befunde empfehlen Karpas *et al.* die passive Immunisierung durch Patientenseren für eine »Frühtherapie«, wobei sie selbstverständlich damit eine Behandlung im Stadium des ARC, noch vor dem Auftreten des AIDS meinen. In einem noch früheren Stadium der Krankheit, wenn noch ein Gleichgewicht zwischen der Virusproliferation und der virostatischen Wirkung des anti-p24 besteht, könnte eine selbst geringfügige passive Erhöhung des Antikörperspiegels zu einer effektiven Clearance des Virus führen (siehe auch Jackson).

Von besonderer Bedeutung kann diese passive Immunisierung bei den nicht seltenen Patienten werden, die nur wenig oder überhaupt keine Antikörper anti-p24 bilden, und die erfahrungsgemäß schon nach kurzer Zeit die klinischen Phasen erreichen. Dieser Befund mit der schlechtesten aller Prognosen stellt sich schon bei der Serokonversion heraus. Für eine passive Immunisierung bleibt dann immer noch genügend Zeit.

Es ist zu erwarten, daß bei ausgesprochener Frühtherapie nicht die massiven Antikörpermengen benötigt werden, wie sie Jackson und Karpas verwenden. Und es besteht auch Hoffnung, daß die Behandlung nur kurz zu sein braucht, da beide Autoren vermerken, daß die Avirämie schon bald nach den ersten Gaben eintritt. Dennoch ist zu erwarten, daß die natürlich anfallenden superimmunen Patientenseren den Bedarf nicht decken werden. Es dürfte aber keine Schwierigkeiten bereiten, durch Impfung von Pferden oder Ziegen mit dem Antigen p24 jede benötigte Menge des Antikörpers zu erhalten. Und in naher Zukunft erscheint auch die Herstellung des rekombinanten Antikörpers zu tragbaren Preisen im Bereich des Möglichen, da sie zu experimentellen Zwecken bereits realisiert wurde.

Gegenüber dem bisher wirksamsten AIDS-Heilmittel, dem AZT, hätte dieses Verfahren eine Reihe von Vorteilen. Zunächst handelt es sich um ein Produkt des menschlichen Organismus, von dem keine schädlichen Nebenwirkungen bekannt sind. Zudem werden Antikörper nicht durch die Niere ausgeschieden, sondern verbleiben in der Blutbahn mit einer Halbwertszeit von etwa 16 Tagen (Rhame *et al.*, 1990). Während das AZT zum Beispiel viermal täglich appliziert werden muß, um eine wirksame Konzentration im Blut aufrechtzuerhalten, dürfte bei der Antikörpertherapie eine Wiederholung nur etwa alle zwei bis drei Monate erforderlich sein. Dies, ebenso wie der zu erwartende Fortfall toxischer Nebenwirkungen, dürfte im Frühstadium der Krankheit eine ambulante Behandlung ermöglichen, was einer breiten Anwendung dieser Therapie auch in ökonomisch schwachen Ländern förderlich sein dürfte.

Ein besonders glücklicher Umstand ist, daß die Anwendung des anti-p24 in der AIDS-Therapie bereits in Fachzeitschriften veröffentlicht wurde und infolge dessen kaum patentierbar sein dürfte. Unter dem Einfluß der freien Konkurrenz sollte sich der Preis selbst für das rekombinante Produkt in erträglichen Grenzen halten.

Neben der Bekämpfung des HIV sollte im Stadium des ARC auch der direkten Eindämmung der klinischen Symptome Beachtung geschenkt werden. Nicht nur, daß diese Symptome entscheidend auf das Wohlbefinden des Patienten und seine Arbeitsfähigkeit einwirken, zu ihnen gehört auch die progressive Zerstörung des Thymus, aus der letztlich der Zusammenbruch des Immunsystems und das Vollbild-AIDS resultiert. Diese Symptome beruhen darauf, daß sich um einen infizierten Makrophagen herum im Gewebe des betroffenen Organs ein Entzündungsherd ausbildet, der bis zur Nekrose der nicht direkt infizierten Zellen gehen kann. Hier sollten klassische Entzündungshemmer wie das Kortison (de Stouz et al., 1990) oder das Indometazin, natürlich in Kombination mit einem Virostatikum, zum Beispiel mit dem Antikörper anti-p24 oder mit dem AZT, systematisch erprobt werden. Selbst für das klassische Aspirin liegen positive, jedoch statistisch noch nicht gesicherte Beobachtungen vor (Rachmanowa, persönliche Mitteilung; James, 1990).

Sowohl bei Rachmanowa als auch bei den von James referierten Arbeiten handelt es sich um Therapieversuche im Spätstadium. Mit einer Heilung ist daher nicht zu rechnen. Dennoch sind die Erfolge mit der AZT-Wirkung vergleichbar, jedoch ohne dessen bekannte toxische Nebenwirkungen. Die Zahl der Versuchspersonen jedes einzelnen Autors ist klein und statistisch nicht beeindruckend, aber die Gleichsinnigkeit ihrer Ergebnisse gibt zu denken.

In letzter Zeit wurde der Wirkungsmechanismus der Antiphlogistika vom Typ der NSAIDs *(non-steroidal anti-inflammatory drugs)*, zu denen neben dem Aspirin auch das Indometazin gehört, weitgehend aufgeklärt. In seinen durch den Nobelpreis ausgezeichneten Arbeiten zeigte Vane (1971; auch Fereira und Vane, 1974), daß durch sie die Bildung der Prostaglandine aus der Arachidonsäure durch Hemmung der Cyclooxygenase verhindert wird. Nun spielen die Prostaglandine eine Schlüsselrolle bei der Überführung geschädigter Zellen in den Zustand der Entzündung und bei ihrer Zerstörung durch die Degranulation neutrophiler Zellen. Wenn die pathologischen Symptome des AIDS vorwiegend auf Entzündungen beruhen, die durch den TNF-α aus den HIV-infizierten Makrophagen verursacht werden, so müßte die Eindämmung dieser Entzündungen durch die Ausschaltung der Prostaglandine einen therapeutischen Effekt haben.

Noch wichtiger erscheint ein zweiter, von der Arbeitsgruppe Weissmann (Abramson et al., 1985; Abramson und Weissmann, 1989) aufgedeckter Wirkmechanismus der NSAIDs zu sein. Bereits bei geringen Dosen von Aspirin wird die Aktivierung von Zellen unterdrückt. Im entscheidenden Versuch wurden neutrophile Leukozyten durch f-Met-Leu-Phe (FMLP, 0,1 μM) aktiviert und zur Degranulation gebracht. Schon bei schwachen Dosen von Aspirin oder Indometazin wird die Degranulation unterdrückt.

Unter den gegebenen Versuchsbedingungen tritt kein Prostaglandin auf. Ein Zusatz von Prostaglandin E_1 beinflußt den Befund nicht nennenswert. Die Aktivierung durch FMLP entspricht einer reinen Erregungssteigerung. Die Neutrophilen aggregieren, und die ursprünglich in der Plasmamembran festgehaltenen Ca^{2+}-Ionen wandern ins Zytoplasma ein. Dosen von nur 0,75 μM NSAIDs verhindern die Aggregation und halten das Kalzium in der Plasmamembran dosisabhängig fest. Es wird also der Erregungsanstieg direkt unterdrückt. Nun wissen wir aber, daß ein hohes Niveau der Erregung die Voraussetzung für die Infizierung einer Zelle durch das HIV ist. Das Aspirin müßte also die HIV-Proliferation wirksam eindämmen.

Die NSAIDs wirken wahrscheinlich auf zwei Ebenen: Durch Weissmanns Effekt hemmen sie die Proliferation des HIV, durch Vanes Effekt schränken sie die Entwicklung der ARC- und ZNS-Symptome ein. Die von James (1990) berichteten therapeutischen Erfolge sind also zellphysiologisch gut begründet.

Sollten sich diese Befunde bestätigen, wäre das Aspirin ganz besonders für den Einsatz in Ländern der 3. Welt geeignet. Es ist extrem billig. Es ist nicht wohlschmeckend, nicht nahrhaft und bewirkt keine Euphorie. Es kann also an die Patienten ohne Angst vor Mißbrauch in größeren Mengen ausgeteilt werden. Toxische Nebenerscheinungen sind extrem selten und treten erst nach mehrjährigem Mißbrauch auf. In dieser Zeit dürfte das Medikament bei der Frühtherapie des AIDS seine Wirkung bereits getan haben.

Eine ähnliche kombinierte Wirkung als Virostatikum und als Entzündungshemmer könnte auch die Behandlung mit dem UVB (Ultraviolett bestrahltes Blut) haben. Sie besteht darin, daß dem Patienten etwa 50 ml Blut entnommen werden; das Blut fließt durch eine von einer UV-Lampe angestrahlte Quarzküvette und wird sofort in die Vene des Patienten zurückgeleitet.

Der Mechanismus dieser Therapie wurde kürzlich aufgeklärt (Dehmlow und Segal, 1990; Segal und Dehmlow, 1990). Durch die Bestrahlung werden Moleküle des Serumalbumins in je 2 Halbmoleküle mit hohem Dipolmoment gespalten, die sich mit ihrem positiven Pol an die Membran von Zellen anlagern und dort einen Anelektrotonus bewirken, der den Erregungszustand auf rein physikalischem Wege abbaut. Dies geschieht jedoch nur bei entzündeten Zellen, da die Membran gesunder Zellen von einer positiven Polarisationszone umgeben ist, welche die Anlagerung des positiven Pols der Albumin-Halbmoleküle verhindert. Die Wirkung der UVB-Therapie beschränkt sich daher auf entzündetes Gewebe und verschont gesunde Zellen. Zugleich ergibt sich eine virostatische Wirkung dadurch, daß Viren generell nur in hocherregte Zellen einzudringen vermögen und die Erregung/Entzündung durch das UVB abgebaut wird.

Die UVB-Therapie ist weitgehend frei von unerwünschten Nebenwirkungen. Die Verweildauer der Albumin-Spaltprodukte im Blut ist ähnlich lang wie die der Immunoglobuline. Aus der klinischen Praxis wissen wir, daß die Nachwirkung der Behandlung sich auf etwa ein Jahr erstreckt. Für eine Frühtherapie bei zahlreichen Patienten kann dieser Umstand von Bedeutung sein.

Die klinische Erprobung des UVB beim AIDS ist bisher nur wenig fortgeschritten (Rachmanova, persönliche Mitteilung; Sacher, persönliche Mitteilung). Die Wirkung bei Patienten mit Vollbild-AIDS soll mit der des AZT vergleichbar sein, wobei allerdings bisher weder toxische Nebenerscheinungen noch die Ausbildung einer Resistenz vermerkt wurden, was bei der Natur dieser Therapie auch nicht zu erwarten ist.

Wenig Beachtung fanden bisher die Versuche, die Thymusaktivität bei ARC und bei AIDS durch Thymusextrakte, Thymax L und TFX-Thymomodulin zu unterstützen. Valensini et al. (1987) berichten, daß nur bei zwei Patienten im Endstadium des AIDS (WR 6b) keine Wirkung der Therapie zu verzeichnen war. Bei 13 Patienten in frühem Stadium verzeichneten sie eine allgemeine Besserung der Symptome, einen Anstieg der T4-Zahl, ein Absinken der T8-Zahl, einen Rückgang des Fiebers und der Pilzinfektionen. Neue opportunistische Infektionen traten nicht auf.

Zu ähnlichen Resultaten gelangen Kornuszewski, Lurhuma et al. (1989), die untersuchten, wie sich die Therapie mit Thymusextrakten auf die Überlebensdauer von Patienten mit AIDS und ARC auswirkt (Tabelle XI).

266

Tabelle XI:
Überlebenszeiten von Patienten mit AIDS und mit ARC mit und ohne zusätzliche Therapie durch Thymusextrakte: Thymax L und TFX-Thymomodulin (Kornuszewski, Lurhuma *et al.*, 1989)

Lebten länger als	3 Jahre	2 Jahre	1 Jahr	Exitus
AIDS mit Thymusextrakt (n = 54)	6	6	20	19
AIDS ohne Thymusextrakt (n = 45)	0	0	6	39
ARC mit Thymusextrakt (n = 31)	8	10	12	1
ARC ohne Thymusextrakt (n = 12)	0	2	5	5

Dabei erhielten alle Patienten die bei AIDS allgemein übliche Behandlung, unabhängig davon, ob sie zusätzlich mit Thymusextrakten behandelt wurden oder nicht. Eine längere Überlebenszeit und eine stark verringerte Todesrate ist sowohl bei AIDS- wie bei ARC-Patienten offensichtlich.

Zu der bei allen diesen Patienten angewandten Therapie gehört auch die Applikation von Virostatika. Die günstigen Resultate sind also als Auswirkung einer kombinierten Therapie zu deuten. Inwieweit eine weitere Verbesserung bei einer Kombination der Thymusextrakte mit einer passiven Immunisierung durch Antikörper anti-p24 möglich ist, müßten zusätzliche klinische Untersuchungen erweisen.

9.2.2 Die Therapie im symptomlosen Stadium des AIDS

Nur bei sehr wenigen Patienten erfolgt eine Serokonversion ohne Bildung von Antikörpern anti-p24. In diesen Fällen ist die symptomlose Phase der Krankheit allgemein sehr kurz und geht rasch in das Stadium des ARC über. Hier ist so früh wie nur irgendwie möglich die gleiche Therapie anzuwenden wie beim bereits manifesten ARC.

Zumeist ist aber die Serokonversion von einer Ausschüttung des anti-p24-Antikörpers begleitet, jedoch anscheinend mit einem Titer, der die völlige Liquidierung der Infektion nicht gestattet. Naheliegend wäre es, diesem Mangel durch eine zusätzliche passive Immunisierung mit rekombinantem anti-p24 nachzuhelfen. Der Vorteil dieser Therapie läge in dem Fehlen von toxischen Nebenerscheinungen und in der langen Verweildauer der Antikörper im Blut. Das würde es erlauben, die Behandlung in größeren Zeitabständen und ohne Hospitalisierung des Patienten durchzuführen. Diesbezügliche klinische Untersuchungen sind mir bislang nicht bekannt.

Denkbar wäre es auch, durch eine Hemmung der HIV-Proliferation die virostatische Wirkung des anti-p24 zu unterstützen. Hierfür bieten sich in erster Linie die zahlreichen Inhibitoren der reversen Transkriptase an, wie das Suramin, das HPA23, das Ribavirin oder das AZT. Hierbei wird von der wahrscheinlich irrigen Annahme ausgegangen, daß die reverse Transkriptase ausschließlich in den Retroviren vorkommt, so daß ihre Hemmung keinerlei negative Auswirkungen auf die normalen Funktionen des Organismus ausüben kann. So lesen wir im WHO-Bericht, Genf, 25.—26. September 1985, Seite 9, die RT sei »*not a normal constituent of normal cells*«. Aber schon kurz nach der Darstellung der RT durch Temin und durch Baltimore im Jahre 1970 wurde die reverse Transkriptase in vielen normalen Gewebs-Zellen und auch in zahlreichen Bakterien nachgewiesen. Bei virusinfizierten Zellen läßt sich die zelleigene Transkriptase von der viruseigenen immunologisch leicht unterscheiden. Temin schreibt der zelleigenen reversen Transkriptase eine wichtige Rolle bei der Differenzierung von Zellen zu. Nun spielt die Umdifferenzierung von Zellen gerade im Immunprozeß eine entscheidende Rolle. Die Reifung von Monozyten zu Makrophagen, die Bildung verschiedener Typen von T-Zellen aus einem einheitlichen Praecursor, die Umwandlung einer B-Zelle in eine Antikörper-exprimierende Plasma-Zelle, das alles sind Umdifferenzierungen, an denen die reverse Transkriptase wahrscheinlich entscheidend mitwirkt. Segal und Segal (1974) schreiben außerdem der reversen Transkriptase eine entscheidende Rolle bei der Induktion von B-Zellen durch die vom Makrophagen präsentierten Antigene zu. Es ist also durchaus denkbar, daß eine weitgehende Hemmung der reversen Transkription den bei der HIV-Infektion an sich schon stark gefährdeten Immunapparat noch weiterhin schädigt.

Eine besondere Gefahr entsteht hierbei durch die AZT-Behandlung. Dieser Wirkstoff hemmt die reverse Transkription, indem er das Wachstum des DNA-Strangs unterbricht. DNA-Stränge wachsen aber auch bei jeder Replikation der DNA, die einer Zellteilung vorangehen muß. Alle normalen Mitosen, auch in den nicht von der Infektion betroffenen Geweben, werden dadurch gestört, was sich besonders in Geweben auswirkt, die funktionell einer starken Zellproliferation unterliegen. In erster Linie ist dabei natürlich an das haematopoetische System zu denken. In der Tat beobachtet man bei vielen Patienten nach AZT-Therapie eine starke Depletion von Blut-Zellen aller Typen, was dann zu einem Abbruch der Behandlung führt. Diese Depletion betrifft selbstverständlich auch die immunkompetenten Zellen, was unweigerlich zu einer Schwächung des an sich schon geschwächten Abwehrsystems führen muß.

Besonders bedroht sind hierbei die T-Zellen. Bei ihrer Reifung im Thymus machen die Praecursoren eine Proliferation im Verhältnis von etwa 1 : 100 durch. Es ist daher denkbar, daß das AZT auf die Reifung der T-Zellen einen negativen Einfluß ausübt. Gezielte Untersuchungen über den Einfluß des AZT auf die immunkompetenten Zellen sind mir nicht bekannt.

Will man dennoch auf den Einsatz von RT-Hemmern nicht verzichten, so sollte dieser in kurzen Perioden mit längeren Zwischenräumen erfolgen, damit der Patient Zeit hat, die unerwünschten Nebenwirkungen abzubauen, so daß es zu keiner Summierung kommt. Dagegen empfiehlt es sich nicht, zur Vermeidung solcher toxischer Nebeneffekte die Dosis des Medikamentes stark herabzusetzen (in der Annahme, für eine noch schwach entwickelte Krankheit würde auch eine schwache Dosis des Wirkstoffes genügen). Wir dürfen nicht vergessen, daß biologische Wirkungen zumeist an Schwellenbedingungen geknüpft sind und daß eine geringfügige Herabsetzung der Dosis oft zu einer weitgehenden Unterdrückung des gewünschten Effektes führt.

Für das AZT liegen bereits von mehreren Seiten Befunde vor, wonach eine Senkung der Dosis auf die Hälfte der üblichen ohne nennenswerten Verlust der therapeutischen Wirkung möglich ist. Über Versuche mit noch geringeren Dosen liegen bisher keine Mitteilungen vor.

Unter den RT-Hemmern gilt das AZT gegenwärtig als das wirksamste AIDS-Therapeutikum. Es wurde bisher nur beim Vollbild-AIDS und versuchsweise (als Frühtherapie bezeichnet) beim ARC angewandt. Es stellt sich die Frage, inwieweit es bei echter Frühtherapie, im symptomlosen Stadium der Infektion, einen Erfolg verspricht. Zu nennen ist zunächst die bereits zitierte Arbeit von Richman et al. (1990, Figur 15, Seite 77), wonach die Ausbildung der Resistenz im Frühstadium der Infektion wesentlich langsamer erfolgt als in den Spätstadien. Dies sollte die Wirkung des AZT bei früher Anwendung begünstigen.

Viel zitiert wird eine Arbeit von Lange, Goudsmit et al. (1990). Sie berichtet über einen Patienten, dem versehentlich 0,1 bis 0,2 ml eines HIV-haltigen Bluts injiziert wurde. Schon 45 Minuten danach begann die Behandlung mit AZT. Dennoch wurde am 30. Tag das Antigen p24 nachgewiesen, und am 41. Tag traten Antikörper auf. Daraus wird geschlossen, das AZT sei im Anfangsstadium der Krankheit unwirksam.

Man kann diese Befunde auch anders bewerten. Zunächst ist zu vermerken, daß trotz der massiven Dosis der Viren keine klinischen Symptome der Primärinfektion beobachtet wurden. Auch das Auftreten der Serokonversion kann man nicht als Zeichen einer fortschreitenden Krankheit werten. Die Bildung von Antikörpern ist die normale Reaktion auf das Eindringen von Fremdsubstanzen. Der Bericht bricht mit dem 58. Tag ab, kann also nichts über eventuelle Spätfolgen der Infektion aussagen. Der symptomlose Verlauf der frühen Phase der Infektion läßt jedenfalls vermuten, daß die pathogene Wirkung des Virus durch das AZT erfolgreich abgefangen wurde.

Eindeutiger sind die Befunde von Analogieversuchen an Tieren. Ruprecht *et al.* (1990) infizierten Mäuse mit RLV *(Rauscher murine leukemia virus)*. Behandelt wird mit AZT plus Interferon-α, wodurch die Dosis so weit gesenkt werden kann, daß toxische Effekte vermieden werden. Die nichttoxische Dosis unterdrückt die Splenomegalie, das auffälligste Symptom der Krankheit, bei mehr als 93 Prozent der Versuchstiere.

Die Behandlung beginnt vier Stunden nach der Infektion. Symptome der Krankheit treten nicht auf, aber die Versuchstiere werden resistent gegen voll infektiöse Dosen des RLV. Sie haben also, genauso wie im Falle des humanen Patienten, eine Serokonversion durchgemacht und Antikörper entwickelt, ohne krank zu werden.

Ganz ähnlich sind die Befunde von Zeidner *et al.* (1990) mit FeLV *(feline leukemia virus)* infizierten Katzen, nur daß mit AZT unter Zusatz von Interferon-α und Interleukin-2 behandelt wurde und die Behandlung schon 24 Stunden vor der Inokulation des Virus einsetzte. Sie wurde 40 Tage lang fortgesetzt. Danach erwies sich eine neue Inokulation als wirkungslos, eine Serokonversion mit Immunisierung hatte also stattgefunden. Die Autoren betonen die Wirksamkeit dieser Therapie im praesymptomatischen Stadium und empfehlen sie besonders als Maßnahme bei Unfällen in der medizinischen Praxis.

Neben den RT-Hemmern gibt es noch ein reichhaltiges Angebot von Therapeutika mit anderer Wirkungsweise. Sie wurden zumeist als alleiniges Medikament erprobt, womöglich gar im Spätstadium der Krankheit, wo ein Heileffekt ohnehin schwer zu erzielen ist. Es ist durchaus denkbar, daß manche von ihnen im Frühstadium der Krankheit synergetisch mit dann noch vorhandenen Antikörpern anti-p24 eine gute therapeutische Wirkung entfalten.

Die Möglichkeiten, die Entwicklung des AIDS einzudämmen, sind so vielfältig, daß es nicht möglich ist, sie hier alle zu erwähnen. Nur einige von ihnen sollen hier besprochen werden, um ihre Vielfalt zu illustrieren.

Völlig anders als die AZT-Hemmer wirkt das »Aktivlipid« AL 721, das aus Eigelb hergestellt wird und 70 Prozent Glyzeride, 20 Prozent Phosphatidylcholin und 10 Prozent Phospatidylethanolamin, also im Verhältnis 7 : 2 : 1, enthält. Es extrahiert das Cholesterol aus der cholesterolreichen Virushülle und wirkt *in vitro* virozid. Mehrere Veröffentlichungen, zum Beispiel Skornik *et al.* (1988), bestätigen an zahlreichen klinischen Fällen die Wirksamkeit dieses Präparates. Weniger einverstanden darf man damit sein, daß die Ethigen Corporation in Los Angeles dieses Präparat unter Umgehung des Arzneimittelgesetzes als »Nahrungsmittel« vermarktet. Ein Monat einer derartigen Privatbehandlung kostet etwa 250 bis 300 Dollar (Barinage, 1988).

Einen völlig neuen Weg eröffnet die Anwendung der *trimming glycosidase* Castanospermin und seines Analogons 1-Deoxynojirimycin, die eine Anlagerung von Polysacchariden an das Molekül gp120 verhindern. Normalerweise trägt ein gp120-Molekül 31—36 stickstoffgebundene Glykane mit starker elektronegativer Ladung, und da jedes Virion 72 derartige Moleküle in seiner Hülle enthält, kommt ein sehr starkes elektrisches Feld zustande, von dem anzunehmen ist, daß es das auslösende Signal für die Endozytose des Virions durch die Wirts-Zelle darstellt.

Eine Beseitigung dieser Glykane müßte die Infektionsfähigkeit so behandelter Viren stark herabsetzen, wenn nicht gar völlig annulieren. Diese Vermutung wird durch Versuche *in vitro* bestätigt (Gruters *et al.*, 1987; Sunkara, 1989).

Einen besonders hohen therapeutischen Index weist nach Dedera, Heyden und Ratner (1990) das N-buDNJ (N-Butyl deoxynojirimycin) auf. Schon bei einer Konzentration von 0,1 μM wird die Infektion zu 80 Prozent gehemmt, während das Zellwachstum erst bei 4,0 mM beeinträchtigt wird.

Da also toxische Nebenwirkungen nicht zu erwarten sind, wäre eine Erprobung *in vivo* angebracht. Da der virostatische Effekt hierbei auf einem ganz anderen Wege erfolgt als bei dem Antikörper anti-p24, ist eine Summierung beider Effekte zu erwarten, weshalb die Anwendung der *trimming glycosidase* in der Frühphase der AIDS-Erkrankung besonders erfolgreich sein könnte.

Ähnliche Erwartungen darf man auch an die Anwendung des UVB knüpfen. Es soll ebenfalls auf elektrostatischem Wege die Endozytose des Virus verhindern, während der Antikörper anti-p24 durch Komplementbindung die bereits infizierten und das Virus exprimierenden Zellen zerstört. Auch hier wäre eine gute synergetische Wirkung zu erwarten. Zugunsten des UVB spricht außerdem, daß die Nachwirkungen einer kurzen Behandlung sich über viele Monate erstrecken, was einem Minimum der Belastung des Patienten entspricht und seinen beruflichen sowie gesellschaftlichen Aktivitäten völlig freien Raum läßt.

Weniger Optimismus erwecken die Versuche, durch synthetisches, lösliches CD4 die Neuinfektion von Wirts-Zellen zu verhindern. Weiss (1988) nennt nicht weniger als fünf voneinander unabhängige Veröffentlichungen, in denen ein derartiges rekombinantes CD4 die Virusproliferation in Zellkulturen hemmt.

Gewiß ist es richtig, daß das freie CD4-Molekül sich an die gp120-Moleküle der Virushülle heftet und so ihre Bindung an die Wirts-Zellen verhindern kann. Dennoch darf man nicht vergessen, daß normalerweise der CD4-Rezeptor der T4-Zelle der Wechselwirkung mit den B-Lymphozyten dient und daß Membranrezeptoren der B-Lymphozyten ein dem gp120-Bindungsepitop analoges Epitop tragen müssen. Es ist daher zu erwarten, daß die löslichen CD4-Moleküle sich auch an die Membranrezeptoren der B-Zellen anheften, ähnlich wie das anscheinend für die Moleküle des anti-gp120-Antikörpers der Fall ist, was die noch verbleibende B-Zellen-Aktivität noch weiter herabsetzen könnte. Solange noch in der Anfangsphase des symptomlosen Stadiums die Fähigkeit zur Expression neuer Antikörper besteht, dürfte diese Therapie wohl eher negative Folgen haben. In der zweiten Phase, in der die Antikörper-Expression nur noch auf der Aktivität der Gedächtnis-Zellen beruht, dürfte dieser Schaden nicht mehr von Bedeutung sein, und die neutralisierende Wirkung des sCD4 könnte sich als positiv erweisen. Bei der starken Virusproliferation beim ARC und AIDS dürfte es jedoch kaum möglich sein, eine wirksame Konzentration von löslichem CD4 in der Blutbahn aufrechtzuerhalten.

Dieser Schwierigkeit versuchen verschiedene Autoren (Capon et al., 1989; Byrn et al., 1990) dadurch entgegenzuwirken, daß das CD4-Molekül mit einem IgG-Molekül fusioniert wird. Das Produkt wird als Immunoadhesin bezeichnet. Durch die Bindung an das Immunoglobulin erlangt das CD4 eine lange Verweilzeit im Plasma, wie sie auch reine Immunoglobuline aufweisen. Außerdem kann sich der Fc-Abschnitt des IgG an die entsprechenden Rezeptoren von Killerzellen binden, wodurch spezifische Anti-HIV-Killer erzeugt würden. In vitro könnten diese tatsächlich das Virus lysieren, in vivo würden sie aber genauso oft auch die B-Zellen zerstören und dadurch die verbleibende Immunaktivität des Organismus weiter beeinträchtigen.

Die gleichen Bedenken sind auch gegenüber dem Vorschlag von Chaudhary et al. (1988) zu äußern. Sie stellen ein rekombinantes Protein aus CD4 und dem Exotoxin von Pseudomonas her, das sich in vitro spezifisch an die gp120-Moleküle auf der Membran infizierter Zellen heftet und diese dann durch den Exotoxinanteil zerstört. Auch hier ist zu befürchten, daß dieses hochgiftige Protein sich *in vivo* auch an die Membranrezeptoren der B-Zellen anlagert und diese vernichtet.

Eine entgegengesetzte Wirkung wird dem Peptid T (D-ala-1-peptid-T-amid) nachgesagt. Es soll die Membranrezeptoren für das gp120 blockieren (Goodwin, Hazeltine *et al.*, 1989). Über den therapeutischen Wirkmechanismus wurde viel gestritten. Er wird verständlich, wenn man die Hypothese akzeptiert, wonach Antikörper anti-gp120 die Membranrezeptoren der B-Zellen belegen und die Induktion der Antikörperbildung verhindern. Wenn das Peptid T die CD4-Rezeptoren der aktivierten T4-Zelle belegt, dann muß es auch den Antikörper anti-gp120 blockieren, der ja ein analoges Bindungsepitop trägt. Diese Antikörper können dann aber nicht mehr die Rezeptoren des B-Lymphozyten besetzen, und die Bildung von Antikörpern könnte wieder induziert werden.

Die klinische Wirkung des T-Peptids wurde an sechs Patienten mit Vollbild-AIDS erprobt (Bridge, Hazeltine *et al.*, 1989). Die Behandlung erstreckte sich über 30 Tage. Toxische Nebenwirkungen wurden nicht beobachtet. Bei allen Symptomen des ARC wurde eine weitgehende Besserung vermerkt. Die Durchfälle verschwanden, das Körpergewicht nahm zu. Sogar die ZNS-Symptome gingen bis zur völligen Normalisierung zurück. Auf haematologischer Ebene wurde eine Stabilisierung der Zahl der T4-Zellen und ein Sinken des Antigens p24, also der Virämie, festgestellt. Bei zwei Patienten sank der p24-Spiegel sogar bis auf Null.

Der hier beschriebene therapeutische Effekt beschränkt sich auf die ARC-Symptome. Die Zahl der T4-Zellen kehrt nicht zur Norm zurück, sondern bleibt stationär, was anzeigt, daß die Depletion des Thymus zwar angehalten, aber nicht rückgängig gemacht wurde. Ähnlich wie bei der Therapie mit superimmunem anti-p24-Serum wird der ARC zurückgedrängt, an dem Auftreten der opportunistischen Infektionen mit ihrer tödlichen Wirkung wird aber nichts geändert.

Das Peptid T bietet sich ganz eindeutig für eine Frühtherapie an. Es wirkt ähnlich wie das anti-p24, aber auf einer anderen Ebene. Das natürlich gebildete, ebenso wie das dem Patienten infundierte anti-p24 würde daher mit dem Peptid T nicht interferieren, sondern voraussichtlich eine synergetische Wirkung entfalten. Erfolgversprechend erscheinen die Bemühungen, Hemmstoffe für die Virus-Proteasen zu entwickeln. Unter mehreren 1990 erschienenen Arbeiten seien hier die Ergebnisse von Roberts *et al.* (1990) genannt, die einen hochspezifischen Hemmstoff für die Peptidase synthetisierten, die das Praecursor-Protein p55 in die *core*-Proteine aufspaltet. *In vitro* bewirkt der Hemmstoff die Bildung unreifer Virionen »in Krapfenform« und ohne *core,* was verständlich ist, da ohne p24 das *core* nicht zusammengebaut werden kann. Die Substanz zeichnet sich auch durch einen hohen therapeutischen Index aus. Sie wirkt schon bei Konzentrationen unter 10 Nanomol und ist noch bei 5 und 10 Mikromol nicht toxisch. Mitteilungen über eine klinische Erprobung liegen bisher nicht vor.

Weiter fortgeschritten ist die Erprobung des Isoprinosins, einer Substanz mit bislang ungeklärtem Wirkungsmechanismus. Pedersen *et al.* (1990) berichten über einen Doppel-Blindversuch an 866 Patienten (429 Therapie, 437 Placebo). Nach 24 Wochen entwickelte die behandelte Gruppe zwei Fälle von AIDS gegen 17 bei den Placebo-Patienten.

Obgleich unter den Patienten eine Mehrheit von symptomlosen war, handelt es sich in Wirklichkeit um keine Frühtherapie, denn die Fälle von AIDS dürften sich in dem knappen halben Jahr vorwiegend aus der Gruppe mit $<$ 200 T4/μl (29 Therapie, 31 Placebo) entwickelt haben. Eine längere Beobachtung wird sicherlich zur Klärung der therapeutischen Wirksamkeit beitragen.

Auch die Volksmedizin bietet Naturheilstoffe mit angeblich guter therapeutischer Wirkung an. Man sollte solche Befunde respektvoll überprüfen. Die HIV-Krankheit stellt in allen ihren Phasen einen Komplex aus systemischer und zellulär begrenzter Entzündung dar. Diese Entzündung regelt die Infizierbarkeit der Zellen, aber auch das pathologische Niveau der Symptome bei der Primärinfektion und beim ARC. Biologisch wirksame Naturstoffe könnten leicht in diesen Ablauf eingreifen.

Buderl (1989) erprobte den *Compound Q,* der in China aus einer Cucurbitacee gewonnen und in der Volksmedizin gegen Krebs und zur Induktion des Abortus angewandt wird. *In vitro* tötet die Substanz selektiv die HIV-infizierten Zellen, die sich ja, genauso wie Tumorzellen, in einem entzündungsähnlichen Zustand befinden und durch einen zusätzlichen Reiz zur Nekrose gebracht werden können. *In vivo* unterdrückt das *Compound Q,* ähnlich wie das AZT, die Symptome des ARC und die Virämie und ist gegenüber den opportunistischen Infektionen wirkungslos. Es dürfte seine optimale Heilwirkung in früheren Stadien der HIV-Infektion entfalten. Die zur Zeit noch häufigen toxischen Nebeneffekte ließen sich wahrscheinlich durch eine Reinigung des rohen Pflanzenextraktes auf ein erträgliches Maß eindämmen.[1]

---

[1] In der Tat berichtete kürzlich eine Gruppe amerikanischer Forscher, daß sie aus dem Rohextrakt aus *Trichosanthes* ein spezifisches Protein TAP 29 gewinnen konnten, das in Zellkulturen die gleiche virostatische Wirkung aufweist, jedoch ohne nachweisbare toxische Nebenwirkungen auf den Zellstoffwechsel (Lee-Huang *et al.,* 1991).

Ebenfalls aus China kommt das ANG, ein Extrakt aus der Herbacee *Anginlyc*. Bei Versuchsreihen über Monate wurden keine toxischen Nebenwirkungen beobachtet (Sankary, Zhang und Xu, 1990).

Die Untersuchung erfolgte an elf symptomfreien seropositiven Patienten in verschiedenen Stadien der Latenzperiode. Bei 8/11 (73 %) stieg die Zahl der T4-Zellen signifikant an, bei 1/11 (9 %) blieb sie konstant, und bei 2/11 (18 %) sank sie um 2 Prozent ab.

Bei drei Patienten, die noch anti-p24 exprimierten, stieg der Titer dieses Antikörpers signifikant an. Bei einem Patienten, der seit mindestens drei Monaten kein anti-p24 mehr exprimierte, trat dieser Antikörper im 4. Monat mit dem schwachen Titer von 55 wieder auf, stieg im 5. Monat auf den Titer 500 und im 6. Monat der Behandlung sogar auf den Titer 708 an. Die Autoren betonen, daß dies der erste veröffentlichte Fall eines Wiederauftretens des anti-p24 unter therapeutischer Einwirkung ist.

Einiges Aufsehen erregte die »Wunderdroge« *Kemron*, seitdem Kenias Präsident Daniel arap Moi sich für ihre Verwendung einsetzte und sich mit bitteren Worten über die Interesselosigkeit der Industriestaaten beklagte (Bericht von Concar und Gershon, 1990). Mit dem *Kemron* soll bei über 1 000 Patienten eine »merkliche Besserung« erzielt worden sein. 50 von ihnen waren nach der Behandlung nicht mehr seropositiv.

Die allgemeine Ablehnung gründet sich darauf, daß bisher in Kenia keine Placebo-Doppelblindversuche an einer statistisch relevanten Zahl von Patienten durchgeführt wurden. Es ist natürlich, daß ein ökonomisch schwaches Land, das sich das teure AZT für eine allgemeine Anwendung nicht leisten kann, beim Auftauchen eines neuen, heimischen Heilmittels zunächst daran denkt, seinen Kranken Linderung zu verschaffen. Außerdem ist die Durchführung derart aufwendiger Untersuchungen naturgemäß Aufgabe ökonomisch starker Staaten.

Wenn man bisher die Überprüfung des neuen Wirkstoffs verweigerte, so liegt das wohl kaum an rassischen Vorurteilen, wie es Kenias Präsident vermutete. Eher denkbar ist, daß die pharmakologische Industrie kein Interesse daran hat, ihre teuren Produkte auf dem AIDS-Markt durch billige Naturstoffe zu ersetzen.

Wir verfügen somit über verschiedene Möglichkeiten, die Infektion durch HIV in ihrem Frühstadium wirksam zu bekämpfen. Die einen Heilstoffe wirken homolog zum anti-p24, die anderen völlig unabhängig von ihm. Es bleibt für den Kliniker ein weiter Spielraum, um die simultane bzw. alternierende Wirkung dieser Therapeutika in Kombination mit dem zumeist ohnehin vorhandenen anti-p24 vielseitig zu erproben und mit der Zeit eine optimale Strategie zu entwickeln.

9.3 Die Therapie der ZNS-Infektion

Das ZNS ist von dem Blutkreislauf durch die Blut-Liquor-Schranke abgetrennt, die für Viren undurchlässig ist. Sie werden jedoch durch die Makrophagen eingeschleppt, die diese Schranke leicht passieren. Für Antikörper ist die Schranke ebenfalls undurchlässig; die im Liquor nachgewiesenen Antikörper entstehen zeitlich unabhängig von den Antikörpern des Blutplasmas, haben also einen intrathekalen Ursprung. Auch im Liquor treten zumeist neben den Antikörpern gegen Hüllproteine auch Antikörper gegen p24 auf, die etwa zu gleicher Zeit wie die entsprechenden Antikörper aus der Blutbahn wieder verschwinden, worauf eine starke Proliferation der Viren mit Ausbildung neuraler Symptome einsetzt.

Als das aussichtsreichste Mittel gegen die ARC-Symptome beschrieb ich die passive Immunisierung mit dem Antikörper anti-p24. Dieses große Molekül passiert aber nicht die Blut-Liquor-Schranke, und diese bleibt bis kurz vor dem Exitus voll wirksam. Die passive Immunisierung müßte daher gegen ZNS-Symptome unwirksam sein. Nun berichten aber Jackson *et al.* (1988), Karpas *et al.* (1990), sowie Rhame *et al.* (1990) einstimmig (Abschnitt 9.2.1), daß bei passiver Immunisierung mit anti-p24 die ZNS-Symptome sich weitgehend abschwächen oder völlig verschwinden. Das gleiche beobachten auch Bridge *et al.* (1989) für das T-Peptid, das auch die Blut-Liquor-Schranke kaum passieren dürfte.

Nun wissen wir aber, daß auch die in Gewebe inkorporierten Makrophagen, die sogenannten Histiozyten, eine auf wenige Wochen beschränkte Lebensdauer haben und laufend aus dem Blutkreislauf ergänzt werden müssen. Wenn die infizierten Makrophagen des ZNS dem *turnover* zum Opfer fallen und aus dem Blut nur gesunde Makrophagen nachgeliefert werden, weil die passive Immunisierung die Viren aus der Blutbahn entfernt hat, dann müssen auch die ZNS-Symptome erlöschen.

Angesichts der großen klinischen Bedeutung der ZNS-Symptome wäre eine experimentelle Überprüfung dieser Hypothese dringend wünschenswert. Solange diese Frage nicht geklärt ist, müssen wir uns auf die wenigen Chemotherapeutika verlassen, die die Blut-Liquor-Schranke passieren können. Dies ist der Fall beim AZT. Nun ist aber im ZNS das pathologische Geschehen ausschließlich an die Makrophagen gebunden, und frühere Untersuchungen ließen vermuten, daß das AZT die HIV-Vermehrung in

Monozyten nicht zu hemmen vermag. Dies ist inzwischen *in vitro* durch Bolognesi *et al.* (1988) widerlegt worden. Ihre Meinung wird auch durch zahlreiche klinische Befunde bestätigt, wonach durch die AZT-Behandlung die Symptome des ADC *(AIDS dementia complex)* stark zurückgedrängt werden. Auch eine Abnahme der HIV-1-Antigene im Liquor wurde nach Beginn der AZT-Therapie regelmäßig beobachtet. Eine Normalisierung des Glukosestoffwechsels spricht für einen Rückgang der Entzündungsprozesse (Yarochian *et al.*, 1987; Portugies *et al.*, 1989).

Bislang ist das AZT unsere einzige Waffe im Kampf gegen die zentralnervösen Symptome. Es wird aber bekanntlich nicht von allen Patienten vertragen, und außerdem treten zumeist nach etwa sechs Monaten AZT-resistente Formen des HIV auf, die eine unzulässige Steigerung der Dosis erfordern würden und daher die weitere Fortsetzung der Therapie unmöglich machen. Es wäre also dringend erforderlich, weitere die Blut-Liquor-Schranke passierende Wirkstoffe zu finden. Mögen sie auch nach relativ kurzer Zeit toxische Nebenerscheinungen hervorrufen, so könnte man sie doch mit anderen Substanzen alternieren, deren mögliche toxische Wirkung auf einer anderen Ebene liegt, so daß sich der Organismus von den vorangegangenen Schäden erholen kann. Es erscheint daher dringend erforderlich, möglichst zahlreiche, selbst mit toxischen Nebenerscheinungen behaftete Wirkstoffe auf ihre Passage durch die Blut-Liquor-Schranke hin zu untersuchen, um die Entwicklung der Dementia zu verhindern oder doch hinauszuschieben, während inzwischen durch eine intensive Therapie mit anti-p24 die Entwicklung zum Vollbild-AIDS gestoppt wird. Es ist nicht ausgeschlossen, daß dadurch der Patient bei voller geistiger Leistungsfähigkeit am Leben erhalten wird.

Angesichts dieser Schwierigkeiten ist bei den ZNS-Symptomen eine Präventivtherapie besonders angebracht. Diese Symptome entwickeln sich erst, nachdem die starke Proliferation des HIV am Ende des asymptomatischen Stadiums der Krankheit einsetzt. Vorher ist nach dem Abklingen der Primärinfektion selbst mit den empfindlichsten psychologischen Methoden keine Beeinträchtigung der ZNS-Funktion nachzuweisen. Es würde also genügen, die somatische Infektion des Patienten rechtzeitig genug zu bekämpfen und zu verhindern, daß die Krankheit in das Stadium des ARC übergeht, um mit Sicherheit auch die Entwicklung zentralnervöser Symptome auszuschalten. Schon aus diesem Grunde ist es erforderlich, mit der intensiven Therapie möglichst bald nach der Serokonversion zu beginnen. Obwohl die hier vorgeschlagenen Therapiemethoden das ZNS nicht direkt erreichen, kann dadurch ein Übergreifen der Infektion auf dieses Organsystem mit großer Wahrscheinlichkeit verhindert werden.

9.4 Die Frühtherapie in der praktischen Anwendung

Nach dem Erscheinen des ersten Kapitels dieser Monographie als Vorabdruck wurde mir mehrfach der Vorwurf gemacht, ich gäbe dem Praktiker keine konkreten Anweisungen für die Durchführung der Frühtherapie. Das geschah mit voller Absicht. Ich bin Biophysiker und nicht Kliniker. Ich maße mir nicht an zu entscheiden, wo nur ein erfahrener Arzt eine Entscheidung treffen kann. Da dessen Kenntnisse der Zellphysiologie notwendigerweise beschränkt sind, arbeite ich die Informationen auf diesem Gebiet für ihn auf. Die klinische Schlußfolgerung muß er selbst ziehen, denn auf diesem Gebiet ist er weit erfahrener als ich. Da aber dieser Wunsch an mich herangetragen worden ist, will ich hier meine persönlichen Vorstellungen über die Realisierung der Frühtherapie zusammenfassen, bitte jedoch meine Kollegen von der Klinik, ihre eigenen Erfahrungen stets in den Vordergrund zu stellen.

Angesichts der großen Zahl von HIV-Infizierten muß sich eine Einrichtung, die die Frühtherapie anwenden will, auf einen Massenbetrieb einstellen. Die Patienten werden nur in größeren Intervallen zu Zwischenbehandlungen erscheinen. Schädliche Nebenwirkungen der Therapie werden dem Arzt oft zu spät oder gar nicht gemeldet werden.

Selbstverständlich sollten Wirkstoffe mit möglichen Nebenwirkungen unbedingt auch in der Frühtherapie erprobt werden, aber dies sollte vorzugsweise in Kliniken mit spezieller Forschung erfolgen, in denen eine kleine Zahl von Patienten unter häufiger Kontrolle behandelt werden kann. Für breite Frühtherapie eignen sich aber nur Verfahren, bei denen man mit Sicherheit nicht mit störenden Nebenwirkungen zu rechnen braucht.

Unter den vielen Möglichkeiten, die in diesem Kapitel diskutiert wurden, entsprechen nur wenige dieser Bedingung. Aber von ihnen wird ferner verlangt, daß die für sie benötigten Geräte oder Substanzen zu Beginn der Studie in ausreichenden Mengen verfügbar sind. Sollten sich positive Resultate abzeichnen, muß dieses Material in kurzer Zeit in industriellen Mengen zur Verfügung stehen. Die Beobachtungen, die wir in Europa machen, sind doch nur eine Erkundungsphase für die Massenanwendung. Weltweit warten Millionen AIDS-Infizierte auf eine wirksame Therapie.

Daraus resultiert die dritte Bedingung, die wir an ein Verfahren zur Frühtherapie des AIDS stellen müssen: Es muß sehr billig sein oder in Kürze verbilligt hergestellt werden können. Die meisten Länder mit hoher HIV-

Inzidenz haben ein sehr niedriges Gesundheitsbudget, und die internationale Hilfe hat sich ebenfalls als sehr beschränkt erwiesen.

Solche Länder haben ferner weite Gebiete, in denen der Gesundheitsdienst noch höchst primitiv organisiert ist. Es fehlt nicht nur an medizinischem Gerät, sondern auch an Pflegepersonal, das selbst einfache Manipulationen vornehmen könnte. Unter solchen Bedingungen ist ein Medikament, das *per os* eingenommen werden kann, einer Injektion weitaus vorzuziehen, weil vielfach nicht einmal die Sterilisation von Spritzen gesichert ist und Einwegspritzen schon aus Kostengründen nicht in Frage kommen. All dies trifft für die Mehrheit der HIV-Träger in der Welt zu, und auf diese Bedingungen haben wir uns bei der Auswahl der Verfahren zur Frühtherapie von Anfang an einzustellen.

Nur wenige der in diesem Kapitel betrachteten Verfahren erfüllen alle diese Bedingungen auch nur annähernd. Am nächsten kamen diesem Ideal die passive Immunisierung durch anti-p24-Antikörper, die Behandlung mit ultraviolett bestrahltem Blut und die Therapie mit Aspirin.

9.4.1 Die passive Immunisierung mit anti-p24-Antikörpern

Die Wahrscheinlichkeit, daß diese Therapie im Frühstadium des AIDS wirksam ist, erscheint sehr hoch. Selbst beim ARC oder AIDS wird die Avirämie praktisch schon nach der ersten Gabe erreicht. Bei Patienten, bei denen dazu noch die eigene anti-p24-Produktion erhalten ist, muß mit einem Erfolg gerechnet werden.

Toxische Nebenwirkungen sind bei dieser passiven Immunisierung niemals beobachtet worden. Sie sind auch höchst unwahrscheinlich, denn es wird nur humanes Serum mit mäßig auf natürlichem Wege angereicherten Gammaglobulin infundiert. Anaphylaktische Reaktionen sind daher ausgeschlossen. Wenn außerdem Spender mit Hepatitis ausgeschaltet und sonstige Krankheitskeime durch Hitze oder Bestrahlung vernichtet werden, dürften unerwünschte Effekte mit Sicherheit ausgeschlossen sein.

In bezug auf die anderen oben gestellten Bedingungen ist die passive Immunisierung weniger günstig. Die Zahl der zu behandelnden Patienten wird durch die Menge des verfügbaren Hyperimmunserums beschränkt. Sowohl Jackson als auch Karpas infundieren alle sechs Monate 500 ml des Serums. Zu dessen Herstellung werden 1 000 ml Vollblut benötigt. In sechs Monaten kann ein Spender bis zu 3 000 ml Blut abgeben. Damit könnten drei Patienten versorgt werden. Schätzt man, daß jeder 5. Patient den gewünschten hohen anti-p24-Titer aufweist, dann könnte eine Institution, die 20 HIV-Infizierte betreut, die Frühtherapie an 12 Patienten erproben. Diese geringe Zahl würde zu statistisch irrelevanten Werten führen.

In Wirklichkeit sind die Bedingungen nicht ganz so ungünstig. Die Dosis von 500 ml hatte eine »dramatische Wirkung« im Endstadium der Krankheit, wo keine eigenen Antikörper anti-p24 mehr gebildet wurden, und wo, im Vergleich zur symptomlosen Phase, die Virämie hundertfach angestiegen war. Es ist denkbar, daß für die Frühtherapie ein Zehntel dieser Dosis ausreicht. Dann wäre eine mittelgroße Institution in der Lage, 120 Patienten zu versorgen. Bei weiteren 120 Placebopatienten ergäbe das eine statistisch durchaus respektable Zahl. Auf jeden Fall wäre die Erprobung dieser Therapie medizinischen Institutionen vorbehalten und für ärztliche Privatpraxen nicht geeignet.

Sind die ersten Erprobungen erfolgreich abgelaufen, dann könnte die gentechnische Herstellung eines monoklonalen Antikörpers die unbegrenzte Anwendung des Verfahrens ermöglichen. In der Veterinärmedizin wurden mehrfach monoklonale anti-*core*-Antikörper hergestellt. Besondere Schwierigkeiten traten dabei nicht auf, und das Know-how liegt vor. Natürlich besteht dabei die Gefahr, daß das Produkt zu aufwendig wird, um in ökonomisch schwachen Ländern breit eingesetzt zu werden. Außerdem erfordert es eine intravenöse Applikation, wofür nicht überall die erforderlichen Bedingungen bestehen dürften. Andere Wege der Frühtherapie müssen daher unbedingt erprobt werden.

9.4.2 Die Frühtherapie mit ultraviolett bestrahltem Blut (UVB)

Die virostatische Wirkung des UVB (Abschnitt 9.2.1) wird durch Befunde an Menschen und Haustieren belegt. Die wenigen verfügbaren klinischen Beobachtungen, ausschließlich in den Endstadien des AIDS, sprechen dafür, daß HIV-Infektionen hierbei keine Ausnahme bilden. Seit kurzem kennen wir den Wirkmechanismus dieser Therapie (Dehmlow und Segal, 1990; Segal und Dehmlow, 1990). Alles spricht für eine gute Wirkung bei der Frühtherapie des AIDS.

Aus Zehntausenden von Krankheitsberichten ergibt sich das völlige Fehlen gefährlicher Nebenwirkungen. Das ist verständlich. Die vom UV erzeugten Photoradikale haben Halbwertszeiten im Milli- und Mikrosekundenbereich und verschwinden restlos noch vor der Reinfusion des bestrahlten Bluts. Die Spaltung des Albumins in Halbmoleküle erfolgt durch den

Bruch von zwei schwachen intermolekularen Wasserstoffbrücken. Die Konformation des Moleküls wird durch wesentlich stärkere Brücken konsolidiert, die dem UV widerstehen. Es erfolgt daher keine Denaturation des Albumins, und aus der Bestrahlung können keine anaphylaktischen Reaktionen resultieren. Selbst das gelegentlich nach der Behandlung vermerkte leichte Fieber tritt nicht mehr auf, seitdem als Koagulationshemmer phlogistikafreies Natriumzitrat verwendet wird.

Die UVB-Therapie ist nicht aufwendig. Ein unbegrenzt verwendbares Bestrahlungsgerät ist für etwa 1 000 DM im Handel. Eine geübte Krankenschwester kann in einer Stunde etwa zwei Patienten versorgen, einschließlich der Sterilisation der Geräte. In der bisherigen Praxis wird nach fünfmaliger Behandlung zumeist eine Pause von sechs bis zwölf Monaten eingelegt. Eine kleine Institution kann daher mit einer zusätzlichen Kraft bis zu 500 Patienten pro Jahr versorgen.

Die gegenwärtige Technik des UVB erfordert ein qualifiziertes Personal, was die Anwendung unter Feldbedingungen erschweren muß. Hat sich diese Therapie aber erst einmal bewährt, dann kann das Verfahren stark vereinfacht werden. Im Tierversuch haben Segal und Dehmlow (1990) mit gutem Erfolg einfach steriles Serumalbumin eingespritzt, das vorher mit der therapeutisch üblichen Dosis UVB bestrahlt worden war. Wahrscheinlich könnte man auch darauf verzichten, durch fünfmalige Wiederholung die erforderliche Menge gespaltenes Albumin im Blut des Patienten zu akkumulieren. Die Behandlung würde sich auf die intravenöse Einspritzung eines billigen kommerziellen Präparates etwa alle sechs bis zwölf Monate beschränken. Um die Injektion mit der unvermeidlichen Sterilisierung des Materials würden wir allerdings auch mit dieser vereinfachten Technik nicht herumkommen.

9.4.3 Die Frühtherapie mit Aspirin

Die Frühtherapie mit Aspirin oder auch mit anderen nicht-steroidalen Entzündungshemmern erfüllt besser als die passive Immunisierung oder die UVB-Therapie die oben formulierten Bedingungen. Bis auf Nierenschäden nach mehrjährigem Mißbrauch von Aspirin und Magenschleimhautläsionen in höherer Dosierung treten schädliche Nebenwirkungen nicht auf. Die Substanz ist extrem billig und kann ohne Gefahr selbst von medizinisch wenig gebildetem Personal ausgegeben werden. Die Applikation erfolgt *per os*. Auch wenn das Medikament über Monate hinweg mehrmals täglich genommen werden muß, kann die Behandlung ambulant durchgeführt werden. Die Aspirin-Therapie wäre für wirtschaftlich schwache Länder ideal, wenn sich eine ausreichende therapeutische Wirkung im Frühstadium tatsächlich nachweisen ließe.

Der Wirkmechanismus des Aspirins ist heute ausreichend bekannt und verspricht einen guten Heileffekt. Auch die bisher an kleinen Patientenzahlen gemachten Beobachtungen sind vielversprechend. Wenn bisher systematische Untersuchungen in breitem Rahmen noch fehlen, so mag das auch daran liegen, daß die pharmazeutische Industrie nicht daran interessiert war, die gewinnbringende Marktlücke AIDS mit einem billigen Präparat auszufüllen.

Nach Abramson und Weissmann (1985) erweisen sich bei der Hemmung der Zellaktivierung das Aspirin und das Indometazin als etwa gleich wirksam. Bei der Hemmung der Prostaglandinsynthese wirkt jedoch das Indometazin (auf Molarität bezogen) 47mal stärker (Vane, 1971). Bei der Frühtherapie, bei der es in erster Linie auf eine Hemmung der Endozytose und der Virusproliferation ankommt, sollten wir dem weitaus billigeren und von Nebenwirkungen freien Aspirin den Vorzug geben. Ist jedoch die T4-Zahl bereits unter $500/\mu l$ abgesunken, dann wird es auch entscheidend wichtig, die Entzündungsprozesse aufzuhalten und die Zerstörung des Thymus zu verhindern. In diesem Stadium könnte das Indometazin, allein oder als zusätzliche Therapie, eine große Bedeutung gewinnen.

Kapitel 10
Die Tiermodelle

Für die experimentelle Untersuchung der pathologischen Physiologie des AIDS und erst recht zur Entwicklung wirksamer Heilmittel und Impfstoffe benötigen wir dringend ein Modelltier, ein Tier, das vom HIV infiziert werden kann und in dem sich eine dem AIDS weitgehend vergleichbare Krankheit entwickelt. Während es bei allen anderen Krankheiten tatsächlich gelang, ein derartiges Modelltier zu finden, sind wir im Falle des AIDS weit davon entfernt.

10.1 Der Schimpanse

Unter den Primaten ist der Schimpanse das einzige Tier, das sich mit dem HIV-1 infizieren läßt. Im übrigen erfüllt er aber keinesfalls die Bedingungen, die wir an ein Modelltier stellen müssen. Zwar werden nach einer Inkubationszeit von drei bis sechs Wochen (bei starken Dosen HIV) Antikörper, zuerst vom Typ anti-p24 und bald danach auch vom Typ anti-gp120, gebildet (Goudsmit et al., 1987), Krankheitssymptome, wie sie für das AIDS charakteristisch sind, treten jedoch nicht auf. In dem größten mir bekannten, an 50 Tieren durchgeführten Versuch (Desroziers et al., 1986) wurde nur bei einem Tier eine kurzzeitige Lymphadenopathie beobachtet. In einem anderen Versuch an elf Schimpansen (Gajdusek et al., 1985) erfolgte zwar in allen Fällen eine Serokonversion, aber nur in einem Falle wurde eine Verringerung der T4-Zellen festgestellt. Bis auf ein Jungtier, bei dem eine Lymphadenopathie auftrat, überstanden alle Versuchstiere die Infektion ohne klinische Anzeichen. In keinem Falle traten Symptome auf, die mit der Primärinfektion beim Menschen, dem ARC oder dem Vollbild-AIDS vergleichbar wären.

Auch in der Immunreaktion findet sich beim Schimpansen ein wichtiger Unterschied zum menschlichen Patienten. Beim Menschen entwickeln sich neben den zirkulierenden Antikörpern auch Killerzellen, die spezifisch auf infizierte CD4-tragende Zellen reagieren und sie lysieren. Beim infizierten Schimpansen treten derartige Killerzellen nicht auf (Moran et al., 1989). Es wird also beim HIV-1-infizierten Schimpansen nur ein Teil des Immunapparates mobilisiert. Die Beurteilung eines für den Menschen bestimmten Impfstoffes durch Versuche am Schimpansen ist daher immer mit einem gewissen

Unsicherheitsfaktor behaftet, was darauf beruht, daß bei ihm zwar die T4-Zellen, nicht aber die Makrophagen infiziert werden.

Die Entwicklung der HIV-Infektion beim Schimpansen entspricht dem, was im Kapitel 6 als das T4-Syndrom beschrieben wurde, dem Teil der Krankheit, der ohne Beteiligung der Makrophagen zustandekommt. Zwar wird gelegentlich die Vermutung geäußert, daß die schweren Symptome beim Schimpansen erst verspätet auftreten, da es sich ja um eine Lentivirus-infektion handele, doch sprechen die bisherigen Beobachtungen, die ja inzwischen bereits über sieben Jahre laufen, eindeutig dagegen. Bei keinem einzigen der über 100 inzwischen beobachteten Versuchstiere haben sich, auch nicht verspätet, Symptome eingestellt, die mit denen des ARC oder des Vollbild-AIDS vergleichbar wären.

Morrow et al. (1989) beobachteten über vier Jahre fünf HIV-1-infizierte Schimpansen. Bei allen wurde eine Virusvermehrung und die Bildung von Antikörpern nachgewiesen. Aber selbst durch eine zusätzliche immunsup-pressive Behandlung konnten bei keinem der Tiere AIDS-ähnliche Symptome erzeugt werden. Auf jeden Fall ist der Schimpanse für das Studium der therapeutischen Maßnahmen gegen die eigentlichen lebensbedrohenden Symptome des AIDS in keiner Weise geeignet.

Das Fehlen dieser pathologischen Symptome beim HIV-infizierten Schimpansen ist zweifelsohne darauf zurückzuführen, daß alle diese Symptome ausschließlich auf die Infektion von Makrophagen zurückzuführen sind. Beim Schimpansen werden die Makrophagen vom HIV jedoch nicht angegriffen. Das wird unter anderem durch folgende Arbeit von Nora et al. (1988) belegt. In Zellkulturen färben sich humane PBMC *(peripherical blood mononuclear cells)* zu einem großen Teil stark mit Trypanblau an, was dem hohen Erregungsgrad entspricht, der für infizierbare Zellen charakteristisch ist. Die PBMC des Schimpansen nehmen unter den gleichen Bedingungen den Farbstoff nicht an, unterliegen also nicht der Infektion. In Kulturen von HIV-infizierten humanen PBMC exprimiert etwa jede 20. Zelle das Virus; bei PBMC vom Schimpansen nur eine Zelle von 140. Die Makrophagen des Schimpansen werden also nicht oder nur sehr wenig vom HIV-1 angegriffen, was das Fehlen der Makrophagen-bedingten Symptome erklärt.

Der Schimpanse stellt also ein sehr schlechtes Modelltier dar. Hinzu kommt noch, daß Schimpansen außerordentlich teuer sind und, soweit überhaupt greifbar, zu einem Preis von etwa 250 000 Dollar das Stück gehandelt werden. Praktisch sind jedoch Schimpansen auf dem freien Markt überhaupt nicht zu haben, da sie sich nur sehr langsam vermehren und weil der Fang freilebender Tiere in allen Ländern gesetzlich untersagt ist.

10.2 Das neuseeländische Kaninchen

Die Suche nach anderen durch das HIV-1 infizierbaren Tieren ist bisher nahezu erfolglos geblieben. Lediglich beim neuseeländischen weißen Laboratoriumskaninchen *(Oryctolagus cuniculus)* wurde eine solche Infektion erzielt (Reina *et al.*, 1989). Das Kaninchen erzeugt Antikörper vom Typ anti-*gag* und anti-*env*, und zwar mit stetig steigendem Titer, was für ein Überleben der Viren spricht. Aus Kulturen von Kaninchenlymphozyten konnte das Virus nur durch Ko-Kultivierung mit humanen Lymphozyten erhalten werden; das spricht dafür, daß die Vermehrung des Virus in Kaninchenzellen unproduktiv oder nur wenig produktiv ist.

In einem größeren Versuch infizierten Kindt *et al.* (1990) 47 Kaninchen durch eine intravenöse Injektion von HIV-infizierten humanen Zellen. 46 von ihnen zeigten eine Serokonversion nach sechs Wochen. Eine aktive Virusvermehrung wurde in der Milz und in der Lunge nachgewiesen. Das könnte eine Infektion von Makrophagen vermuten lassen. Pathologische Symptome wurden jedoch nicht beobachtet. Auch das Kaninchen scheint daher für das Studium der Pathologie und der Therapie des AIDS nur bedingt geeignet zu sein.

10.3 Die transgenen Mäuse

In Ermangelung natürlicher Modelltiere für die Erforschung des AIDS wurde mehrfach der Versuch unternommen, Mäuse durch Transplantation von humanen Zellen oder Organteilen eine Empfänglichkeit für das AIDS-Virus zu verleihen. In der Hauptsache wurden Mäuse vom Stamm SCID benutzt, die auf Grund eines genetischen Defekts praktisch kein eigenes Immunsystem entwickeln. Sie stoßen daher auch Transplantate nicht ab, so daß fremde Organteile oder Zellen sich in ihnen erhalten und weiterentwickeln können. Je nach der angewandten Methode sind die erzielten Resultate ungleich und vielfach schwer zu interpretieren.

Namikawa *et al.* (1988) implantierten SCID-Mäusen humanen fetalen Thymus oder Lymphdrüsen. Nach dem Einwachsen wurde in diese Implantate HIV injiziert. Nach zwei bis acht Wochen stieg die Zahl der infizierten Zellen, und zwar besonders im Cortex des Thymusimplantats. Die meisten Zellen wiesen nur virale RNA auf, und nur wenige exprimierten auch Virusproteine.

Mosier *et al.* (1989) applizierten SCID-Mäusen normale humane periphere Blutlymphozyten (PBL). Diese erhielten und vermehrten sich. Nach zwei bis acht Wochen folgte eine Injektion von normalem HIV-1. Eine darauf folgende Vermehrung der Viren wurde durch Co-Kultivierung mit frischen T-Zellen und durch Hybridisierung mit PCR nachgewiesen. Bei hohem Gehalt an Viren zeigte sich eine Depletion der humanen T-Zellen.

Dieser Befund ist schwer zu verstehen, da nur periphere, also reife und nicht infizierte humane Blutzellen in die Maus eingeführt wurden. Solche Zellen pflegen sich nicht zu vermehren, wenn sie nicht speziell aktiviert oder durch HIV infiziert werden. Da die Infektion aber erst Wochen nach der Transplantation erfolgte, müßten diese Zellen, auch wenn sie nicht immunologisch zerstört wurden, durch das normale *turnover* eliminiert worden sein, da ja Teile eines humanen haematopoetischen Systems nicht mit transplantiert worden waren. Vielleicht wirkte das fremde Milieu auf die humanen Zellen als ausreichender mitogener Reiz.

Winter *et al.* (1990) benutzten nu/nu-Mäuse, die ebenfalls immundefizient sind. Ihnen wurden fetale menschliche Organe implantiert, die im neuen Wirt überlebten und sich ausdifferenzierten. Bei acht Mäusen wurde ein HIV-haltiges Supernatans in das Lumen eines Darmtransplantats injiziert. Anzeichen einer Virusvermehrung wurden weder durch PCR noch durch *in situ*-Hybridisierung gefunden, obgleich die Langerhans'schen Zellen der Darmschleimhaut von Makrophagen abstammen und durch HIV infizierbar sind. Aber können die HIV die Darmschleimhaut passieren?

Die Grenzen der Verwendung von SCID-Mäusen demonstriert eine Reihe von Arbeiten aus dem Laboratorium von McCune (zum Beispiel Kaneshima *et al.*, 1990). Den Versuchstieren wurden humane fetale Lymphdrüsen implantiert, die gut einwuchsen. Durch eine Injektion ins Implantat ließen sie sich zu 100 Prozent durch HIV-1 infizieren und entwickelten zu 95 Prozent eine zwölf Wochen anhaltende Virämie. B- und T-Zellen sowie Makrophagen im Implantat erschienen normal, pathologische Prozesse wurden nicht beobachtet.

Die Virämie konnte durch Behandlung mit AZT dosisabhängig gesenkt werden; nach dem Absetzen des AZT stieg die Virämie wieder auf den Ausgangswert. Die Wirksamkeit eines Therapeutikums *in vivo* kann in der SCID-Maus verfolgt werden. Da aber keinerlei Symptome auftreten, gibt ein solcher Versuch keine Auskunft über die Wirkung des Medikaments auf den Krankheitsprozeß.

Hinzu kommt noch, daß die eigenen Organe der Maus dabei überhaupt nicht infiziert werden und daß selbst im humanen Implantat die Virämie mit der Zeit spontan abklingt. Durch diese spontane »Heilung« kann eine positive Wirkung der getesteten Pharmaka vorgetäuscht werden.

In allen diesen Fällen handelt es sich nicht um wirklich transgene Mäuse, denn ihr genetisches Material wurde durch das humane Transplantat nicht verändert. Sie dienten dem Transplantat als »Nährboden« und waren am pathologischen Prozeß nicht beteiligt. Lediglich Leonard *et al.* (1988) versuchten, das Genom der SCID-Maus wirklich zu transformieren, indem sie in befruchtete Mäuseeier 75 bis 150 Kopien des proviralen DNA des HIV injizierten. In 64 Zellen gelang die Aufzucht, und 12 davon wiesen mindestens ein vollständiges HIV-Genom von 9,7 Kilobasen auf. Von ihnen übertrugen 7 die Transgene auf die Folgegeneration.

Die Tiere dieser Generation F_1 waren alle gesund mit Ausnahme der Nachkommen der Maus Nr. 13, die alle frühzeitig mit Schäden an der Haut und Lunge starben. Eine starke Thymus-Involution betraf besonders das Rindengewebe. Hier handelt es sich also um typische ARC-Symptome des AIDS.

Sichtlich übertrug die Maus 13 die HIV-Infektion auf ihre Nachkommen auf »vertikalem« Wege. Da SCID-Mäuse keine eigene Immunabwehr entwickeln, starben sie frühzeitig am ARC. Für pathologische oder therapeutische Untersuchungen erwiesen sie sich als unbrauchbar.

Über medizinische Versuche an den übrigen elf transgenen Mäusen oder ihren Nachkommen ist nichts bekannt, wahrscheinlich weil sie schon nach kurzer Zeit sämtlich durch einen Laborunfall vernichtet wurden. Von einer Wiederholung dieser aufwendigen Versuche scheint nicht die Rede zu sein, vielleicht weil sich die Erkenntnis durchzusetzen beginnt, daß eine SCID-Maus ohne funktionellen Immunapparat kein geeignetes Objekt zur Untersuchung einer Immunschwächekrankheit darstellt.

10.4 Die Analogiemodelle

Angesichts dieser Schwierigkeiten wurde mehrfach der Versuch unternommen, auf Analogiemodelle überzugehen, das heißt Modelltiere zu benutzen, die von einem dem HIV nahe verwandten Erreger infiziert werden können oder in denen dem AIDS ähnliche Krankheitserscheinungen auftreten. So infizierten zum Beispiel Ruprecht *et al.* (1990) 250 Mäuse mit dem Retrovirus RLV *(Rauscher murine leukemia virus)* und behandelten sie zugleich mit AZT. Nach dem Abschluß dieser Behandlung, die sich über 20 Tage erstreckte, waren alle Versuchstiere virusfrei und symptomfrei. Mehr als 95 Prozent von ihnen waren gegen eine neue Infektion resistent.

Der Erreger der infektiösen Pferdeanämie (EIAV) ist ein Lentivirus und dem HIV noch näher verwandt als der RLV. Montelaro und Issel (1990) impften Ponys mit dem inaktivierten Virus und erzielten ebenfalls gute Immunisierungserfolge.

Natürlich darf man solche Resultate nicht direkt auf die Verhältnisse beim AIDS übertragen, denn sowohl das RLV wie das EIAV greifen immunkompetente Zellen nicht an, woraus ja beim HIV die großen Schwierigkeiten der Immunisierung resultieren. Aber der Versuch, Mäusen ein Lebendvirus zu injizieren und zugleich dessen Proliferation durch ein Medikament einzudämmen, dürfte auch für die Entwicklung von Immunstoffen gegen das HIV von Interesse sein.

Eine viel nähere Analogie zum AIDS ergibt sich bei der Infektion von Rhesusaffen mit dem SIV *(Simian immunodeficiency virus)*. Dieses Virus ist nur beim Rhesusaffen pathogen und entwickelt in ihm eine Krankheit mit einem dem AIDS vergleichbaren Verlauf. Eine gewisse Konfusion ergibt sich daraus, daß zur Gruppe der SIV mehrere Unterarten gehören, von denen nur eine oder nur wenige eine AIDS-ähnliche Krankheit erzeugen, und dieses ausschließlich beim Rhesusaffen. Für alle anderen Affenarten sind auch diese Unterarten des SIV, genauso wie alle anderen, völlig apathogen. Dennoch tragen sie alle den irreführenden Namen *immunodeficiency virus*.

Wie störend sich diese verfehlte Terminologie auswirken kann, zeigt der Fall des Virus $SIV_{SMM-PBj14}$, einer Laboratoriumsmutante des SIV_{SMM} (SMM = *sooty mangabey monkey* = Schopf-Mangabe, *Cercocebus aterrimus*). Diese Mutante tötet Rhesusaffen und andere Primaten in sechs Tagen. Befallen werden vorwiegend Makrophagen und lymphoide Gewebe. Die Proliferation ist gegenüber dem nicht mutierenden Virus um den Faktor 10^4 bis 10^5 erhöht. Im Blut wurde ein hoher Titer von β_2-Mikroglobulin sowie eine metabolische Azidose, also eine systemische Entzündung festgestellt.

Die pathologische Situation ist völlig klar. Ein Abschnitt von 22 Basenpaaren im LTR *(long terminal repeat)* des Genoms des Virus wurde durch die Mutation doppelt angelegt. Dieser Bereich hat eine Verstärkerfunktion bei der Virusproliferation, was die zehntausendmal höhere Virusvermehrung erklärt. Die Primärinfektion entwickelt sich extrem schnell, und da die Bildung der IgM-Antikörper erst nach sechs bis acht Tagen hohe Werte erreicht und die Expression der IgG überhaupt erst nach acht Tagen einsetzt (Figur 13, Seite 68/69), entwickeln die Symptome der Primärinfektion — ohne jeden Immunschutz — letale Ausmaße. Sehr richtig beschreibt Martin (1990), von dem diese Befunde stammen, die Krankheit als »eine ungewöhnlich aggressive und stark abweichende primäre Lentivirus-Infektion«.

Um so befremdender ist es, daß Fulz und ihre Mitarbeiter, die ersten Entdecker dieser Virusmutante (Dewhurst *et al.*, 1990) im gleichen Heft der

Zeitschrift *Nature* behaupten: »Dies ist das erste Beispiel einer akuten Immunschwächekrankheit, die durch ein molekular definiertes Lentivirus hervorgerufen wird.« Klinisch handelt es sich eindeutig um eine Monozytose. Zur Ausbildung einer Immunreaktion, geschweige denn einer Schädigung des Immunapparats, reicht die Zeit bis zum Exitus nicht, so daß von einer Immundefizienz keine Rede sein kann. Aber *nomen est omen,* und eine durch eine SIV hervorgerufene Krankheit hat auf einer Immundefizienz zu beruhen. Wenn man mit solchen Vorurteilen an Primaten als Modelltiere für das AIDS herangeht, kann man nur zu falschen Schlußfolgerungen gelangen.

Soweit bekannt, bewirkt nur die Subspecies SIV_{MAC} beim Rhesusaffen *(Macacus rhesus)* eine AIDS-ähnliche Erkrankung, wahrscheinlich deshalb, weil hier neben den T4-Zellen auch die Makrophagen vom Virus angegriffen werden. Martin *et al.* (1990) züchteten das Virus in Makrophagenkulturen von 10 jungen Affen. 3/10 zeigten eine gute Virusvermehrung. Nach einer Infektion mit dem Virus starben diese Tiere nach 49 bis 127 Tagen, vorwiegend an einer Enzephalitis. 4/10 zeigten in der Makrophagenkultur nur eine mäßige Vermehrung, 3/10 eine schlechte. Diese 3 Tiere starben erst anderthalb Jahre bis zwei Jahre später mit Symptomen des AIDS.

Je nach der Geschwindigkeit der Virusvermehrung starben die Tiere also am ARC oder an einer ARC-abhängigen Depletion des Thymus mit opportunistischen Infektionen. Diese Parallelen zum pathogenen Geschehen beim HIV-infizierten Menschen, verbunden mit einem wesentlich rascheren Krankheitsablauf, würden systematische therapeutische Untersuchungen an SIV_{MAC}-infizierten Rhesusaffen durchaus rechtfertigen.

Es hat nicht an Versuchen gefehlt, an Rhesusaffen eine Immunisierung zu erproben. Murphey-Corb *et al.* (1990) impften neun Tiere mit durch Formalin abgetöteten Viren und inokulierten sie dann mit einer zehnfach infektiösen Dosis. Alle neun Tiere blieben gesund oder entwickelten nur eine Lymphadenopathie. Von vier Kontrolltieren starben zwei.

Desroziers *et al.* (1990) impften sechs Rhesusaffen mit zerkleinerten und nicht infektiösen Viren des SIV in einem Adjuvans. Sie entwickelten alle wichtigen Antikörper mit schwach neutralisierender Wirkung. Danach erhielten sie eine Injektion von 200 bis 1 000 infektiösen Dosen vom gleichen Stamm, der auch für die Impfung benutzt worden war. Nur zwei von sechs geimpften Tieren zeigten einen völligen Impfschutz. Eines starb, die anderen überlebten, während die vier ungeimpften Kontrolltiere alle starben. Die gegenüber Martin *et al.* wesentlich schlechteren Resultate könnten auf der 20 bis 100mal stärkeren Dosierung der Infektion beruhen.

Solche Versuche würden wesentlich an Wert gewinnen, wenn wir über eine genauere Beschreibung des *simian AIDS* verfügen würden. Aus den vorliegenden Beschreibungen ist oft nicht zu ersehen, ob eine von Symptomen begleitete Primärinfektion zu beobachten ist, ob dem verspäteten Tod eine entsprechend lange symtomlose Phase vorangeht, ob die »AIDS-ähnlichen Symptome« dem ARC zuzuschreiben sind oder opportunistische Infektionen darstellen. Ebenso fehlen bisher in der Darstellung des Krankheitsbildes systematische serologische und zytologische Erhebungen in den verschiedenen Stadien der Krankheit sowie makroskopische und mikroskopische Autopsie-Befunde.

Als einzige mir bekannte Ausnahme veröffentlichten Hirsch *et al.* (1991) den Nachweis HIV-infizierter Zellen in verschiedenen Geweben von im Endstadium der Krankheit getöteten Rhesusaffen. In allen Geweben mit Ausnahme des Gehirns waren ausschließlich Makrophagen infiziert; die Häufigkeit der infizierten Zellen in den einzelnen Organen korrelierte gut mit der Schwere des jeweiligen ARC-Symptoms.

Diese Beobachtungen bestätigen einmal mehr meine Ausgangshypothese, wonach die lebensbedrohenden Symptome beim AIDS auf der Inkorporierung infizierter, aber überlebender Makrophagen in die verschiedenen Gewebe, aber nicht auf der Vernichtung infizierter T4-Lymphozyten beruhen. Obwohl zwischen dem SIV und dem HIV grundlegende strukturelle Unterschiede vorliegen und das SIV keinesfalls als ein Vorläufer des HIV angesehen werden kann, besteht in der Ätiologie des AIDS und des SAIDS eine weitgehende Ähnlichkeit, die eine Verwendung des Rhesusaffen als Analogmodelltier sehr aussichtsreich erscheinen läßt. Voraussetzung hierfür wäre allerdings eine genaue Beschreibung des Krankheitsablaufs und der mit ihm verbundenen Laborparameter. Ein besonderes Interesse könnte dieses Verfahren für die Therapie des AIDS-2 erlangen, da dessen Erreger dem SIV_{MAC} bis auf einen kleinen Abschnitt im *tat*-Bereich weitgehend gleicht.

10.4.1 Das Schaf als Analogiemodell

In nahezu idealer Weise erfüllt das Schaf die Forderungen, die an ein Analogiemodell-Tier für die AIDS-Forschung gestellt werden müssen. Von allen bekannten Retroviren weist das Visna-Virus die größte Ähnlichkeit zum HIV-1 auf. Dies belegten bereits 1985 Gonda *et al.* vermittels der Heteroduplex-Hybridisierung. Seitdem uns die Nukleotidsequenzen aller bekannten Lentiviren verfügbar sind, konnten diese Beziehungen auch durch einen direkten Nukleotidvergleich dargestellt werden. McClure *et al.* (1988) verglichen die Nukleotidsequenzen der Genomabschnitte für drei verschiedene Virusproteine, die reverse Transkriptase, die RNase H und das Hüllprotein gp120. In den Vergleich wurden neun verschiedene Viren, darunter auch das HIV und das Visna-Virus, einbezogen.

Aus den Sequenzvergleichen leiteten sie die für die drei Proteine wahrscheinlichsten Stammbäume ab, die sich übrigens in allen drei Fällen als identisch erwiesen. Bei allen drei Proteinen haben HIV-1 und Visna-Virus einen gemeinsamen Ursprung, weisen also die größten Strukturanalogien auf. Für Analogieversuche zum HIV-1 bietet also das Visna-Virus die besten Voraussetzungen (Figur 34, Seite 292).

Auf die weitgehende Analogie zwischen dem Ablauf der Maedi-Visna-Krankheit und des AIDS habe ich in den vorangegangenen Kapiteln häufig hingewiesen. Besonders groß ist die Ähnlichkeit der Krankheitsbilder zwischen der Maedi-Visna-Krankheit und dem pädiatrischen AIDS, wahrscheinlich weil in beiden Fällen durch die unvollständige Involution des Thymus das Auftreten der opportunistischen Infektionen zurückgedrängt wird (Abschnitt 1.8).

Am Schaf als Modell ließen sich vor allem Versuche über die Therapie in der symptomatischen Phase der Krankheit durchführen, da diese Symptome anscheinend ausschließlich von den Makrophagen beherrscht werden, die ja beim Schaf die alleinigen Träger der Infektion zu sein scheinen. Unterschiede zum AIDS ergeben sich aber daraus, daß bei der Visna-Krankheit die T4-Zellen nicht infiziert werden. Die Resultate von Immunisierungsversuchen am Visna-infizierten Schaf können daher nicht ohne weiteres auf die Verhältnisse beim Menschen übertragen werden.

Als Versuchstier bietet sich das Schaf aber auch deshalb an, weil es leicht zu haben, billig zu füttern und zu halten und unter unseren klimatischen Bedingungen auch wenig krankheitsanfällig ist. Analogversuche haben gegenüber den Homologversuchen mit virulenten Viren am Schimpansen den großen Vorteil, daß das Personal weniger gefährdet ist und daß daher die Durchführung der Versuche weniger durch Sicherheitsmaßnahmen belastet ist, was vielen Institutionen, die nicht über Hochsicherheitslaboratorien verfügen, solche Versuche überhaupt erst ermöglichen würde.

In den letzten Jahren haben zahlreiche Veterinärmediziner auf die Möglichkeit hingewiesen, das Visna-infizierte Schaf als Modelltier für Therapieversuche zu verwenden (Frank *et al.*, 1987; Narayan *et al.*, 1988; Petrusson, Palsson und Georgsson, 1989; u. a. m.). Soweit mir bekannt ist, wurden diese Anregungen in der humanmedizinischen Literatur kein einziges Mal erwähnt.

Figur 34:

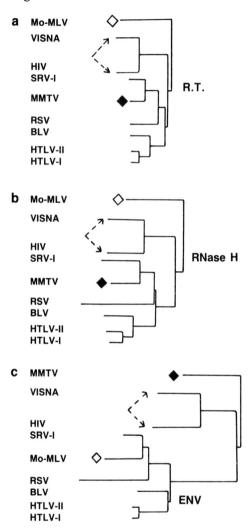

Stammbaum verschiedener Retroviren, aufgestellt durch Computervergleich der Genome von drei verschiedenen Eiweißen: reverse Transkriptase, Ribonuklease H und Hüllprotein. Pfeilmarkierung vom Autor ergänzt. Man beachte, daß in allen drei Fällen das HIV direkt von Visna abzweigt. (McClure *et al.*, 1988)

10.4.2 Das Schaf als Homologiemodell

Es bestehen gute Gründe zu der Annahme, daß das AIDS am Schaf nicht nur in Gestalt der Maedi-Visna-Krankheit untersucht werden kann, sondern daß auch eine direkte Infektion des Schafes durch das HIV möglich wäre. Den einzigen diesbezüglichen Hinweis finden wir in der Tagespresse. Die seriöse Pariser Zeitung *Le Figaro* vom 21. 8. 1985 erklärt unter Bezug auf eine Mitteilung des Pasteur-Instituts:

»Wie Simon Wayne-Hobson vom Pasteur-Institut erklärt, wäre es interessant, Schafe mit dem AIDS-Virus zu inokulieren, um zu versuchen, eine Infektion zu bewirken. Das ist bisher nicht geschehen, denn diese Tiere waren bisher in Laboratorien nicht vorgesehen.«

In der Fachpresse ist ein derartiger Vorschlag niemals veröffentlicht worden. Es ist denkbar, daß diese Mitteilung in Zusammenhang steht mit den etwa zur gleichen Zeit durchgeführten Untersuchungen von Professor Lurhuma in Kinshasa (Zaire), die ebenfalls nicht in der Fachpresse erschienen und von denen ich nur über das Interview einer französischen Journalistin (Girard, 1987) genauere Kenntnis erhielt. In der Absicht, Antikörper anti-HIV-1 für experimentelle Zwecke zu produzieren, infizierte Lurhuma Schafe mit dem AIDS-Erreger. Er erhielt tatsächlich Antikörper, auf die die handelsüblichen ELISA-Tests normal ansprachen. Die meisten dieser Schafe starben unter »AIDS-ähnlichen Symptomen«, vorwiegend schwerem Durchfall und extremer Kachexie, die dem pädiatrischen AIDS entsprechen würden. Eine Autopsie mit anschließender histologischer Untersuchung wurde nicht durchgeführt, so daß diese Aussage vom Autor selbst als nicht gesichert bezeichnet wird.

Angesichts der großen Bedeutung eines Modelltiers für die Prüfung der Therapeutika und für die Entwicklung von Impfstoffen sollten Lurhumas Versuche unbedingt wiederholt werden. Zur Beurteilung der Versuchsresultate muß auch unbedingt überprüft werden, ob bei der HIV-1-Infektion des Schafs, ebenso wie bei der Visna-Infektion, lediglich die Makrophagen in Mitleidenschaft gezogen werden, oder ob sich in diesem Falle die Infektion auch auf die T4-Zellen ausdehnt. Gegenüber dem Schimpansen hätten wir auf jeden Fall den Vorteil eines wesentlich wirklichkeitsnäheren Krankheitsverlaufs sowie die Möglichkeit, mit statistisch relevanten Zahlen von Versuchstieren zu operieren.

10.4.3 Die Zwergziege als Modelltier

Diesem Bedürfnis, die Zahl der Versuchstiere zu erhöhen, könnte man entgegenkommen, wenn es gelänge, das Schaf als Modelltier durch die Zwergziege zu ersetzen. Neben dem Schaf ist bekanntlich die Ziege das einzige Tier, das vom Visna-Virus infiziert werden kann. In einer sehr gründlich durchgeführten Untersuchung beschreibt Triemer (1977) bei Schafen und Ziegen genau die gleichen klinischen, immunologischen und histopathologischen Befunde. Dies wird in späteren Arbeiten (zum Beispiel Leithold und Schuller, 1988) bestätigt. Sundquist (1981) berichtet, daß Visna-Viren von Schaf und Ziege morphologisch völlig identisch sind. Die aus beiden gewonnenen DNA-Polymerasen (RT) lassen sich nicht voneinander unterscheiden. Auch die übrigen Viruseiweiße erweisen sich bei beiden als immunologisch identisch.

Schon die normale Ziege ist in ihrer Haltung für das Laboratorium weit bequemer als das Schaf. Bei der Zwergziege kommt noch hinzu, daß sie gegenüber dem Schaf nur etwa ein Viertel der Bodenfläche und ein Fünfzehntel des Luftraumes beansprucht. Außerdem verbraucht die Zwergziege nur etwa ein Zehntel der Nahrung und produziert auch nur ein Zehntel vom Kot und Urin, deren Beseitigung ja bei infizierten Tieren sehr aufwendig ist. Hinzu kommt noch der niedrige Preis. Zuchtanstalten für Laboratoriumstiere bieten heute genetisch einheitliche Zwergziegen zum Preis von 20 Dollar pro Stück an. Von Bedeutung ist auch der Umstand, daß dieses relativ kleine und schwache Versuchstier sich genauso leicht wie ein Kaninchen selbst von einer weiblichen Laborkraft manipulieren läßt, während das kräftige Schaf zumeist einen stärkeren Zugriff erfordert.

Aus diesen Gründen wäre es wünschenswert, daß neben dem Schaf als Modelltier die Zwergziege erprobt würde.

Kapitel 11
Abschließende Betrachtung

Jede Erscheinung in einem lebenden Organismus beruht auf dem Zusammenwirken zahlreicher Elementarfunktionen auf zellulärer und subzellulärer Ebene. Geringe Abweichungen von der Norm werden durch selbsttätige Regulation, die als Homöostasis bezeichnet wird, ausgeglichen. Größere Abweichungen, die die Regelbreite überschreiten, manifestieren sich als Krankheiten. Wollen wir regulierend — also heilend — in solche Krankheitsprozesse eingreifen, so müssen wir zuvor Klarheit über die Kausalbeziehungen zwischen den sie bedingenden Elementarprozessen schaffen.

Eine vordergründige Betrachtung, die diese Beziehungen nicht berücksichtigt, führt zu anschaulichen und übersichtlichen Denkmodellen, oft aber auch zu falschen Vorstellungen, die unser Handeln auf sterile Bahnen lenken. Hier ein Beispiel:

Vordergründige Betrachtung:

Das HIV-1 infiziert und tötet die T4-Zellen. Da die T4-Zellen eine Schlüsselrolle in der Immunfunktion spielen, bricht die Immunaktivität am Ende der Krankheit, wenn die Zahl der T4-Zellen stark abgesunken ist, völlig zusammen und bewirkt den Tod des Patienten. Daneben treten auch die Symptome der Primärinfektion und des ARC auf, die nicht den Charakter der Immunschwäche haben. Sie haben sichtlich mit dem eigentlichen AIDS nichts zu tun, und der Einfachheit halber wollen wir sie aus unserer Betrachtung ausschließen. Auch auf die Rolle der Makrophagen, die ebenfalls vom HIV-1 infiziert werden, wollen wir nicht näher eingehen. Die Infektion tötet die Makrophagen nicht ab, also dürften sie zum Krankheitsprozeß keinen Beitrag leisten und wirken höchstens als passive Virenreservoirs.

Kausalanalytische Betrachtung:

Die Visna-Krankheit beim Schaf und das AIDS beim Menschen weisen zahlreiche gemeinsame Symptome auf. Da beim Schaf die T4-Zellen nicht infiziert werden, müssen diese Symptome auf der Infektion der Makrophagen beruhen. Der Stoffwechsel eines infizierten Makrophagen wird stark aktiviert, und der Ausstoß an **tumor necrosis factor-α** *steigt auf ein Vielfaches. Im gesunden Organismus werden zahlreiche Makrophagen in verschiedene Gewebe aufgenommen, und ihr TNF-α dient dort der Regulierung des Gewebsstoffwechsels. Der hohe THF-α-Ausstoß infizierter Makrophagen bewirkt entzündliche Zustände, die die Symptome der Primärinfektion und des ARC gut erklären. Zu den geschädigten Geweben gehört der sehr makrophagenreiche Thymus, der*

schließlich die Fähigkeit verliert, T-Praecursor-Zellen zur Ausreifung zu brin-
gen. Dadurch bricht der gesamte Immunapparat zusammen, und an den dar-
aus resultierenden opportunistischen Infektionen und Tumoren stirbt die
Mehrzahl der AIDS-infizierten Patienten. Daraus ergibt sich eine Reihe von
praktisch bedeutsamen Folgerungen:

1. Nach erfolgter Zerstörung des Thymus ist eine virostatische Behandlung des
AIDS wirkungslos geworden. Im Stadium des Vollbild-AIDS ist die Krank-
heit unheilbar, und die Therapie kann sich nur auf die Linderung der ARC-
Symptome und eine Eindämmung der opportunistischen Infektionen er-
strecken.

2. Sinnvoll ist es, die Zahl der infizierten Makrophagen zu verringern und so
die Zerstörung des Thymus zu verhindern. Virostatische Maßnahmen sollten
möglichst im Frühstadium der Krankheit eingeleitet werden. Daraus resul-
tiert die Forderung nach einer Frühtherapie der HIV-Infizierten.

Ähnliche Probleme erwachsen auch auf Einzelgebieten der AIDS-Forschung. Hier ein Beispiel aus der Suche nach Impfstoffen:

Vordergründige Betrachtung:

Das HIV-1 bindet sich an die CD4-Rezeptoren der T4-Zelle vermittels seines
Hüllproteins gp120. Die Blockierung dieses Proteins durch den Antikörper anti-
*gp120 muß diese Bindung verhindern. In der Tat wird **in vitro** die Infektion*
von T4-Zellen durch das anti-gp120 gehemmt. Leider werden nur geringe Men-
gen anti-gp120 gebildet, wenn man das HIV-1 einem Schimpansen einimpft.
Dafür werden auch Antikörper gegen verschiedene andere Proteine des Virus
gebildet. Um die Immunaktivität des Schimpansen auf ein einziges Antigen
zu konzentrieren, wurden Impfstoffe konstruiert, die lediglich das Gen gp120
oder das Protein gp120 enthielten. Milliarden Dollar und Jahre der Arbeitszeit
hochrangiger Fachleute wurden in diese Versuche investiert, bisher ohne nen-
nenswerten Erfolg.

Kausalanalytische Betrachtung:

Der Membranrezeptor CD4 der T4-Zellen dient im biologischen Geschehen
der Signalübermittlung zwischen diesen Zellen und den B-Lymphozyten, die da-
durch zur Bildung von Antikörpern angeregt werden, was den eigentlichen Hel-
fereffekt ausmacht. Nur der unglückliche Umstand, daß das HIV Hüllproteine
mit einer ähnlichen Struktur wie der Rezeptor der B-Lymphozyten ausbildet,
gestattet es ihm, sich an die T4-Zellen zu binden und sie zu infizieren. Bildet
ein Patient Antikörper anti-gp120, so werden zwar einige Viren neutralisiert,
ein großer Teil der Antikörpermoleküle belegt jedoch die Rezeptoren der B-Lym-
phozyten und beeinträchtigt nicht nur die Bildung des wenig wirksamen An-
tikörpers anti-gp120, sondern auch die aller anderen Antikörper, darunter

296

auch des sehr effektiven anti-p24. *Eine Impfung mit dem Antigen gp120 schwächt also die Immunabwehr des Patienten, was mehrfach nachgewiesen wurde. Die Betrachtung der Struktur des Proteinmoleküls gp120 zeigt ferner, daß es nicht in der Lage ist, über einen Antikörper das Komplement derart zu binden, daß es eine Lysis der infizierten Zelle bewirken würde. An der Zerstörung der HIV-exprimierenden Zellen, dem wichtigsten Mittel der Immunabwehr gegen das HIV, ist das anti-gp120 daher nicht beteiligt. Die Struktur des Proteins p24 gestattet dagegen eine optimale Bindung des Komplements. In der Tat wissen wir, daß das anti-p24 vorrangig an der Lysis HIV-infizierter Zellen beteiligt ist. So kommt es, daß eine passive Immunisierung mit anti-p24 klinisch interessante Erfolge zeitigt und daß auch bei der Entwicklung von Impfstoffen auf der Basis von p24 und unter Ausschluß von gp120 aussichtsreiche Resultate vorliegen.*

Die Einbeziehung subzellularer Funktionen in die Analyse des AIDS führt somit zu Modellen, die zwar komplexer, aber auch wirklichkeitsnäher sind, und die bessere Möglichkeiten bieten, wirksam ins Krankheitsgeschehen einzugreifen. Nun kann man aber vom klinischen Mediziner kaum umfassende Kenntnisse über unsere modernen Vorstellungen von biologischen Elementarprozessen erwarten. Eine Zusammenarbeit mit Biologen aus der Grundlagenforschung wird hier unabdingbar.

Als Biophysiker, der zeitlebens elementare Zellfunktionen bearbeitet hat, habe ich versucht, diese Lücke zu schließen. Nach einem Übersichtskapitel habe ich im Kapitel 2 eine möglichst genaue Darstellung des AIDS-Erregers HIV gegeben, angefangen bei seiner Struktur und dem Aufbau der wichtigsten Viruseiweiße bis zum spontanen Zusammenbau des Virions, seiner Reifung und des Mechanismus der Infektion von Wirtszellen.

Im Kapitel 3 folgte eine Darstellung der wichtigsten funktionellen und pathologischen Abweichungen vom Normalzustand der Zelle, der Erregung, Entzündung und Nekrose und selbstverständlich auch der Anregung und der Aktivierung, die in Immunprozessen eine entscheidende Rolle spielen. Besondere Aufmerksamkeit wurde der Beeinflussung dieser Funktionen durch die HIV-Infektion gewidmet.

Anstelle der in Lehrbüchern üblichen summarischen Darstellung der Immunfunktion brachte ich im Kapitel 4 eine ins einzelne gehende Analyse der Wechselwirkungen zwischen immunkompetenten Zellen und der möglichen Störungen durch die Infektion der T4-Zellen und der Makrophagen. Damit waren die Voraussetzungen zur genauen Betrachtung des Krankheitsablaufs geschaffen. Im Kapitel 5 erfolgte diese Betrachtung aus dem Blickfeld der Makrophageninfektion, im Kapitel 6 aus dem Blickfeld der Depletion der T4-Zellen. Aus dem Zusammenwirken dieser beiden Komplexe erwuchs ein umfassendes Bild der HIV-Infektion in den verschiedenen Phasen ihres Ablaufs bis zum Vollbild-AIDS (Kapitel 7).

Damit waren endlich die Voraussetzungen gegeben, die Möglichkeiten der AIDS-Prophylaxe und -Therapie zu analysieren. Im Kapitel 8 wurden die Gründe manifest, aus denen eine Immunisierung durch das Antigen gp120 ergebnislos sein mußte, und auch schwerwiegende Argumente zur Bevorzugung von Impfstoffen auf der Grundlage des Antigens p24.

Wichtiger noch erscheint mir die im Kapitel 9 durchgeführte Betrachtung der verschiedenen beim AIDS angewandten Therapeutika und der therapeutischen Strategien. Die zellbiologische Betrachtungsweise schafft vielfach neue Möglichkeiten zur Einschätzung therapeutischer Verfahren; insbesondere führt sie aber zwangsläufig dazu, mit der Behandlung des AIDS sehr frühzeitig, möglichst gleich nach der Serokonversion, zu beginnen, zu einem Zeitpunkt, an dem die Immunabwehr des Patienten noch voll erhalten und die Virenproliferation extrem niedrig ist.

Damit scheinen mir die Beiträge, die ein Biophysiker zum AIDS-Problem leisten kann, vorübergehend ausgeschöpft. Vor uns steht jetzt die Erprobung der hier theoretisch erarbeiteten Therapieverfahren, und damit geht die Initiative zurück an die Kliniker, von denen sie ursprünglich ausgegangen war, und die durch ihre Arbeiten erst die Voraussetzungen zu einer Analyse auf subzellularer Ebene schufen.

Berlin, Juli 1991
Jakob Segal

Literaturverzeichnis

Abramson, S. B. *et al.*: Modes of action of aspirin-like drugs.
Proc. Natl. Acad. Sci. USA, *82*, 7227—7231 (1985)

Abramson, S. B. und Weissmann, G.: The mechanisms of action of nonsteroidal antiinflammatory drugs.
Arthritis and Rheumatism, *32*, 1—9 (1989)

Agostini, C. *et al.*: Mechanisms underlying the fundamental impairment of pulmonary NK-cells from patients with HIV infection.
Int. Conf. AIDS, Montreal (1989), Th.B.P. 78, p. 428

Alexander, R. F. *et al.:* Lack of CMV in African Kaposi's sarcoma tissue.
Int. Conf. AIDS, Paris (1986), poster 41, p. 40

Alouf, J. E. *et al.:* High production of the AIDS virus by human T-lymphocytes stimulated with streptococcal mitogenic toxins.
Int. Conf. AIDS, Paris (1986), poster 242, p. 20

Althoff, P. A.: Imbalance of the amino acid pattern in patients with AIDS. — Special treatment with adapted amino acid solution?
Int. Conf. AIDS, Montreal (1989), Th.B.O. 42, p. 218

Amadori, A. *et al.:* IgG oligoclonal bands in sera of HIV-1 infected patients are mainly directed against HIV-1 determinants.
AIDS Res. and Human Retrov., *6*, 581—586 (1990)

Andrianow, L. A. *et al.:* Die Wirkung der cancerogenen Kohlenwasserstoffe auf Zellen (russisch).
Nauka, Moskau (1971)

Arya, S. P. *et al.: Trans*-activator gene of human T-lymphotrope virus Type III (HTLV-III).
Science, *229*, 69—73 (1985)

Asher, S. P. *et al.:* Persistant inappearent infection in chimpanzees with HTLV-III/LAV.
Int. Conf. AIDS, Paris (1986), poster 29, p. 19

Avila-Figueros, C. *et al.:* Manifestationes clinicas de la infección por virus de la inmunodeficiencia humana en niños.
Bolletino Med. Hosp. Infant. Mex., *46*, 448—454 (1989)

Baker Jr., J. R. *et al.:* Flow cytometric quantitation of peripheral blood lymphocytes expressing human immunodeficiency virua (HIV)-antigens in individuals infected with HIV.
Int. Conf. AIDS, Stockholm (1988), poster 1635, p. 84/2

Baltimore, D. und Feinberg, M. B.: HIV revealed — towards a natural history of the infection.

New. Engl. J. of Med., *321*, 1673—1675 (1989)

Barinaya, Marcia: Controversial AIDS drug for US market.
Nature, *332*, 475 (1988)

Barnes, D.M.: Obstacles to AIDS vaccine.
Science, *240*, 719—721 (1988)

Bahraoui, E. *et al.:* Characterization of the interaction of envelope glycoproteins of HIV-1 and HIV-2 with CD4 receptor: role of the N-glycans in these interactions.
Int. Conf. AIDS, San Francisco (1990), F.A. 270, vol. 2, p. 143

Bauer, P.G. und Barth, O.M.: Endocytosis of the human immunodeficiency virus (HIV-1).
Int. Conf. AIDS, Stockholm (1988), poster 1024, p. 118

Beach, R. S. *et al.:* Effect of zinc normalization on immunological functions in early HIV infection.
Int. Conf. AIDS, Florenz (1991), M. C. 3128, vol. I, p. 330

Bedarida, G. *et al.:* HIV IgM antibodies in risk groups who are seronegative on ELISA testing.
Lancet 2, 570—571 (1986)

Beller, D.I. und Unanue, E.R.: Thymic macrophages modulate one stage of T-cell differentiation *in vitro.*
J. of Immunol., *121*, 1861—1864 (1978)

Beral, Valerie *et al.:* Kaposi's sarcoma among persons with AIDS: a sexually transmitted infection?
Lancet, *335*, 123—128 (1990)

Berger, J.R. *et al.:* T4 lymphocyte counts and the presence of abnormalities on neurological examination in asymptomatic HIV seropositive subjects.
Int. Conf. AIDS, Montreal (1989), Th.B.P. 263, p. 459

Bergmann, L. *et al.:* Immunologische Veränderungen bei männlichen Homosexuellen.
In: AIDS, Helm und Stille eds. (1984), p. 19—42

Berman, P.W. *et al.:* Human immunodeficiency virus type 1 challenge of chimpanzees immunized with recombinant envelope glycoprotein gp120.
Proc. Natl. Acad. Sci. USA, *85*, 5200—5204 (1988)

Biet, D.I. *et al.:* Serum suppressive activity of HIV+ patients.
Int. Conf. AIDS, Stockholm (1988), poster 2116, p. 192

Biron, Christine A., Byron, K.S. und Gulliver, J.L.S.: Severe herpesvirus infection in an adolescent without natural killer cells.
New Engl. J. Med., *320*, 1731—1735 (1989)

Björklund, B. *et al.:* Cellular immunity towards human cancer cells observed *in vitro* by time-laps cinematography and scanning electronmicroscopy.

Acta Pathol. Microbiol. Scand. (B), *79*, 442—453 (1971)

Blake, C. C. F. *et al.:* Structure of human plasma prealbumin at 2.5 A resolution.
J. Mol. Biol., *88*, 1—12 (1974)

Blondell, T. und Pearl, L.: A second front against AIDS.
Nature, *337*, 596—597 (1989)

Bolognesi, D. P. *et al.:* Analysis of the immune response in 9 laboratory workers infected with the HTLV-III$_\beta$ strain of HIV.
Int. Conf. AIDS, Stockholm (1988), poster 2202, p. 214

Bolognesi, D. P. *et al.:* AZT hemmt die HIV-Vermehrung auch in Monozyten.
AIDS-Nachrichten, 4/88, 10 (1988)

Bolognesi, D. P.: HIV immunization — fresh pathways to follow.
Nature, *344*, 818—819 (1990)

Boros, P. *et al.:* Changes in CD-16 receptor expression on the neutrophils of HIV infected individuals.
Int. Conf. AIDS, Montreal (1989), Th.B.P. 84, p. 429

Bosch, Marnix L. *et al.:* Identification of the fusion peptide of primate immunodeficiency viruses.
Science, *244*, 694—697 (1989)

Bridge, T. P. *et al.:* Improvement in AIDS patients on peptide T.
Lancet 2, 226—227 (1989)

Brodt, R. *et al.:* Different courses of HIV infection in PGL/ARC of Frankfurt University outpatients clinic.
Int. Conf. AIDS, Montreal (1989), MAP. 103, p. 95

Bronds, B. D.: Die T-Lymphozyten und ihre Rezeptoren bei der immunologischen Erkennung (russisch).
Nauka, Moskau (1987)

Buderl, R.: Row over controversial new AIDS drug.
Nature, *341*, 268 (1989)

Burnet, F. M. *et al.:* Quantitative aspects of the Simonsen phenomenon. II. Circumstances influencing the focal counts obtained on the chorioallantoic membrane.
Brit. J. exp. Pathol., *43*, 129—136 (1962)

Burnet, F. M.: Immunological surveillance.
Pergamon Press, London (1970)

Byrn, R. A. *et al.:* Biological properties of a CD4 immunoadhesin.
Nature, *344*, 667—670 (1990)

Cabotin, P.-P. *et al.:* A treatment of HIV-infected patients with Zinc-sulfate.
Int. Conf. AIDS, San Francisco (1990), 2075, vol. 2, p. 372

Capon, D. J. *et al.:* Designing CD4 immunoadhesins for AIDS therapy.
Nature, *337*, 525—533 (1989)

Capra, J. D. und Edmundson, A. B.: The antibody combining site.
Scientific American, *236*, 50—59 (1977)

Carne, B. *et al.:* HBV-Impferfolg bei HIV-Positiven beschränkt.
AIFO, *3*, 8 (1988) nach British medical Journal, *294*, 866—868 (1987)

Celum, Connie L.: The epidemiology of salmonellosis in patients with Acquired Immunodeficiency Syndrome in San Francisco.
Int. Conf. AIDS, Paris (1986), poster 516, p. 60

Chamaret, S. *et al.:* A case of spontaneous extinction of HIV infection.
Int. Conf. AIDS, Stockholm (1988), poster 1200, p. 162

Chandra, P. *et al.:* Inhibitors of retroviral DNA polymerase: their implication in the treatment of AIDS.
Cancer Res. (suppl.), *45*, 4677s—4684s (1985)

Chandra, P. *et al.:* Chemotherapeutic approaches in the control of the Acquired Immune Deficiency Syndrom.
I. AIFO, *2*, 196—206 (1987); II. AIFO, *2*, 265—275 (1987)

Chapuis, F. *et al.:* Susceptibility to HIV during *in vitro* differentiating of normal macrophages.
Int. Conf. AIDS, Stockholm (1988), poster 2071, p. 181

Chaudhary, V. K. *et al.:* Selective killing of HIV-infected cells by recombinant human CD4-Pseudomonas exotoxin hybrid protein.
Nature, *335*, 369—372 (1988)

Cheng-Mayer, Cecilia, Luciw, P. A. und Levy, J. A.: Replication of AIDS-associated retrovirus (ARV-2) in human and animal fibroblasts transfected with a molecular clone of the virus.
Int. Conf. AIDS, Paris (1986), poster 250, p. 21

Cheng-Mayer, Cecilia *et al.:* Biologic and molecular characterization of HIV isolates from the brain.
Int. Conf. AIDS, Stockholm (1988), poster 1577, p. 69/2

Cheng-Mayer, Cecilia *et al.:* Biological features of HIV-1 that correlate with virulence in the host.
Science, *240*, 80—82 (1988)

Cheng-Mayer, Cecilia *et al.:* Isolates of human immunodeficiency virus type 1 from the brain may constitute a special group of the AIDS virus.
Proc. Natl. Acad. Sci. USA, *86*, 8575—8579 (1989)

Cheynier, S. *et al.:* HIV-1 expression by T8 lymphocytes after transfection.
AIDS Res. and Hum. Retrov., *4*, 43—50 (1988)

Christofinis, G. *et al.:* HIV replicates in cultured human brain cells.
AIDS, *1*, 229—234 (1987)

Civantos, J. *et al.:* Kaposi's sarcoma: immunoperoxidase staining for cytomegalovirus.
AIDS Research, *1*, 121—125 (1984)

Clothia, C.: The 14th barrel rolls out.
Nature, *333*, 598—599 (1988)

Coates, A.R.M. *et al.:* AIDS vaccine predictions.
Nature, *326*, 249—250 (1987)

Coffin, J.M.: Genetic variation in AIDS viruses.
Cell, *46*, 1—4 (1986)

Cohen, E.A. *et al.:* Identification of HIV-1 *vpr* product and function.
J. Acqu. Imm. Def. Syn., *3*, 11—18 (1990)

Collman, R. *et al.:* Macrophage tropic strains of human immunodeficiency virus
type 1 utilize the CD4 receptor.
J. of Virol., *64*, 4468—4476 (1990)

Concar, D. und Gershon, Diane: Doubts over »wonderdrug«.
Nature, *347*, p. 416 (1990)

Connor, E.M. *et al.:* HTLV-III/LAV neutralizing antibodies (NA) in pediatric patients with AIDS and AIDS related complex (ARC).
Int. Conf. AIDS, Paris (1986), poster 256, p. 22

Cordonnier, Agnès, Montagnier, L. und Emerman, M.: Single amino-acid changes
in HIV envelope affect viral tropism and receptor binding.
Nature, *340*, 571—574 (1989)

Covard, J.E., Harter, D.H. und Morgan, C.: Electron microscopic observations of
visna virus-infected cell cultures.
Virology, *40*, 1030—1038 (1970)

Cusano, A.J. *et al.:* Hyponatremia in patients (PTS) with AIDS.
Int. Conf. AIDS, Stockholm (1988), poster 2606, p. 127/2

Dagleish, A. und Malkowsky, M.: Advances in human retroviruses.
Adv. in Cancer Res., *51*, 307—360 (1988)

Daur, E.S.: HIV-1 stimulates tumor necrosis factor-alpha release from human mono-
cyte/macrophages.
Int. Conf. AIDS, Montreal (1989), TCP 34, p. 572

Dawson, M.: Pathogenesis of maedi-visna.
Vet. Rec., *120*, 451—454 (1987)

Dedera, D., Heyden, Nancy V. und Ratner, L.: Attenuation of HIV-1 infectivity by
an inhibitor of oligosaccharide processing.
AIDS Res. and Human Retrov., *6*, 785—794 (1990)

Dehmlow, R. und Segal, J.: Physikalisch-chemische Grundlagen der UVB und
HOT.

In: Methoden der UV-Bestrahlung von Blut — HOT und UVB — Grundlagen, Klinik, Praxis.
Eds. J. Segal und G. Seng, p. 25—37, Hippokrates-Verlag, Stuttgart (1990)

Desroziers, R. C. *et al.:* Vaccine protection against simian immunodeficiency virus infection.
AIDS Res. and Human Retrov., 6, 69—77 (1990)

Desroziers, R. C., Letwin, N. L. und Fleckenstein, B.: Tiermodelle für AIDS zur Entwicklung von Impfverfahren und Chemotherapie.
AIFO, 1, 285—293 (1986)

Dewhurst, S. *et al.:* Sequence analysis and acute pathogenecity of molecularly cloned SIV$_{SMM-PBj14-}$.
Nature, 345, 636—640 (1990)

Diangani, F. *et al.:* Replication of HIV under single growth cycle conditions.
Int. Conf. AIDS, Montreal (1989), M.C.P. 39, p. 548

Dickover, R. E. *et al.:* Zidovudine therapy modulates the proportion of integrated and unintegrated forms of HIV DNA.
CDC AIDS Weekly, 11(05), p. 19 (1990)

Ding, J., Young, E. und Cohen, Z. A.: How killer cells kill.
Scientific American, 258, 28—34 (1988)

Dryjanski, J. *et al.:* Frequency of infections in individuals at high risk and low risk for developing AIDS.
Int. Conf. AIDS, Paris (1986), poster 67, p. 45

Dubois-Dalcq, M., Reese, T. S. und Narayan, Opendra: Membrane changes associated with assembly of visna virus.
Virology, 74, 520—530 (1976)

Eichberg, J. W. *et al.:* Infection of chimpanzees and baboons with AIDS.
Int. Conf. AIDS, Stockholm (1988), poster T-47

Eilbott, D. J. *et al.:* Human immunodeficiency virus type 1 in spinal cords of acquired immunodeficiency syndrome patients with myelopathy: Expression and replication in macrophages.
Proc. Natl. Acad. Sci. USA, 86, 3337—3341 (1989)

Ellrodt, A. und LeBras, P.: The hidden dangers of AIDS vaccination.
Nature, 325, 768 (1987)

Enzensberger, W. und Fischer, P.-A.: Primäre HIV-Komplikationen des Nervensystems.
AIFO, 2, 603—614 (1987)

Falk, S.: In dem mononuklearen Phagozytensystem sind Makrophagen das trojanische Pferd für HIV.
Ärzte-Zeitung, 88, 13. Mai (1989)

Farnet, C. M. und Hasseltine, W. A.: Integration of human immunodeficiency virus type 1 DNA *in vitro*.
Proc. Natl. Acad. Sci. USA, *87*, 4164—4168 (1990)

Fauci, A. S.: Cytokine induction of HIV expression.
Int. Conf. AIDS, Montreal (1989), Th.C.D. 44, p. 540

Farzadegan, H. *et al.:* Verschwinden von HIV-1-Antikörpern bei symptomlosen Homosexuellen.
AIFO, *3*, 553 (1988), nach: Am. Intern. Med., *108*, 785—790 (1988)

Ferreira, S. H. und Vane, J. R.: New aspects of the mode of action of nonsteroidal anti-inflammatory drugs.
Ann. Rev. of Pharmacol., *14*, 57—73 (1974)

Fisher, M. *et al.:* Reduktion des cytopathischen Effekts von HIV durch Mutation.
AIFO, *2*, 27—28 (1987), nach: Science, *233*, 655—659 (1986)

Fishman, M., van Rood, J. J. und Adler, F. L.: The initiation of antibody formation by ribonucleic acid from specifically stimulated macrophages.
In: Molecular and cellular basis of antibody formation.
Symp. Acad. Sci. Prague (1964)

Fishman, M. *et al.:* Nucleic acids in Immunology.
New York (1968)

Folks, T. *et al.:* Characterization of a continuous T-cell line susceptible to the cytopathic effects of the acquired immunodeficiency syndrome (AIDS)-associated retrovirus.
Proc. Natl. Acad. Sci. USA, *82*, 4539—4543 (1985)

Folks, T. *et al.:* Infection and replication of human immunodeficiency virus-1 (HIV-1) in purified CD4 negative precursor cells from normal human bone marrow.
Int. Conf. AIDS, Stockholm (1988), poster 2067, p. 180

Folks, T. *et al.:* Tumor necrosis factor alpha induces expression of human immunodeficiency virus in a chronically infected T-cell clone.
Proc. Natl. Acad. Sci. USA, *86*, 2365—2368 (1989)

Forster, Susan M. *et al.:* Decline of anti-p24 antibody precedes antigenaemia as correlate of prognosis in HIV-1 infection.
AIDS, *1*, 235—240 (1987)

Fouchard, G. *et al.:* HTLV-III/LAV expression in T8 lymphocytes.
Int. J. Cancer, *38*, 657—659 (1986)

Fowler, A., Redfield, R. R. und Gendelman, H.: T-cells versus macrophages for isolation of HIV from blood.
Int. Conf. AIDS, Montreal (1989), TBP. 112, p. 305

Frank, K. B. *et al.:* Visna virus as an in vitro model for human immunodeficiency virus and inhibition by ribavirin phosphonoformate, and 2',3'-dideoxynucleotides.

Antimicrob. Agents Chemother., *31*, 1369—1374 (1987)

Gajdusek, D. C. *et al.:* Infection of chimpanzees by human T-lymphotropic retroviruses in brain and other tissues from AIDS patients.
Lancet 1, 55—56 (1985)

Gallacher, R. E. und Gallo, R. C.: Type C RNA tumor virus isolated from cultured human acute myelogenous leukemia cells.
Science, *187*, 350—353 (1975)

Gallo, R. C.: Plenum lecture.
Int. Conf. AIDS, Stockholm (1988)

Gartner, Suzanne und Popovic, M.: Role of the macrophages in pathogenesis of HIV.
Int. Conf. AIDS, Montreal (1989), Th.C.O. 42, p. 540

Gartner, Suzanne und Popovic, M.: Macrophage tropism of HIV-1.
AIDS Res. and Human Retrov., *6*, 1017—1021 (1990)

Gary, R. F. *et al.:* HIV-induced alterations in intracellular monovalent cations.
Int. Conf. AIDS, Stockholm (1988), poster 1039, p. 122

Gauser, A. und Hoelzer, D.: Veränderungen des hämopoetischen Stammzellensystems bei Patienten mit HIV-Infektion.
AIDS-Statusseminar (1987), 13—27

Gelderblom, H. R. *et al.:* Fine structures of HIV and immunolocalization of structural proteins.
Virology, *156*, 171—176 (1987)

Gelderblom, H. R. *et al.:* Fine structure of human immunodeficiency virus (HIV), immunolocalization of structural proteins and virus cell relation.
Micron and Microscopica, *19*, 41—60 (1988)

Gendelman, H. E. *et al.:* Tropism of sheep lentiviruses for monocytes: Susceptibility to infection and virus gen expression increase during maturation of monocytes to macrophages.
J. of Virol., *58*, 67—74 (1986)

Getti, R. A. und Good, R. S.: Occurence of malignancy in Immunodeficiency diseases.
Cancer, *28*, 89—98 (1971)

Gibbs, Z. J. *et al.:* HIV immunization and challenge of seropositive and seronegative chimpanzees.
Int. Conf. AIDS, Montreal (1989), Th.C.O. 46, p. 541

Gillespie, B. H. *et al.:* Detection of HIV RNA in cells using a new molecular hybridization protocol target cycling.
Int. Conf. AIDS, Stockholm (1988), poster 1606, p. 77/2

Girard, Rolande: Tristes Chimères.

Grasset, Paris (1987)

Gluckmann, J. Cl. *et al.:* Role of N-linked glycosylation in HIV infection.
Int. Conf. AIDS, Montreal (1989), M.C.D. 3, p. 509

Gnann Jr., J. W. *et al.:* Fine mapping of an immunodominant domain in the transmembrane glycoprotein of human immunodeficiency virus.
J. of Virol., *61*, 2639—2641 (1987)

Goldstein, A. L. *et al.:* Evaluation of a synthetic HIV-1 p17-based candidate AIDS vaccine, HGP-30.
Int. Conf. AIDS, Montreal (1989), M.C.P. 13, p. 544

Gonda, M. A. *et al.:* Heteroduplex mapping in the molecular analysis of the human T-cell leukemia (lymphotropic) viruses.
Cancer Res. (suppl.), *45*, 4553s—4558s (1985)

Goodwin, F. K. *et al.:* Peptide T phase I study: immuno/virologic results.
Int. Conf. AIDS, Montreal (1989), WBP. 286, p. 399

Goudsmit, J. *et al.:* IgG response to human deficiency virus in experimentally infected chimpanzees mimics the IgG response in human.
J. infect. Diseases, *155*, 327—331 (1987)

Goudsmit, J.: Immunodominant B-cell epitopes on the HIV-1 envelope recognized by infected and immunized hosts.
AIDS, *2* (suppl. 1), S41—S45 (1989)

Gregg, R. A. *et al.:* Detection of p24 antigen and class and subclass-specific Ig to HIV in seroconversion.
Int. Conf. AIDS, Stockholm (1988), poster 1105, p. 139

Grewe, Carola, Beck, A. und Gelderblom, H. R.: HIV: Early virus-cell interactions.
J. of Acqu. Imm. Def. Synd., *3*, 965—974 (1990)

Grey, H. M. *et al.:* How T cells see antigen.
Scientific American, *261*, 38—46 (1989)

Griscelli, C.: LAV/HTLV-III infection in infants and children.
Int. Conf. AIDS, Paris (1986), SP 5, p. 5

Groopman, J. E.: Of mice, monkeys and men.
Nature, *349*, 568—569 (1991)

Gruters, R. A. *et al.:* Interference with HIV-induced syncytium formation and viral infectivity by inhibitors of trimming glucosidase.
Nature, *330*, 74—77 (1987)

Gudat, F. G. *et al.:* Studies on antibody forming cells. II. Appearance of H-thymidine-labeled rosette-forming cells.
J. Exp. Med., *133*, 305—312 (1971)

Gudnadóttir, Margrét: Visna-maedi in sheep.

Prog. Med. Virol., *18*, 336—349 (1974)

Gudnadóttir, Margrét und Kristinsdóttir, Karólina: Complement-fixing antibodies in sera of sheep affected with visna and maedi.
J. of Immunol., *98*, 663—667 (1967)

Gurley, R. J. *et al.:* CD4$^+$ lymphocyte function with early human immunodeficiency virus infection.
Proc. Natl. Acad. Sci. USA, *86*, 1993—1997 (1989)

Hahn, Beatrice H. *et al.:* Genomic diversity of AIDS virus human T cell lymphotropic virus type III. Different viruses exhibit greatest divergence in their envelope genes.
Proc. Natl. Acad. Sci. USA, *82*, 4813—4817 (1985)

Hahn, Beatrice H. *et al.:* Genetic variation in HTLV-III/LAV over time in patients with AIDS or at risk for AIDS.
Science, *232*, 1548—1553 (1986)

Harakeh, S., Jarivalla, R. J. und Pauling, L.: Suppression of human immunodeficiency virus replication by ascorbate in chronically and acutely infected cells.
Proc. Natl. Acad. Sci. USA, *87*, 7245—7249 (1990)

Harouse, Janet B. *et al.:* Efficient HIV-1 entry into glial cells is not mediated by CD4.
Int. Conf. AIDS, San Francisco (1990), F.A. 266, vol. 2, p. 142

Hatzakis, A. *et al.:* Hepatomegaly and HIV infection.
Int. Conf. AIDS, Florenz (1991), M.B. 2129, vol. I, p. 229

Hay, J. W., Osmond, D. H. und Jacobson, M. A.: Projecting the medical costs of AIDS and ARC in the United States.
J. of Acqu. Imm. Def. Synd., *1*, 466—485 (1988)

Hazeltine, W. A. *et al.:* Is scrapie Prp 27—30 related to AIDS virus?
Nature, *323*, 115—116 (1986)

Hehlmann, R.: HIV-Infektionen: Vorformen und Definitionen.
AIFO, *3*, 41—44 (1988)

Hewlett, Indira *et al.:* Viral gene expression assessed by PCR in HIV-1 infected H9 cells.
Int. Conf. AIDS, Montreal (1989), Th.C.P. 114, p. 635

Hewlett, Indira *et al.:* Evaluation by PCR of HIV-1 status of chimpanzees challenged with HIV after receiving human HIV Ig.
Int. Conf. AIDS, Montreal (1989), WCO 27, p. 529

Hirsch, V. M. *et al.:* Simian Immunodeficiency Virus infection of Macaques: end stage disease is characterized by proviral DNA in tissues.
J. Inf. Dis., *163*, 976—988 (1991)

Ho, D. D. *et al.:* Detection and characterization of LAV/HTLV-III neutralizing antibodies.

Int. Conf. AIDS, Paris (1986), S 3 ob, p. 14

Ho, D. D., Moudgil, T. und Alam, M.: Quantitation of human immunodeficiency virus type 1 in the blood of infected persons.
New Engl. J. of Med., *321*, 1623–1625 (1989)

Hofmann, B. *et al.:* Serum β_2-microglobulin level increases in HIV infection: relation to seroconversion, CD4 T-cell fall and prognosis.
AIDS, *4*, 207–214 (1990)

Holmberg, S. D. *et al.:* Biologic factors in the sexual transmission of human immunodeficiency virus.
J. Infect. Dis., *160*, 116–125 (1989)

Hommes, Mirjam *et al.:* Increased resting energy expenditure in HIV-infected men.
Int. Conf. AIDS, Montreal (1989), Th.B.O. 38, p. 218

Housset, Chantal *et al.:* Immunohistochemical detection of HIV-1 in liver cells.
Int. Conf. AIDS, Stockholm (1988), poster 2066, p. 180

Hu, S. L. *et al.:* Effect of immunization with a vaccinia-HIV*env* recombinant on HIV infection of chimpanzees.
Nature, *328*, 721–728 (1987)

Huhn, D.: Maligne Lymphome beim erworbenen Immunmangelsyndrom.
AIFO, *1*, 470–476 (1986)

Huisman, J. G. *et al.:* Detection of early anti-p24 HIV responses in EIA and immunoblot negative individuals.
Vox Sang., *53*, 31–36 (1987)

Ikuta, K. *et al.:* Productive and persistent infection of MT-4 cells with HIV-1 *vif* mutant.
Int. Conf. AIDS, San Francisco (1990), F.A. 297, vol. 2, p. 150

Inoué, S.: Organization and function of the mitose spindle.
In: Primitive motile systems in cell biology. Eds. Allan und Kamiya, New York–London (1964)

Jackson, G. G. *et al.:* Passive immunoneutralization of human immunodeficiency virus in patients with advanced AIDS.
Lancet 2, 647–651 (1988)

James, J. S.: Aspirin and AIDS.
AIDS Treatment News, Nr. 109, 1–5 (1990)

Joachim, H. L.: The lymphomas of AIDS: a distinct clinico-pathologic entity.
Int. Conf. AIDS, Stockholm (1988), poster 2659, p. 140/2

Johnson, K. *et al.:* Effect of ribavirin on HIV infectivity of PBMC from immunocompromised patient.
Int. Conf. AIDS, Stockholm (1988), poster 3571, p. 159/2

Kamel-Reid, Suzanne und Dick, J. E.: Engraftment of immunodeficient mice with human hematopoietic stem cells.
Science, *242*, 1706—1709 (1988)

Kaneshima, H. *et al.:* Today's SCID-hu mouse.
Nature, *348*, 561—562 (1990)

Kaplan, M. H. *et al.:* Neoplastic disorders complicating HTLV-III/LAV infection: Evidence for marked oncogenic effect.
Int. Conf. AIDS, Paris (1986), poster 722, p. 148

Karpas, A. *et al.:* Lytic infection by british AIDS virus and development of rapid cell tests for antiviral antibodies.
Lancet 2, 695—697 (1985)

Karpas, A. *et al.:* Polymerase chain reaction evidence for human immunodeficiency virus 1 neutralization by passive immunization in patients with AIDS and AIDS-related complex.
Proc. Natl. Acad. Sci. USA, *87*, 7613—7617 (1990)

Karpas, A. *et al.:* Passive immunization in AIDS and ARC patients: persistent neutralization of HIV-1 as monitored by polymeraze chain reaction (PCR).
Int. Conf. AIDS, Florenz (1991), TH.B. 85, vol. II, p. 78

Kendall, Marion D.: Histology (of the thymus), p. 27—38.
In: J.-Cl. Givel (ed): Surgery of the thymus-pathology, associated disorders and surgical techniques. Springer-Verlag Berlin (1990)

Kenny, F. T. *et al.:* Degree of HIV-related CNS involvement and long-term survival: Preliminary results.
Int. Conf. AIDS, Montreal (1989), VAD. 76, p. 132

Kerkau, Th. *et al.:* Downregulation of HLA Class I antigens in HIV-1-infected cells.
AIDS Res. and Hum. Retrov., *5*, 613—620 (1989)

Kindt, T. J. *et al.:* HIV-1 infection in the rabbit: an update.
AIDS Res. and Hum. Retrov., *1*, 79—80 (1990)

Kingman, Sharon: Virus develops even with antibody absent.
New Scientist, 26 May, p. 40 (1988)

Kioshita, June: Virtue in viruses.
Scientific American, *258*, 22 (1988)

Klasse, P. J., Pipkorn, R. und Blomberg, J.: Presence of antibodies in a putatively immunosuppressive part of human immunodeficiency virus (HIV) envelope glycoprotein gp41 is strongly associated with health among HIV positive subjects.
Proc. Natl. Acad. Sci. USA, *85*, 5225—5229 (1988)

Knigge, M.: Neutralization of HIV-1 and HIV-2 by anticore.
Int. Conf. AIDS, Stockholm (1988), poster 2193, p. 212

Kornfeld, H. *et al.:* Lymphocyte activation by HIV-1 envelope glycoprotein.

Nature, *335*, 445—448 (1988)

Kornuszewski, W. *et al.:* Immunostimulation comme un support chez SIDA-malades et HIV seropositives.
Int. Conf. AIDS, Montreal (1989), WBP. 276, p. 397

Krensky, M. *et al.:* Long term human cytolytic T-cell lines allospecific for HLA-DR6 antigen are OKT4$^+$.
Proc. Natl. Acad. Sci. USA, *79*, 2365—2369 (1982)

Kroegel, C., Hess, G. und Meyer zum Buchenfelde, K.-H.: Die Infektion mit dem humanen Immunodefizienz-Virus (HIV): eine vergleichende Gegenüberstellung verschiedener Klassifizierungsschemata.
AIFO, *3*, 17—23 (1988)

Kunze, R. O. F. *et al.:* Immunopathogenic aspects of the HIV-infection.
In: HIV and nervous system. Eds.: Kubicki, Merker, Bieurle und Pohle. Fischer, Stuttgart—New York (1988)

Lacey, C. J. N.: Serum β_2-Microglobulin and human immunodeficiency virus infection.
AIDS, *1*, 123—127 (1987)

Ladhoff, A.-M. *et al.:* Polymorphie im HIV-1-core.
Z. für klin. Med., *43*, 1421—1422 (1988)

Lamp, G. F. *et al.:* Survival trends for patients with AIDS.
JAMA, *263*, 402—406 (1990)

Lange, J. M. A. *et al.:* Failure of zidovudine prophylactics after accidental exposure to HIV-1.
N. Eng. J. of Med., *322*, 1375—1377 (1990)

Langhoff, E. *et al.:* Prolific HIV-1 growth in human dendritic cells.
Int. Conf. AIDS, Florenz (1991), W.A. 70, vol. II, p. 40

Lau, A. S., Read, S. E. und Der, S.: Enhanced production of tumor necrosis factor in symptomatic HIV infection.
Int. Conf. AIDS, Montreal (1989), WCP 83, p. 605

Laurence, J., Gottlieb, Alice B. und Kunkel, H. C.: Soluble suppressor factors in patients with acquired immune deficiency syndrom and its prodrome — Elaboration in vitro by T lymphocyte-adherent cell interactions.
J. Clin. Invest., *72*, 2072—2081 (1983)

Laurence, J. und Mager, U.: Immunoregulatory lymphokines of T hybridomas from AIDS patients: constitutive and inducible factors.
Science, *225*, 66—68 (1984)

Laurence, J.: Macrophage biology, latency, and HIV infection.
AIDS Res. and Human Retrov., *4*, V—VI (1988)

Laurent, A. G., Montagnier, L. und Hovanessian, A. G.: Synthesis of excreted 26

KDa proteins by HIV-1 infected cells apparently different from the core protein of HIV.
Int. Conf. AIDS, Stockholm (1988), poster 1007, p. 117

Lee-Huang, S. *et al.*: TAP 29: an anti-human immunodeficiency virus protein from Trichosantas Kirilowii that is nontoxic to intact cells.
Proc. Natl. Acad. Sci. USA, *88*, 6570—6574 (1991)

Lefrère, J.-J. *et al.*: Follow-up of subjects with isolated and persistent anti-*core* (anti-p24 or anti-p17) antibodies to HIV.
AIDS, *2*, 287—290 (1988)

Leithold, Beatrix und Schuller, W.: Die Maedi-Visna-Erkrankung des Schafes. Übersichtsreferat.
Wien. Tierärztl. Mschr., *75*, 144—152 (1988)

Leonard, J. M. *et al.*: Development of disease and virus recovery in transgenic mice containing HIV proviral DNA.
Science, *242*, 1665—1670 (1988)

LeSane, F. *et al.*: Immunologic function of HIV infected macrophages.
Int. Conf. AIDS, Stockholm (1988), poster 2064, p. 179

Levine, Alexandra *et al.*: Immunization with inactivated, envelope-depleted HIV immunogen in HIV infected men with ARC: preliminary report of exploratory studies in progress.
Int. Conf. AIDS, Montreal (1989), Th.B.O. 44, p. 219

Levy, J. A. *et al.*: AIDS retrovirus (ARV-2) clone replicates in transfected human and animal fibroblasts.
Science, *232*, 998—1001 (1986)

Lewin, Ö.: Electron microscopic investigations on some 60S erytrocruorines and their split products.
J. Mol. Biol., *6*, 95—103 (1963)

Li, X. L. *et al.*: CD4-independent, productive infection of a neuronal cell line by human immunodeficiency virus type 1.
J. of Virol., *64*, 1385—1387 (1990)

Liacopoulos, P., Amstutz, H. und Gille, F.: Early antibody-forming cells of double specificity.
Immunology, *20*, 57—63 (1971)   .

Lifson, J. D. *et al.*: Induction of CD4-dependent cell fusion by the HTLV-III/LAV envelope glycoprotein.
Nature, *323*, 725—728 (1986)

Livolant, F. *et al.*: The highly concentrated liquid crystallin phase of DNA is columnar hexagonal.
Nature, *339*, 724—726 (1989)

Ljunggren, Kristina *et al.:* IgG subclasses response to HIV in relation to ADCC at different stages.
Int. Conf. AIDS, Stockholm (1988), poster 2103, p. 189

MacLean, D. A. *et al.:* Acute AIDS retrovirus infection.
Lancet 1, 537—540 (1985)

Madden, P. J. *et al.:* Structure and expression of the human and mouse T4 genes.
Proc. Natl. Acad. Sci. USA, *84*, 9155—9159 (1987)

Madden, P. J. *et al.:* HIV infection does not require endocytosis of its receptor.
Cell, *54*, 865—871 (1988)

Majers, D. L. *et al.:* Relationship between skin test reactivity and T4 counts in HIV-1 seropositive active duty Navy and Marine corps personal.
Int. Conf. AIDS, Stockholm (1988), poster 2087, p. 185

Martin, L. *et al.: In vitro* and *in vivo* indication for experimental SIV-induced disease procession in young Rhesus monkeys.
AIDS Res. and Human Retrov., *1*, 71—72 (1990)

Martin, M. A.: Fast acting slow virus.
Nature, *345*, 572—573 (1990)

Marx, Jean L.: How killer cells kill their target.
Science, *231*, 1367—1369 (1986)

Marx, Jean L.: Drug resistant strains of AIDS virus found.
Science, *243*, 1551—1552 (1989)

Maurer, H.: Wirksamkeit der Thymustherapie durch klinische Studien belegt.
Biosynthesen, *2*, 8—9 (1990)

McClure, M. A. *et al.:* Sequence comparisons of retroviral proteins: Relative rates of change and general phylogeny.
Proc. Natl. Acad. Sci. USA, *85*, 2469—2473 (1988)

McClure, Myra O. *et al.:* HIV infection of primate lymphocytes and conservation of the CD4 receptor.
Nature, *330*, 487—489 (1987)

McDougal, J. S. *et al.:* Binding of HTLV-III/LAV to T4[+] T-cells by a complex of the 110 K viral protein and the T4 molecule.
Science, *231*, 382—385 (1986)

Meek, T. D. *et al.:* Inhibition of HIV-1 protease in infected T-lymphocytes by synthetic peptide analogues.
Nature, *343*, 90—92 (1990)

Melder, R. J. *et al.:* Cytotoxic activity against HIV-infected monocytes by recombinant interleukin-2-activated natural killer cells.
AIDS Res. and Human Retrov., *6*, 1011—1015 (1990)

313

Mellart, W. et al.: Infection of mesenchymal cells with HIV-1 in vitro.
Int. Conf. AIDS, Montreal (1989), Th.C.P. 135, p. 639

Mellors, J. et al.: Macrophage activating factors (MAFs) alter HIV-1 production from primary mononuclear phagocytes.
Int. Conf. AIDS, Montreal (1989), W.C.O. 8, p. 525

Meltzer, M. S. et al.: Role of the mononuclear phagocytes in the pathogenesis of human immunodeficiency virus infection.
Ann. Rev. Immunol., 8, 169—194 (1990)

Miedema, F. et al.: Selective loss of T-cell functions in different stages of HIV infection.
Int. Conf. AIDS, San Francisco (1990), F.A. 79, vol. 2, p. 109

Mirra, S. S. und del Rio, C.: The fine structure of acquired immunodeficiency syndrome encephalopathy.
Arch. Pathol. Lab. Med., 113, 858—865 (1989)

Mitsuya, H. und Broder, S.: Strategies for antiviral therapy in AIDS.
Nature, 323, 773—778 (1987)

Montagnier, L.: Evolutions of HIV and their role in the pathogenesis of AIDS.
Int. Conf. AIDS, Stockholm (1988), Plenarvortrag, p. 105

Montagnier, L. et al.: Adaptation of lymphadenopathy associated virus (LAV) to replication in EBV-transformed B lymphoblastoid cell lines.
Science, 225, 63—66 (1984)

Monte, S. et al.: Macrophages as susceptible targets for HIV infection, persistent viral reservoirs in tissues, and key immunoregulatory cells that control levels of virus replication and extent of disease.
AIDS Res. and Human Retrov., 6, 967—971 (1990)

Montelaro, R. C. und Issel, Ch. J.: Immunologic management of EIAV: evaluation of protective immune responses in ponies after experimental infection or after vaccination with inactivated virus.
AIDS Res. and Human Retrov., 1, 77—78 (1990)

Montella, P. et al.: Transitory antibody response to HIV infection in ten patients with various risk factors.
Int. Conf. AIDS, Stockholm (1988), poster 1096, p. 136

Moran, Patricia et al.: HIV-infected humans, but not chimpanzees, have cytotoxic T lymphocytes that lyse uninfected CD4+ cells.
Int. Conf. AIDS, Montreal (1989), V.C.P. 58, p. 601

Morgunow, I. N., Orgel, M. J. und Trutman, M. L.: The ability of macrophages to trigger in cultures of lymphocytes the synthesis of antibodies (russisch).
Journ. Microbiol., Epidemiol., Immunol., 47, 70—79 (1970)

Mosier, D. E. et al.: HIV-1 infection of human PBL-reconstituted SCID mice.

314

Int. Conf. AIDS, Montreal (1989), T.C.O. 44, p. 522

Morrow, W. J. W. *et al.:* Long term observation of baboons, rhesus monkeys, and chimpanzees inoculated with HIV and given periodic immunosuppressive treatment. AIDS Res. and Human Retrov., *5*, 233—245 (1989)

Mulhall, B. P. *et al.:* Thymic atrophy in HIV infection. Int. Conf. AIDS, Stockholm (1988), poster 2012, p. 166

Murphey-Corb, M. *et al.:* Immunization with a formalin-killed whole SIV-vaccine but not DOC-disrupted glycoprotein and *gag*-subunit preparation, blocks virus recovering from monkeys following challenge with a 10 I.D.$_{50}$ dose of live virus. AIDS Res. and Human Retrov., *1*, 71 (1990)

Namikawa, R. *et al.:* Infection of the SCID-hu mouse by HIV. Science, *242*, 1684—1686 (1988)

Nara, P. L. *et al.:* Unic difference in viral replication and cytopathology between human and chimpanzee peripheral blood mononucleic cells. Int. Conf. AIDS, Stockholm (1988), poster 3109, p. 247

Nara, P. L. *et al.:* Macrophages simultaneously derived from virus-containing peripheral blood mononucleated cells (PBMC) HIV-1 IIIB infected chimpanzees do not contain virus. Int. Conf. AIDS, Montreal (1989), C. 741, p. 682

Narayan, Opendra *et al.:* Activation of caprine arthritis-encephalitis virus expression during maturation of monocytes to macrophages. Infection and Immunity, *41*, 67—73 (1983)

Narayan, Opendra *et al.:* Lentiviruses of animal are biological models of the human immunodeficiency. Microb. Pathol., *5*, 149—157 (1988)

Navia, M. A. *et al.:* Three dimensional structure of aspartyl protease from human immunodeficiency virus. Nature, *337*, 615—620 (1989)

Naylor, P. H. *et al.:* Acquired immun deficiency syndrome: the thymus connection. In: Acquired Immune Deficience Syndrome, p. 265—279, A. R. Liss, New York (1984)

Nelson, J. A. *et al.:* Human immunodeficiency virus detected in bowel epithelium from patients with gastrointestinal symptoms. Lancet 1, 259—262 (1988)

Newmark, P.: Nobel for oncogenes. Nature, *341*, 475 (1989)

Newmark, P.: New areas in AIDS research (Stockholm). Nature, *333*, 697 (1988)

Nixon, D. F. *et al.:* HIV-1 *gag*-specific cytotoxic T lymphocytes defined with recom-

binant virus and synthetic peptides.
Nature, *336*, 484—487 (1988)

Novak, M.: HIV mutation rate.
Nature, *347*, 522 (1990)

Odeh, M.: The role of the tumor necrosis factor-α in acquired immunodeficiency syndrome.
J. Internal Medicine, *228*, 549—556 (1990)

Operskalski, Eva A.: Transient anti-HIV seropositivity.
Int. Conf. AIDS, Stockholm (1988), poster 1097, p. 137

Orentas, R. J. *et al.*: Induction of CD4+ human cytolytic T cells specific for HIV-infected cells by a gp160 subunit vaccine.
Science, *248*, 1234—1239 (1990)

Orholm, Marianne, Nielson, T. L. und Lundgren, J. D.: CD4 lymphocyte counts and serum p24 antigen of no diagnostic value in monitoring HIV infected patients with pulmonary disease.
Int. Conf. AIDS, Montreal (1989), Th.B.P. 80, p. 429

Ötzel, M., Pauli, G. und Gelderblom, H. R.: The arrangement of envelope projections on the surface of HIV.
Int. Conf. AIDS, Stockholm (1988), poster 1043, p. 123

Oyaizu, N. *et al.*: Human immunodeficiency virus type 1 envelope glycoprotein gp120 produces immune defects in CD4+ T-lymphocytes by inhibiting interleukin 2 mRNA.
Proc. Natl. Acad. Sci. USA, *87*, 2379—2383 (1990)

Pang, Sh. *et al.*: High levels of unintegrated HIV-1 DNA in brain tissue of AIDS dementia patients.
Nature, *343*, 85—89 (1990)

Panza, C. D.: Novel mode of HIV replication in persistantly infected monocytoid cells: accumulation of self-integrated, extrachromosomal proviruses leads to the production of defective virions.
Int. Conf. AIDS, Montreal (1989), M.C.O. 19, p. 512

Panza, C. D., Galindo, J. und Price, T.: HIV infection of T-cells proceeds via receptor mediated endocytosis.
Int. Conf. AIDS, Stockholm (1988), poster 1023, p. 118

Parkhouse, R. M. E, Askonas, B. A. und Dourmashkin, R. P.: Electron microscopic studies of mouse immunoglobulins M: structure and restructuration following reduction.
Immunology, *18*, 575—580 (1970)

Parravicini, C. L. *et al.*: Monoclonal antibodies to the human immunodeficiency virus p18 protein cross-reacts with normal human tissues.
AIDS, *2*, 171—177 (1988)

Parry, J. V. und Mortimer, P. P.: Place of IgM antibody testing in HIV serology.
Lancet 2, 979—980 (1986)

Pasternak, C. A.: Viruses as toxins — with special reference to Paramyxoviruses.
Arch. Virol., *93*, 169—184 (1987)

Pedersen, A. *et al.:* The efficacity of inosine pranobex in preventing acquired immunodeficiency syndrome in patients with human immunodeficiency virus infection.
New Engl. J. of Med., *322*, 1757—1763 (1990)

Peluso, R. *et al.:* A troyan horse mechanism for the spread of the visna virus in monocytes.
Virology, *147*, 231—236 (1985)

Penn, I. und Sterzl, T. I.: A summary of the status of *de novo* cancer in transplant recipients.
Transplant Proc., *4*, 719—732 (1972)

Petrusson, G., Palsson, P. A. und Georgsson, G.: Maedi-visna in sheep: host-virus interaction and utilization as a model.
Intervirology, *30*, suppl. 1, 36—44 (1989)

Poli, G. *et al.:* Tumor necrosis factor-α functions in an autocrine manner in the induction of immunodeficiency virus expression.
Proc. Natl. Acad. Sci. USA, *87*, 782—785 (1990)

Porter, R. R.: The hydrolysis of rabbit gammaglobulin and antibodies with crystalline papain.
Biochemical J., *73*, 119—125 (1959)

Portugies, P. *et al.:* Declining incidence of AIDS dementia complex and HIV-1 antigen detecting in the cerebrospinal fluid following systematic zidovudine treatment.
Int. Conf. AIDS, Montreal (1989), Th.B.P. 210, p. 450

Potts, Barbara J., Maury, Wendy und Martin, M. A.: Replication of HIV in primary monocyte cultures.
Virology, *175*, 465—476 (1990)

Preston, B. D., Poiesz, B. J. und Loeb, L. A.: Fidelity of HIV-1 reverse transcriptase.
Science, *242*, 1168—1171 (1988)

Price, R. W. *et al.:* The brain in AIDS: Central nervous system HIV-1 infection and AIDS dementia complex.
Science, *239*, 586—592 (1988)

Pristerà, R. *et al.:* Reappearence of HIV core antibodies and clinical improvement in three patients with AIDS.
Int. Conf. AIDS, Stockholm (1988), poster 1048, p. 124

Rachmanowa, Aza G. *et al.:* Leberschäden bei HIV-Infektionen (russisch).
Klinitscheskaya Medizina, *11*, 44—47 (1989)

Rao, T. K. S. *et al.:* Histopathologic findings and classical courses in AIDS associated nephropathy.
Int. Conf. AIDS, Paris (1986), poster 511, p. 59

Read, S. *et al.:* Colchicine inhibits HIV in vitro.
Int. Conf. AIDS, Montreal (1989), W.C.O. 24, p. 528

Reddy, M. M. *et al.:* Tumor necrosis factor and HIV p24 antigen level in serum of HIV infected population.
J. Acqu. Immuno Def. Synd., *1,* 436—440 (1988)

Reed, J. und Kinzel, V.: A conformational switch is associated with receptor affinity in peptides derived from the CD4-binding domain of gp120 from HIV.
Biochemistry, *30,* 4521—4528 (1991)

Reina, S. *et al.:* Infection of the New Zealand white laboratory rabbit (*Oryctolagus cuniculus*) with HIV-1.
Int. Conf. AIDS, Montreal (1989), W.C.O. 33, p. 529

Rhame, S. *et al.:* Phase I trial of HIV immune globulin in persons with AIDS.
Int. Conf. AIDS, San Francisco (1990), S.B. 500, vol. 3, p. 211

Ribas, J. L. *et al.:* HIV enters cells by fusion with cell membrane.
Int. Conf. AIDS, Stockholm (1988), poster 1025, p. 119

Richman, D. D., Grimes, Janet M. und Lagakos, S. W.: Effects of stage of disease and drug dose on zidovudine susceptibilities of isolates of human immunodeficiency virus.
J. Acqu. Immuno Def. Synd., *3,* 743—746 (1990)

Roberts, B. D., Bebeneck, K. und Kunkel, T. A.: The accuracy of reverse transcriptase from HIV.
Science, *242,* 1171—1173 (1988)

Roberts, N. A. *et al.:* Rational design of peptide-based HIV protinease inhibitors.
Science, *248,* 358—361 (1990)

Robinson, H. L. und Zinkus, Donna M.: Accumulation of human immunodeficiency virus type 1 CNA in T cells: result of multiple infection events.
J. of Virol., *64,* 4836—4841 (1990)

Robinson, W. E. *et al.:* Antibody-dependant enhancement of human immunodeficiency virus type 1 infection.
Lancet 1, 790—794 (1988)

Roth, W. K. *et al.:* AIDS-Kaposi-Sarkom: zytologische und molekularbiologische Charakterisierung.
AIFO, *2,* 640—643 (1987)

Rubinstein, A.: Background, epidemiology and impact of HIV infection in children.
Mental Retard, *27,* 209—211 (1989)

Ruprecht, Ruth M. *et al.:* Interferon-α and 3'-Azido-3'-deoxythymidine are highly

synergetic in mice and prevent viremia after acute retrovirus exposure.
J. Acqu. Immuno Def. Synd., *3*, 591—600 (1990)

Ruprecht, Ruth M. *et al.:* Vaccination with live retroviruses and passive immunization: the nature of the protective immune response.
AIDS Res. and Human Retrov., *1*, 84—85 (1990)

Ryu, S.-E. *et al.:* Crystal structure of an HIV-binding recombinant fragment of human CD4.
Nature, *348*, 419—425 (1990)

Saag, M. S. *et al.:* Extensive variation of human immunodeficiency virus type-1 *in vivo.*
Nature, *334*, 440—442 (1988)

Sakai, K. *et al.:* The noncytopathic phenotype of a naturally occuring HIV-1 is the result of a *vif* gene mutation.
Int. Conf. AIDS, San Francisco (1990), F.A. 239, vol. 2, p. 135

Sample, S. *et al.:* Elevated serum concentration of IgE antibodies to environment antigens in HIV-seropositive male homosexuals.
J. Allergy Clin. Immunol., *86*, 876—880 (1990)

Sankary, Th., Zhang, B. und Xu, G.: Restored anti-p24 antibody and CD4 lymphocytes by the chinese herbal anginlyc in HIV seropositive men.
Int. Conf. AIDS, San Francisco (1990), S.B. 494, vol. 3, p. 209

Schlamm, H. und Mildvan, D.: Hemophilus influenzae (HI) colonization/infection in adult AIDS and AIDS risk patients.
Int. Conf. AIDS, Paris (1986), poster 63, p. 44

Schmitt, Marie-Paule *et al.:* Human immunodeficiency virus (HIV) multiplies in primary cultures of human Kupffer cells.
Int. Conf. AIDS, Montreal (1989), C. 769, p. 686

Schnittman, S. M. *et al.:* The reservoir for HIV-1 in human peripheral blood is a T-cell that maintains expression of CD4.
Science, *245*, 305—308 (1989)

Schnitzlein-Bick, Carol T. *et al.:* Differences among mononuclear cell subpopulation in HIV seropositive or seronegative homosexual and heterosexual men as determined by four-color flow cytometry.
J. of Acqu. Immuno Def. Synd., *3*, 747—756 (1990)

Scollay, R. *et al.: Lyt* markers on thymus cell migrants.
Nature, *276*, 79—80 (1978)

Scott, Gwendolin B. *et al.:* Pediatric PARC and PAIDS.
Int. Conf. AIDS, Paris (1986), poster 85, p. 48

Segal, J.: Le mécanisme de la vision des couleurs — Physiologie, Pathologie.
Douin et Cie, Paris (1953)

Segal, J.: Biophysikalische Aspekte der elementaren Zellfunktionen.
Thieme, Leipzig (1978)

Segal, J. und Dehmlow, R.: The origin of biopotentials according to the phase boundary concept.
Acta Biochim. Biophys. Hung., *22*, 439—482 (1987)

Segal, J. und Dehmlow, R.: Zellphysiologische Grundlagen der Wirkung UV-bestrahlten Blutes.
In: Methoden der UV-Bestrahlung von Blut — HOT und UVB — Grundlagen, Klinik, Praxis. Eds.: J. Segal und G. Seng, Hippokrates-Verlag, Stuttgart (1990), p. 38—52

Segal, J. und Kalalaidjiew, A.: Biophysikalische Aspekte der multimolekularen Eiweißstrukturen: Koazervate, Membranen, Fasern.
Thieme, Leipzig (1977)

Segal, Lilli und Segal, J.: Biophysikalische Aspekte der Immunreaktion.
Thieme, Leipzig (1974)

Shaw, G. M. *et al.:* Molecular characterization of human T-cell leukemia (lymphotropic) virus type III in the acquired immune deficiency syndrome.
Science, *226*, 1165—1171 (1984)

Shinkai, Y., Takio, K. und Okumura, K.: Homology of perforin to the ninth component of complement (C9).
Nature, *334*, 525—527 (1988)

Shinohara, N. *et al.:* Killing of antigen-reactive B cells by class II restricted, soluble antigen-specific CD8 $^+$-cytolytic T lymphocytes.
Nature, *336*, 481—484 (1988)

Shioda, T. und Shibuta, H.: Production of human immunodeficiency like particles from cells infected with recombinant vaccinia viruses carrying the *gag* gene of HIV.
Virology, *175*, 139—148 (1990)

Sieber, G. *et al.:* B-cell function in AIDS.
Blut, *51*, 143—144 (1985)

Siegal, F. P.: Approaches to therapy of AIDS.
In: AIDS and Infection of homosexual men. 2nd. ed. Eds. Ma, P. und Armstrong, D. Butterworth, Boston (1989), 433—445

Sigurdson, B.: Maedi, a chronic, progressive infection of sheep's lungs.
Brit. Vet. J., 255—270; 307—322; 341—354 (1954)

Simmonds, P. *et al.:* Human Immunodeficiency virus-infected individuals contain proviruses in small numbers of peripheral mononuclear cells and in low copy numbers.
J. of Virol., *64*, 864—872 (1990)

Sinieco, A. *et al.:* Acute HIV-1 infection: clinical and biological study of 12 patients.
J. of Acqu. Immuno Def. Synd., *3*, 260—265 (1990)

Sjasoedin-Visser, E. J. M. *et al.:* Defect in B cell function in HTLV-III/LAV positive hemophilia patients.
Blood, *69*, 1388–1393 (1987)

Skornik, Y. *et al.:* Treatment of AIDS patients with AL-721.
Int. Conf. AIDS, Stockholm (1988), poster 3529, p. 149/2

Slayman, C. L. und Gradmann, D.: Electrogenic proton transport in the plasma membrane of Neurospora.
Biophys. Jour., *15*, 968–972 (1975)

Smith, P. D. *et al.:* Intestinal infections in patients with acquired immunodeficiency syndrome (AIDS).
Ann. Intern. Med., *108*, 328–333 (1988)

Somasuudaran, M. und Robinson, H. L.: Unexpectedly high levels of HIV-1 RNA and protein synthesis in cytocidal infection.
Science, *242*, 1554–1557 (1988)

Sönneborg, A. B. *et al.:* HIV isolation from cerebrospinal fluid in relation to immunological deficiency and neurological symptoms.
AIDS, *2*, 89–93 (1988)

Spracklen, F. H. und Becker, W. B.: Death from the »visna variant« of AIDS.
S. Afr. Med. J., *69*, 407–408 (1986)

Spruce, A. E. *et al.:* Patch clamp studies of single cell-fusion events mediated by a viral fusion protein.
Nature, *342*, 555–558 (1989)

Stanley, Sharilyn *et al.:* Heat shock induces production of HIV from chronically infected promonocytes and T cell lines.
Int. Conf. AIDS, San Francisco (1990), F.A. 314, vol. 2, p. 154

Steffan, Anne-Marie *et al.:* Productive infection of primary cultures of human hepatic endothelial cells (EC) by human immunodeficiency virus (HIV).
Int. Conf. AIDS, Montreal (1989), C. 770, p. 688

Stein, T. P. *et al.:* Protein turnover and substrate cycling in AIDS patients.
Int. Conf. AIDS, Montreal (1989), Th.B.P. 305, p. 466

Stephens, P. E. *et al.:* A chink in HIV's armour ?
Nature, *343*, 219 (1990)

Stevenson, M., Zhang, X. und Vosky, A.: Downregulation of cell surface molecules during noncytopathic infection of T cells with human immunodeficiency virus.
J. of Virol., *61*, 3741–3748 (1987)

de Stouz, Noémie *et al.:* Prednisone (Pr) and zidovudine (Z) versus Pr and placebo (Pl) for severe HIV-associated trombocytopenia (HIV-TCP).
Int. Conf. AIDS, San Francisco (1990), F.B. 511, vol. 2, p. 205

Strebel, K. *et al.:* The HIV »A« *(sor)* gene product is essential for virus infectivity.
Nature, *328*, 728–730 (1987)

Stricker, R. B. *et al.*: An AIDS-related cytotoxic autoantibody reacts with a specific antigen on stimulated CD4$^+$ T cells.
Nature, *327*, 710—713 (1987)

Stricker, R. B. *et al.*: Characterization of an AIDS-related autoantigen on stimulated CD4$^+$-T-cells.
Int. Conf. AIDS, Stockholm (1988), poster 2112, p. 191

Stüngen, G. *et al.*: Früherkennung des Kaposi-Sarkoms bei AIDS.
Med. Klin., *79*, 222—229 (1984)

Sundquist, B.: Goat visna virus: isolation of a retrovirus related to visna virus of sheep.
Arch. Virol., *68*, 115—127 (1981)

Sunkara, P. S.: Anti-HIV activity of castanospermine analogues.
Lancet 1, 1206 (1989)

Takahashi, H. *et al.*: Induction of CD8$^+$ cytotoxic T cells by immunization with purified HIV-1 envelope protein in ISCOMs.
Nature, *344*, 873—875 (1990)

Tateno, M. und Levy, J. A.: The susceptibility of non-hepatopoietic cell lines to HIV infection.
Int. Conf. AIDS, Stockholm (1988), poster 2587, p. 122/2

Tenner-Racz, Klara *et al.*: Cell-free HIV in lymph nodes of patients with AIDS and generalized lymphadenopathy.
N. Engl. J. Med., *318*, 49—51 (1988)

Tersmette, M. *et al.*: Differential recognition of Dutch and Central African HIV isolates by a characterizide panel of monoclonal antibodies to HIV-p24.
Int. Conf. AIDS, Stockholm (1988), poster 1586, p. 72/2

Torssander, J. *et al.*: Serum zinc levels in HIV+ infection.
Int. Conf. AIDS, Stockholm (1988), poster 2609, p. 128/2

Tozzi, V. *et al.*: Persistent productive HIV infection of EBV-transformed B cells.
Int. Conf. AIDS, Stockholm (1988), poster 2517, p. 105/2

Travis, W. *et al.*: Lymphoid pneumocytis in 50 adult HIV infected patients: lymphotic interstitial pneumonitis versus nonspezific interstitial pneumonitis.
Int. Conf. AIDS, Florenz (1991), TH.B. 39, vol. II, p. 65

Triemer, Brigitte: Studien über die Maedi/Visna-Infektion der Ziege.
Inaug. Diss., Freie Universität Berlin, Nr. 901 (1977)

Tross, Susan *et al.*: Neuropsychological characterization of the AIDS dementia complex: a preliminary report.
AIDS, *2*, 81—88 (1988)

Uhr, J. W. und Finkelstein, N. S.: Antibody formation: IV. Formation of rapidly and slowly sedimenting antibodies and immunological memory to bacteriophage ΦX-174.

J. exp. Med., *112*, 65—73 (1963)

Valensini, G. *et al.:* A calf thymus acid lysate improves clinical symptoms and T-cell defects in the early stages of HIV infection. Second report.
Eur. J. Cancer Clin. Onc., *23*, 1915—1919 (1987)

Vane, J. R.: Inhibition of prostaglandin synthesis as a mechanism of action for aspirin-like drugs.
Nature — New Biology, *231*, 232—235 (1971)

Venet, A. *et al.:* Mytogen and antigen responsiveness in HIV seropositive patients.
Int. Conf. AIDS, Stockholm (1988), poster 2047, p. 175

Volberding, P.: HIV infection as a disease: the medical indication for an early diagnosis.
J. Acqu. Immuno Def. Synd., *2,* 421—425 (1989)

Volberding, P. *et al.:* Zidovudine in asymptomatic human immunodeficiency virus infection.
N. Engl. J. Med., *322*, 941—949 (1990)

Voth, B. *et al.:* Natural killer cell activity as a prognostic parameter in the progression of AIDS.
Int. Conf. AIDS, Stockholm (1988), poster 2097, p. 188

Wallace, M. *et al.:* Measles immunity in HIV positive patients.
Int. Conf. AIDS, Florenz (1991), M.C. 3098, vol. II, p. 322

Watkins, B. A. *et al.:* Specific tropism of HIV-1 for microglial cells in primary human brain cultures.
Science, *249*, 549—553 (1990)

Weber, G.: AIDS: incubation or latency?
Nature, *330*, 690 (1987)

Weber, J. *et al.:* Quantitative humoral responses to *gag* and *env* proteins at seroconversion define outcome of HIV infection.
Int. Conf. AIDS, San Francisco (1990), S.A. 286, vol. 3, p. 153

Weiss, L. *et al.:* High levels of cell-associated IL-1 in circulating monocytes from HIV-infected individuals.
Int. Conf. AIDS, Montreal (1989), C. 529, p. 648

Weiss, R. A.: Receptor molecule blocks HIV.
Nature, *331*, 15 (1988)

Werner, A. *et al.:* Klinischer Verlauf und serologische Parameter bei einer akuten HTLV-III/LAV-Infektion.
AIFO, *1*, 26—30 (1986)

Wigdahl, B. und Kunsch, Ch.: Role of HIV in human nervous system dysfunction.
AIDS Res. and Human Retrov., 5, 369—374 (1989)

Winter, H. S. *et al.:* The nu/nu-hu xenograft model of infection of human intestine with HIV-1.

AIDS Res. and Human Retrov., *1*, 87 (1990)

Wiznie, A. und Rubinstein, A.: Pediatric infections and therapy.
AIDS, *2*, (suppl. 1), S195—S199 (1988)

Wong-Staal, Flossie *et al.*: Human immunodeficiency virus: The eights gene.
AIDS Res. and Human Retrov., *3*, 33—40 (1987)

Yarochian, R. *et al.*: Mechanisms of B cell activation in patients with acquired immunodeficiency syndrome and related disorders.
J. of Clin. Invest., *78*, 439—447 (1986)

Yarochian, R. *et al.*: Response of human-immunodeficiency-virus associated neurological disease to 3'-acido-3'-deoxythymidine.
Lancet 1, 132—135 (1987)

Yoshihara, P., Goldstein, A. und Bestwick, R.: HIV neutralization studies using anti-core and anti-envelope protein monoclonal antibodies.
Int. Conf. AIDS, Stockholm (1988), poster 3071, p. 237

Yuille, M. A. R. *et al.*: HIV-1 blocks translation of CD4 mRNA.
Int. Conf. AIDS, Stockholm (1988), poster 2113, p. 192

Zabay, I. M. *et al.*: Increased production of prostaglandins (PGs) from AIDS patients.
Int. Conf. AIDS, Stockholm (1988), poster 2084, p. 184

Zeidner, N. S. *et al.*: Zidovudine in combination with alpha interferon and interleukin-2 as prophylactic therapy for FeLV-induced immunodeficiency syndrome (FeLV-FAIDS).
J. Acqu. Immuno Def. Synd., *3*, 787—796 (1990)

Zeitz, M.: zitiert nach AIDS-Nachrichten, 1/91, 5—6 (1991)

Ziegler, J. L.: Non-Hopkin's lymphoma (NHL) in patients with HIV infection.
Int. Conf. AIDS, Stockholm (1988), poster 2657, p. 140/2

Ziegler-Heitbrock, H. W. L. *et al.*: Analysis of subpopulations of CD8[+] lymphocytes and of LeuM3[+] monocytes in AIDS and AIDS related conditions using two color fluorescence flow cytometry.
AIDS-Statusseminar, 170—180 (1987)

Zimmer, I. P. *et al.*: HIV binding to T4-lymphocytes occurs at G2 phase of cell cycle.
Int. Conf. AIDS, Stockholm (1988), poster 3098, p. 244

Zolla-Pazner, Suzan *et al.*: The use of beta-2 microglobulin in the diagnosis of AIDS, suspected AIDS, and preclinical AIDS.
Ann. NY Acad. Sci., *437*, 526—529 (1984)

Zuin, G. *et al.*: Evidence of malabsorption in HIV-infected children.
Int. Conf. AIDS, Florenz (1991), W.B. 2032, vol. II, p. 190

Stichwortverzeichnis